Pascale

TRAITEMENT DES MALADIES par LES LÉGUMES LES FRUITS et LES CEREALES

Docteur Jean VALNET

TRAITEMENT DES MALADIES par LES LEGUMES LES FRUITS et LES CEREALES

9e édition, revue et augmentée
16 planches en couleurs hors texte

MALOINE S.A. - EDITEUR
27, rue de l'Ecole-de-Médecine - 75006 PARIS
1985

Conformément à la jurisprudence, l'éditeur et l'auteur déclinent toute responsabilité quant aux erreurs et omissions qui pourraient être trouvées dans cet ouvrage en dépit des soins apportés à sa réalisation.

ISBN 2-224-01101-6

DU MÊME AUTEUR,

- *Aux Éditions Maloine (Paris) :*
  Aromathérapie. Traitement des maladies par les essences des plantes. 10e édition - 1980.
  Aromathérapie (édit. allemande). Die Behandlung von Krankheiten Mit Pflanzenessenzen - 1976.
  Phytothérapie. Traitement des maladies par les plantes. 5e édition - 1983.
  « Docteur Nature ». 3e édition - 1980.
- *Aux Éditions Robert Laffont (Paris) :*
  L'Aromathérapie (Collection Médecine et traitements naturels) - 1976.
- *Aux Presses de la Renaissance (en collaboration) :*
  Une médecine nouvelle. Phytothérapie et Aromathérapie - 1978.
- *Aux Éditions « Livre de Poche » :*
  Aromathérapie - 1979-1983.
  Se soigner par les légumes, les fruits, les céréales - 1985.
- *Aux Éditions Reus (Madrid) :*
  Tratamiento de las enfermedades por las verduras, frutas y cereales (1973)
- *Aux Éditions Aldo Martello (Florence) :*
  Cura delle malattie con ortaggi frutta et cereali (3e Éd., 1975).
  Fitoterapia. Cura delle malattie con le piante (2e Éd., 1976).
  Cura delle malattie con le essenze delle piante (2e Éd., 1976).
- *Aux Éditions Erbonia Books, Inc. (New York) :*
  Organic garden medicine. The medical uses of vegetables, fruits and grains (1975).
- *Aux Éditions C.W. Daniel Company Ltd (Londres) :*
  The Practice of Aromatherapy (1982).
- *Aux Encyclopédies Planète (en collaboration) :*
  Les Médecines différentes (1964). Épuisé.

A PARAÎTRE :

Phyto-aromathérapie, un traitement capital.
Maladies cardio-vasculaires et phyto-aromathérapie.

le docteur jean valnet

Franc-Comtois, est depuis longtemps considéré comme l'un des plus grands spécialistes de la médecine par les plantes, et présenté dans les milieux les plus divers, y compris par certains universitaires, comme celui qui a relancé en France la phytothérapie auprès des médecins et du grand public. Ses ouvrages font autorité et sont diffusés dans le monde entier. En France, on les trouve aussi bien dans les Facultés que dans les bibliothèques municipales, chez les professionnels comme dans de nombreux foyers. Ses émissions à la radio et à la télévision, tant en France qu'à l'étranger, ainsi que les articles qui lui ont été consacrés dans de nombreux journaux et magazines mondiaux ont provoqué une extraordinaire prise de conscience à l'image de **Nader** aux U.S.A.

Auteur de nombreuses conférences destinées aux spécialistes (Facultés, Ministère de la Santé publique) ou au grand public en France, en Angleterre, en Belgique, en Suisse, en Allemagne, en Espagne, en Italie, en Iran, en Afrique, aux États-Unis, au Canada... Le Dr Valnet a présidé — dès 1960 — plusieurs Congrès sur les moyens de traitements naturels préconisés dans ses livres.

Ancien médecin et chirurgien des Armées, le Dr Valnet a toujours soigné par les plantes. En Indochine, chirurgien de l'antenne chirurgicale n° 1 au Tonkin de 1950 à 1953, il pansait les blessés avec des solutions aromatiques en obtenant des résultats généralement bien supérieurs à la moyenne.

En 1959, il quitte l'Armée pour s'installer à Paris et poursuivre ses recherches.

Médaille de bronze pour travaux scientifiques en 1954, le Dr Valnet est officier de la Légion d'honneur, commandeur des

Palmes académiques, titulaire de nombreuses distinctions civiles et militaires, membre de plusieurs Sociétés Savantes françaises et étrangères. Il est Président-fondateur de plusieurs Sociétés de recherches ayant pour objet : « Toutes études, recherches et travaux touchant à l'aromathérapie, la phytothérapie, les thérapeutiques biologiques, naturelles et physiques ou s'y rattachant directement ou indirectement et la diffusion par tous les moyens de ces études, recherches et travaux. »

Sociétaire de la Société des Gens de Lettres de France.

PLAN DE L'OUVRAGE

(1) Les mots en italique attirent l'attention sur les indications apparaissant les plus importantes, en l'état actuel de la science et de ma propre expérience.

Importantes précisions

On sait, depuis Marcel Aymé, que « la seule raison d'écrire, c'est pour dire quelque chose ». Et, pour ma part, c'est ce que j'ai tenté de faire depuis mes premières publications de 1948.

« Pour dire quelque chose... ». En écrivant cette phrase, l'auteur du **« Passe-muraille »**, de **« La Jument verte »** et de **« La Tête des autres »** pensait qu'il était malséant de se livrer au psittacisme pour le simple plaisir de lire son nom au-dessus d'un quelconque imprimé. C'est en tout cas de la sorte que j'ai interprété le message de ce voisin qui, s'il fut un fantaisiste, n'en était pas moins doublé d'un penseur aussi profond que triste. L'état de santé de Marcel Aymé a toujours suffi à expliquer sa récidivante mélancolie. Sa vie eut été très probablement singulièrement améliorée s'il avait pu se faire soigner par des médications actives d'extraction naturelle. En revanche, il est possible que nous n'ayions pu, alors, bénéficier de certains de ses chefs-d'œuvre : comme l'homme heureux n'a pas d'histoire, il lui est bien difficile d'en raconter.

En ce qui me concerne, si je n'ai pas plus d'histoire que beaucoup de nos compatriotes, mes malades se sont chargés de m'en raconter beaucoup. Je les y invitais d'ailleurs, leur consacrant tout le temps nécessaire. Outre les lectures d'auteurs anciens ou actuels, que je m'imposais pour un meilleur exercice de ma pratique, mes patients m'ont appris beaucoup de choses... appris ou confirmé. Car à la suite de mes voyages outre-mer, ou plus simplement à l'intérieur de nos départements, j'ai appris rapidement que certains malades, traités en vain depuis des mois ou des années par des médecins tenant à la fois du perroquet et du robot, avaient guéri par des traitements très simples tirés de la Nature dispensés, au choix, par de très savants médecins de campagne ou par des rebouteux.

Cette constatation, surtout lorsqu'elle est répétée, incite à réfléchir.

Par ailleurs, ma position de médecin et chirurgien des Armées m'a enseigné beaucoup. Mes maîtres étaient alors parfois des marins de la marine marchande, bien obligés de connaître un minimum de rudiments lorsqu'ils embarquaient pour des mois en l'absence de praticien. C'est ainsi qu'en 1950, partant pour l'Indochine sur le Liberty « Gerardmer », je fus à la fois le médecin des légionnaires et autres troupes profitant du voyage, ainsi que de l'équipage dépourvu de médecin... car, à l'époque, 80 membres d'équipage n'avaient pas droit à un « docteur » particulier à la Compagnie des « Chargeurs Réunis ». En fait, les marins et moi-même nous sommes appris mutuellement beaucoup de choses.

Mes autres maîtres furent des Sergents, Sergent-chefs, Sous-Lieutenants ou Lieutenants Chefs de Poste en Cochinchine ou au Tonkin. Pour peu qu'ils aient déjà servi en brousse en Afrique du Nord ou Afrique noire, ils connaissaient un certain nombre de « trucs », comme en demandent depuis des années nos étudiants en médecine pour soigner au mieux leurs malades.

Ainsi, à l'origine de mes livres, s'est imposée cette idée de rendre un maximum de services aux personnes isolées, sur des bateaux, dans des forts et aussi dans certaines de nos campagnes reculées qui, même de nos jours, peuvent être coupées du reste du pays pendant un temps indéterminé.

« Le jardin est une officine » a rappelé justement le Pr L. Binet - ancien doyen de la Faculté de médecine de Paris. Il serait certes difficile de trouver un jardin sur un navire ou dans un fort militaire isolé, comme dans une ferme française ensevelie sous la neige. Mais dans tous les cas, les produits élémentaires du jardin sont **dans la cuisine** et dans ses réserves. Nous verrons les services insoupçonnés que peuvent rendre les légumes, les fruits et les céréales à l'occasion d'affections, parfois très graves.

*
* *

Ceci dit, chaque année, un nombre plus ou moins important de nos concitoyens s'intoxiquent avec des champignons ou des plantes récoltées **sans connaissances** suffisantes. Beaucoup meurent.

On trouvera au chapitre XII (p. 494) la liste des **Centres anti-poison français,** et aussi les téléphones, pour la France, de ces services incomparables que sont les **S.A.M.U.** et les **S.M.U.R.,** services qui peuvent vous sauver la vie.

Préface à la 9e édition

« Ce livre, écrit pour être utile, ne saurait en aucun cas se substituer au savoir du médecin.

Le lecteur devra toujours se rappeler qu'un symptôme apparemment bénin peut s'attacher à une affection grave. Tout geste thérapeutique devant être la conséquence d'un diagnostic, l'apparition d'un quelconque syndrome, même dépourvu d'éclat, devra obligatoirement entraîner l'intervention du praticien ».

Depuis la première parution de cet ouvrage, en 1967, il semble que ces conseils aient été entendus. Témoins les innombrables courriers reçus de toutes parts m'informant par ailleurs que tels ulcères d'estomac, traités en vain par les modes habituels depuis plusieurs années, avaient cédé à trois semaines de jus de chou ou de pomme de terre crue, que telles colites anciennes (ayant à la fois grevé le budget de la Sécurité sociale et celui du malade, en plus des inconvénients qui accompagnent toute maladie) avaient été neutralisées par le simple jus de carotte, que...

J'en suis particulièrement heureux. Voilà sans doute l'une des raisons de l'audience renouvelée de ce livre écrit sans autre prétention.

La seconde raison de ces éditions successives se trouve dans l'éclectisme et le courage de nombreux journalistes (mes amis personnels, et d'autres qui le sont devenus rapidement) qui ne craignent pas de lutter contre toutes les formes de pollution, alimentaires et médicamenteuses entre autres modalités. Peu de lecteurs imaginent certainement les risques encourus volontairement par ces journalistes qu'un Directeur téléguidé par certaines Puissances financières peut à tout moment « remercier ». Le moindre mal est que leurs articles soient refusés, les exemples ne manquent pas, tant dans la grande presse que dans les journaux professionnels dont la survie dépend, avant tout, du financement des trusts par le truchement de publicités coup-de-matraques ahurissantes.

L'opinion, de plus en plus inquiète sur les problèmes de santé, devrait bénir chaque matin l'existence de publications indépendantes de toutes servitudes. C'est grâce à ces parutions qu'elle connaît effectivement les données de ces problèmes, et l'infinie variété des traitements possibles. Je vous conseille de soutenir le courage de ces équipes en vous abonnant massivement (voir chapitre XII : Adresses utiles). Vous leur devez beaucoup, vous pouvez leur donner un peu... à moins de vouloir irrémédiablement grossir le rang des assistés qui, n'entendant faire le plus minime sacrifice ni prendre position, s'autorisent du seul droit d'invectiver et de gémir à tout propos.

De plus en plus de médecins s'expriment sur ces questions capitales pour la santé de chacun, par conséquent de la collectivité. Ils ne s'attirent pas l'indulgence des trusts chimiques, on s'en doute. Mais les courriers considérables qu'ils reçoivent en remerciement leur suffisent amplement.

La troisième raison du succès de cet ouvrage se trouve dans les soins attentifs répétés de MM. Philippart qui président aux destinées des éditions Maloine. Qu'ils en soient remerciés.

Dr J. Valnet

CHAPITRE I

AVANT-PROPOS

On croyait tout savoir, ou à peu près, sur les légumes et les fruits, les céréales et les algues, les plantes médicinales et les levures, sur le règne végétal dans son intégralité. Depuis le temps, en effet, que les chercheurs du monde entier s'y intéressent, expérimentent et publient leurs travaux !

On en savait assez, bien sûr, pour se nourrir efficacement et, en cas de défaillance, se traiter avec art. Les végétaux sont d'ailleurs si nombreux et leurs propriétés tellement polyvalentes qu'en face d'une indisposition, l'embarras peut être, en fait, celui du choix.

Mais les nouveautés continuent de fleurir et les précisions de s'accumuler. On a déjà écrit des volumes sur l'oignon, anti-infectieux, stimulant général, antidiabétique, diurétique puissant, antiscléreux, vermifuge, antiscorbutique... Or, se fondant sur le fait qu'en France on donne des oignons aux chevaux atteints de thrombose des membres inférieurs, des auteurs anglais ont démontré que l'oignon se trouvait indiqué dans la prévention comme dans le traitement de certaines affections cardiovasculaires, ces actuelles grandes pourvoyeuses de concessions dans les cimetières.

Le thé est un excitant, il favorise le travail intellectuel, il est diurétique et facilite la digestion. Tout le monde le sait, ou presque. Mais on lui a reconnu des propriétés antiartérioscléreuses et un pouvoir de dilater les vaisseaux, phénomènes particulièrement intéressants lorsqu'il s'agit des artères coronaires, nourricières du cœur, celles-là dont le rétrécissement et l'obstruction par un caillot peut provoquer la mort subite.

En outre, G. Ohloff et coll., de la Société Suisse Firmenich, spécialisée dans les parfums et les arômes, ont publié, il y a six ou sept ans les résultats de leurs études sur la composition chimique de l'arôme du thé. Aux composants déjà identifiés, ils en ont ajouté 68 encore inédits, auxquels 56 autres vont venir s'adjoindre suite de travaux américains.

Avant de connaître ces notions, on était donc bien inspiré en consommant de l'oignon et en buvant du thé.

A titre d'information et de curiosité, l'arôme du thé — dont les constituants déjà connus ont de quoi laisser rêveur — reste encore un gamin vis-à-vis de celui du café dont on connaît déjà 608 composés chimiques.

En permanence, les légumes, les fruits et les céréales provoquent de nouvelles communications : depuis la première parution de ce livre en 1967, on a trouvé dans l'avocat plusieurs antibiotiques et on a démontré que l'avoine, si utile aux humains comme aux chevaux, avait — sous certaines formes — une propriété supplémentaire, celle d'empêcher de fumer (1). Combien d'autres découvertes encore, fruits de patients travaux, dont de nombreux sont évoqués dans cet ouvrage.

Les résultats des recherches de tous les laboratoires des facultés de pharmacie du monde, dont la vocation est d'étudier les végétaux, sont tels qu'il est impossible à un spécialiste de se tenir complètement au courant sous peine de ne plus avoir le temps de produire. Pour le Pr. R. Latarjet, « on se heurte au dilemne : Congrès ou progrès ».

Comme les plantes médicinales, les fruits et les légumes recèlent encore nombre de secrets. Il serait, par exemple, intéressant de savoir pour quelles raisons le jus de pamplemousse se montre, chez certains, un très actif hypotenseur.

Les végétaux, dont la présence dans l'arsenal thérapeutique fut de tout temps et encore aujourd'hui considérable, recouvrent ainsi depuis quelques années leur brillance un moment obscurcie par l'ère chimique actuellement sur le déclin.

---

(1) *Statistiques impossibles à établir, comme pour les piqûres dans le lobe de l'oreille. Il semble que la volonté de l'individu soit le phénomène capital.*

Nous le devons à tous ceux qui, chercheurs, informateurs médicaux ou journalistes, traitent périodiquement de ces questions dans leurs ouvrages, les revues scientifiques ou la grande presse.

Nous le devons aussi aux nombreux petits laboratoires qui, contre vents et marées, bridés souvent par des dispositions gouvernementales aberrantes, ont tout fait pour maintenir tout ou partie de leurs fabrications. Les malades peuvent leur en savoir gré, et les médecins aussi, que la disparition brutale de certaines médications végétales de valeur aurait de quoi troubler.

Nous le devons enfin à certains grands laboratoires — de la catégorie cotée en Bourse par exemple — que les bureaux d'études ont convaincu de la nécessité de revenir aux traitements naturels. Ces grands laboratoires reprennent alors, pour la plupart, des idées digérées depuis des siècles et se mettent à produire (après parfois plusieurs années de recherches, on se demande bien pourquoi !), qui un fortifiant fait de produits marins, qui un sirop contre la toux à base d'un extrait de lierre, qui un protecteur vasculaire composé de myrtille, qui un traitement hépatique formé de fumeterre, qui des dragées à base d'aubier de tilleul sauvage. Bien sûr, les produits de base qui, commercialement parlant, ne valent pas grand-chose dans leur forme première, arrivent sur le marché à des prix supérieurs. Il faut bien que tout le monde vive et la présentation est agréable : c'est pourquoi on empaquette les nouilles dans des papiers transparents colorés.

L'usager peut toutefois se rappeler qu'il lui est encore souvent possible de récolter lui-même de la fumeterre et des myrtilles (ou leurs feuilles), de la feuille de cassis et des queues de cerise... ou de se les procurer à l'état brut.

Les végétaux, enfin, viennent soudain d'acquérir une nouvelle vedette à l'occasion de « la faim dans le monde ».

On sait que l'alimentation de l'homme comporte des sucres, des graisses et des protéines (ou protides qui, de manière erronée, furent longtemps synonymes de viande ou de poisson). Les diverses vitamines et éléments catalytiques indispensables se trouvent dans une alimentation variée donnant une large place aux légumes, céréales et aux fruits.

En ce qui concerne les protéines, facteur de muscles, les animales font cruellement défaut dans un certain nombre de pays. Aussi, comme il me fut donné de le voir en Afrique noire, les autochtones mangent du singe, du serpent, de l'éléphant... à condition de les attraper. Au Viet-Nam, on élève des chiens à poils ras appelés « chiens cochons » pour en faire des rôtis et de la soupe.

Si, comme le souligne le professeur Jean Vigne dans une communication de « L'Hôpital » en 1970, pour satisfaire les besoins en protéines de 250 millions d'individus il faut annuellement 50 à 100 millions de tonnes de viande, il suffit de 6 millions de tonnes de protides synthétiques. Un bœuf se fait en 3 ans et donne une cinquantaine de kg de protéines, tandis que 100 kg de levure sèche mettent entre deux et quatre heures pour en fournir autant. On comprend, d'un seul coup, l'intérêt de telles opérations (2).

Par ailleurs, le soja, le maïs, le pois, le pois chiche, le haricot, les champignons... contiennent des quantités notables de protéines. C'est pourquoi à la suite d'expérimentations diverses, il est désormais possible de lutter contre la malnutrition observée dans les pays dépourvus de protéines animales par une alimentation à base de végétaux. En Amérique latine, on donne un mélange de farine de tourteau de coton, de farine de maïs et de sorgho, complété par de la vitamine A et des levures pour leurs vitamines B. Ce régime permet en outre, avec légumes et fruits, de remplacer le lait sans dommage pour la croissance des enfants.

Les algues, qui font l'objet d'études au cours de cet ouvrage, sont également d'excellentes sources de protides. Les algues brunes en contiennent 13 %, les rouges 30 % (la viande 15 à 20).

En France, on en donne aux vaches laitières, aux porcs et aux poules pondeuses sous forme de farines entrant pour 5 à 10 % dans la ration.

Les Japonais consomment jusqu'à 25 % d'algues dans leur ration alimentaire quotidienne, sous forme de potages, de pain, de pâtes, de glaces et de pâtisseries.

---

(2) *Dix tonnes de levure sèche, production quotidienne actuelle d'un fermentateur, représentent l'équivalent protéique de cent bœufs. Aussi le prix de revient des protéines de levure est-il, en moyenne, de quinze fois inférieur à celui des protéines du bœuf. Les différences de prix de revient ne pourront probablement que s'accentuer dans l'avenir.*

Certaines populations du Tchad et du Niger absorbent depuis longtemps une algue bleue sous forme de soupe et de galettes. Cette algue contient 70 % de protides (six fois plus que le blé, trois fois plus que la viande de bœuf). Cultivée dans des bacs d'eau salée tiède, son rendement annuel peut atteindre 45 tonnes à l'hectare (soit 25 tonnes de protéines) quand un bœuf ne fournit que 30 à 40 kg de protéines par hectare et par an.

Pendant l'effroyable occupation de la France par les Allemands (1940-1944), les seigneurs du moment — qui avaient décidé d'affamer notre pays — provoquèrent, bien involontairement, des travaux de qualité. C'est ainsi que le Pr. Léon Binet, Doyen de la Faculté de Médecine de Paris, put faire mettre au point une « farine verte » à partir des feuilles du tilleul. Mélangée à de la farine d'orge ou de sarrasin, elle fut utilisée dans l'alimentation, apportant près de 28 pour 1 000 d'azote (300 g. de feuilles séchées fournissaient 80 à 100 g. de farine).

Pour des raisons différentes, la France — comme beaucoup d'autres pays — se trouve actuellement en déficit protéique qu'il conviendrait de pouvoir limiter. De nombreux chercheurs se sont attelés à cette tâche.

A la lecture des quotidiens, hebdomadaires ou mensuels de toutes natures, français ou étrangers, on se rend compte que le virage est pris. L'opinion redoute, de plus en plus, les traitements agressifs, illusoires, qui déplacent le problème, le camouflent, le compliquent quelquefois jusqu'aux infirmités.

Les médecins en deviennent de plus en plus conscients, hormis quelques sectaires et un certain nombre de praticiens trop surmenés par leur médecine de chaîne pour consacrer le temps nécessaire à leur information.

Je prendrai deux exemples :

Les cystites, tout d'abord. Il y en a toujours eu, il y en a toujours et selon les périodes, par rafales singulières. Certains malades traînent leurs douleurs pendant de nombreuses années. On se demande pourquoi il n'y a pas plus de suicides après cinq ans, huit ans et plus de ce calvaire. Cette question capitale a fait l'objet de travaux multiples. On soigne généralement les syndromes de cystite par une avalanche d'antibiotiques de synthèse, donnés seuls, successi-

vement pendant des mois ou des années, ou en associations fatalement fantaisistes.

Qu'on le veuille ou non, les cystites sont parfois effacées en un mois, quinze jours ou moins, définitivement, dans 80 à 90 % des cas par des traitements comprenant la teinture de myrtille, des essences aromatiques, certains vaccins buvables de conception déjà ancienne.

C'est comme ça !

Le second exemple est relatif à la « grippe ». Disons, pour être plus précis, à ces syndromes bâtards de refroidissement qui coûtent chaque année des millions de journées de travail à la collectivité, et à la Sécurité sociale des sommes considérables.

La « grippe » ? sauf les rares cas gravissimes, on l'a toujours soignée très facilement par un repos de deux ou trois jours, la diète hydrique, le magnésium, les essences aromatiques, des grogs à base de girofle, de cannelle, de jus de citron et de miel, formule facile et élégante, superbement active.

Avec un tel traitement, guérison rapide, aucune convalescence. La crise a permis de remettre le malade sur pied en quelques jours. Il en ressort souvent plus fort qu'auparavant.

Un tel traitement n'intéresse évidemment pas tout le monde. Il n'intéresse pas ceux qui, dépourvus d'esprit social, pensent que huit jours, quinze jours ou plus payés à ne rien faire leur permettront de repeindre leur chambre à coucher.

Mais il est de nombreuses catégories de « travailleurs » — la dénomination n'étant pas réservée à une « classe » artificiellement cataloguée — qui, sous peine de préjudices, doivent être remis en selle aussi rapidement que possible. Il s'agit des professions libérales, des avocats, médecins, directeurs de petites industries, des commerçants, des V.R.P., et aussi des enfants de l'école communale comme des lycéens et étudiants.

Qu'ils se souviennent de ce traitement facile et souverain généralement. Ils éviteront certains déboires et puisqu'on nous rebat les oreilles du déficit de la Sécurité sociale, ils acquerront la certitude de ne pas l'enfoncer un peu plus.

D'ailleurs, depuis une dizaine d'années, il est donné à tous les médecins de lire que le traitement de la « grippe » ne doit pas se faire à coups d'antibiotiques, parfaitement inefficaces. Les articles consacrés à ce sujet, parus dans diverses Revues médicales, sont signés de Médecins des Hôpitaux, de gens sérieux mais qui ont mis dix ou vingt ans de trop avant de se prononcer.

Il semble que les nouvelles générations iront désormais plus vite. Depuis plusieurs années, je reçois des lettres de plus en plus fréquentes de jeunes médecins et d'étudiants qui ont compris qu'on peut soigner sans l'aide de la chimie de synthèse, sauf cas exceptionnels bien entendu, et me demandent un enseignement.

Certains visiteurs médicaux m'écrivent aussi. Ils me disent leur déception de travailler dans l'optique sèche qu'on leur impose. Chaque fois qu'ils peuvent s'inscrire dans le cadre de laboratoires pharmaceutiques axés sur les médications naturelles, ils y courent, enthousiastes. C'est l'un des nouveaux signes des temps, sympathique celui-là.

Depuis mes premières publications, datant de 1948, depuis la parution de mes ouvrages, j'ai reçu et continue de recevoir de nombreuses lettres de remerciements pour les produits que je mentionne ; les lettres émanaient, émanent toujours, de malades certes mais aussi de médecins ou paramédicaux.

Comme je l'ai écrit à plusieurs reprises dans mes livres, ces mentions sont évidemment libres de toute publicité. Mon but était, et reste d'être utile aux médecins comme à l'usager qui ne savent pas toujours qu'aujourd'hui comme hier, on peut trouver tous les produits naturels nécessaires au maintien ou au rétablissement de la santé, que ce soit dans les pharmacies, chez les herboristes ou dans certains magasins spécialisés.

On m'a aussi souvent écrit qu'il était difficile — en l'absence de jardin personnel — de se procurer des légumes et des fruits sains, non souillés, et aussi de bonnes huiles, des vins loyaux.

C'est vrai. Le lecteur peut alors s'adresser à « Nature et Progrès », *Château de Chamarande, 91730 Chamarande, qui a édité le Guide des producteurs* en agriculture « biologique » pratiquant la vente directe aux consommateurs.

Cet organisme sélectionne les producteurs soucieux de ne livrer que des aliments sains. Il en existe plus qu'on ne croit, Dieu merci, depuis quelques années, mais convient-il de les connaître. Ainsi, le consommateur avisé peut-il avoir dans son assiette les produits de qualité dont le cultivateur se nourrit lui-même. Le détail vaut bien qu'on s'y arrête car nous connaissons tous des agriculteurs dont le potager personnel est entretenu de toute autre manière que les cultures destinées au public. Comme nous connaissons tous des fermiers dont le poulailler est séparé en deux : d'un côté celui où s'élèvent *les poulets destinés à leur table, de l'autre, la* fabrique *de volailles à usage commercial.*

A propos des poulets qui ont déjà fait couler tellement d'encre, fait gonfler tellement de seins chez des jeunes garçons et des hommes qui ne désiraient pas spécialement être des émules de Coccinelle, j'ai relevé dans « le Courrier de la diététique » de mai-juin 1975 (3) *les propos significatifs suivants :*

Attention aux pancartes
que vous rédigez vous-mêmes

Quand vous vendez un produit étiqueté par son fabricant ou quand vous placez dans votre étalage une pancarte qu'il vous a adressée, ces écrits engagent sa responsabilité. Vous ne pourriez être mise en cause que si ces étiquettes ou ces pancartes faisaient état de propriétés curatives ou préventives à l'égard des maladies humaines ou animales qui seraient attribuées au produit proposé. En effet, dans ce dernier cas, vous vous verriez reprocher le délit d'exercice illégal de la pharmacie.

Quand vous rédigez vous-mêmes les inscriptions portées sur des pancartes ou des étiquettes, votre responsabilité devient totale et nous devons vous raconter, à ce sujet, la désagréable aventure arrivée récemment à une détaillante de province.

---

(3) Organe officiel du Syndicat National des détaillants spécialisés en produits diététiques naturels de Régime (163, rue St-Honoré, 75001 Paris).

Elle se fournissait auprès d'un grossiste de poulets qui lui avait certifié (verbalement) que ceux-ci étaient nourris au grain. Mais cette mention ne figurait ni sur les factures, ni sur les étiquettes. Cette détaillante a rédigé une pancarte annonçant donc qu'elle vendait des « poulets nourris au grain ». Des inspecteurs du Service de la Répression des Fraudes sont passés par là. Ils ont constaté que les factures ne faisaient pas état de la particularité annoncée. Ils ont poursuivi leur enquête auprès du producteur de poulets. Celui-ci a déclaré que ses poulets n'étaient pas nourris au grain et qu'il ne les avait jamais annoncés comme tels lorsqu'il les avait vendus au grossiste. Mais ce dernier s'est contenté de garanties verbales qu'il nie maintenant avoir données. Toute la responsabilité retombe donc sur la détaillante, pourtant de bonne foi, mais qui a commis une imprudence en se s'entourant pas de garanties écrites suffisantes.

Résultat : Cette détaillante est inculpée du délit de « tromperie » justifiable de la correctionnelle.

Réfléchissez donc bien avant de rédiger une pancarte, que ce soit pour des poulets, pour des œufs (dont on vous a dit, à l'oreille, qu'ils provenaient de poules nourries au grain) pour des légumes ou des fruits ou pour tout autre produit. Vous n'avez que le droit de reproduire ce qui est inscrit sur la facture ou sur l'étiquette. A vous d'exiger de votre fournisseur qu'il vous donne des garanties écrites, et de nous signaler les problèmes que vous pourriez avoir sur ces sujets avec eux.

Revenons maintenant à l'objet de ce travail en priant le Ciel que les légumes, les fruits et les céréales dont nous ferons usage soient exempts de pesticides comme de tout autre poison.

CHAPITRE II

PANORAMA

A L'ERE des sulfamides, des antibiotiques, des hormones, des corticoïdes et autres produits de synthèse aux noms extraordinaires toujours plus nombreux, il peut encore paraître étrange à certains de nos compatriotes de revenir sur des thérapeutiques constituées par la seule utilisation des plantes, de certains fruits, légumes ou céréales. « Notre esprit, écrivait Alexis Carrel, a une tendance naturelle à rejeter ce qui n'entre pas dans le cadre des croyances scientifiques ou philosophiques de notre époque. Les savants, après tout, sont des hommes. Ils sont imprégnés par les préjugés de leur milieu et de leur temps. Ils croient volontiers que ce qui n'est pas explicable par les théories courantes n'existe pas ».

Il peut paraître étrange... aux esprits non avertis, car, de plus en plus, l'opinion et les médecins se tournent maintenant vers ces méthodes souvent incomparables dont l'ancienneté est celle du monde lui-même. Peu à peu resurgissent de l'ombre des médications dont les modalités furent longtemps reléguées au rang de « remèdes de bonne femme » (1). « Beaucoup de choses renaîtront, qui étaient oubliées », disait Horace.

---

(1) Regrettable déformation de **« bona fama »**, locution latine signifiant : bonne renommée.

Dans une série de publications et d'ouvrages antérieurs, j'ai rappelé quelques-uns des innombrables travaux effectués sur ces questions par une multitude d'auteurs — et non des moindres — français ou étrangers. Je citais notamment une communication du Pr Léon Binet, alors doyen de la Faculté de Médecine de Paris, qui attirait une fois de plus l'attention des médecins sur les « substances qui guérissent » contenues dans les fleurs, les légumes et les arbres. En réalité, « les plantes médicinales ont toujours joué un rôle important dans la thérapeutique d'autrefois et, malgré la découverte des produits de synthèse, les extraits de plantes gardent encore aujourd'hui une valeur thérapeutique importante pour le traitement de certaines maladies » (*Presse médicale,* 5.11.1955).

Que dire aussi des milliers de recherches et écrits de tous les Universitaires du Monde entier. La liste des titres dépasserait le volume de cent ouvrages de ce genre. Pour la France seulement, citons les Drs H. Leclerc, P. Fournier, F. Decaux, le Pr René Paris, Mme L. Bézanger-Beauquesne, Mme A.M. Debelmas (DCD), Pr J. Jolivet, Pr J. Kerharo, Pr R. Moreau (Président de la Pharmacopée européenne), Pharmacien-Général J. Nauroy, Pr P. Duquenois. Pr J.M. Pelt, Prs P. Delaveau, H. Pourrat, G. Privat, A. Puech, J. Pellecuer, M. Jacob, M. Attisso (Montpellier). J'en omets beaucoup ici que nous retrouverons au cours de ces lignes ou dans mes autres ouvrages.

Fait remarquable entre tous et propre à nous faire quelque peu réfléchir, les nombreux travaux publiés sur le compte des végétaux : études phytochimiques, chromatographies, examens radiologiques, tracés divers..., ont confirmé, dans leur grande majorité et chaque jour un peu plus, « le bien-fondé des notions traditionnelles découlant d'un simple empirisme » (L. Binet).

Les hommes savent depuis toujours que les feuilles comme la racine de chicorée sauvage sont indiquées — entre autres affections — dans les insuffisances hépatiques et biliaires où elles font souvent merveille. Or E. Chabrol et *Coll.* nous ont appris que leur décoction, injectée par voie intraveineuse, peut doubler et même quadrupler le volume de la bile excrétée en une demi-heure.

Les Anciens connaissaient parfaitement les vertus diurétiques de la pomme et ses effets dépuratifs. Ils les utilisaient, de ce fait, très fréquemment. Or de nombreuses expérimentations ont, depuis, permis de démontrer que l'usage de ce fruit entraîne effectivement une baisse de l'azote résiduel du sérum, avec une augmentation du potassium et de la réserve alcaline. On sait maintenant que, grâce à ses sels potassiques et à son tanin, la pomme s'oppose à la formation de l'acide urique et qu'elle se trouve indiquée chez les goutteux et les lithiasiques urinaires de variété urique.

Bien sûr, « être rare, venir d'un pays éloigné, porter un nom inconnu, bizarre, avoir une valeur vénale sont autant de considérations qui donnent du prix » et dont la pomme se trouve, il faut le reconnaître, entièrement dépourvue. Aussi, afin de leur être utile malgré tout, Henri-Leclerc préconisait-il de prescrire aux snobs encrassés des jointures l'infusion de pelures de pomme sous les termes « d'infusion d'épicarpe » ou « d'apozème de *malus communis* ».

Le radis noir est apprécié depuis des siècles pour ses intéressantes propriétés antiscorbutiques et aussi pour son action remarquable dans les insuffisances hépatiques accompagnées, ou non, de calculs biliaires. Moyennant quoi, et n'en connaissant pas plus sur ce point, on l'utilisait *larga manu*. « On » avait manifestement raison, car les expérimentations sous écran d'A. Lemaire et de J. Lœper ont montré que le *raphanus niger* provoquait le vidage de la vésicule biliaire.

Les végétaux, en réalité, n'ont jamais cessé d'être étudiés ni d'être utilisés dans tous les temps. Si, depuis une cinquantaine d'années, leur étoile a quelque peu ou plus fortement pâli — surtout chez les médecins il faut le dire, — c'est qu'avec l'ère chimique, on crut à tous moments (comme d'aucuns, de moins en moins nombreux toutefois, persistent encore à le croire) avoir découvert ou peu s'en fallait les panacées guérissant rapidement et à coup sûr, dépourvues par ailleurs de tous inconvénients.

Comme tout nouvel événement de taille, la fabrication de médications de synthèse semblait en effet pouvoir permettre de légitimes espoirs, accaparant l'esprit d'une grande majorité de chercheurs et de praticiens.

La « publicité » aidant, chacun voulut produire son petit papier à propos de tel ou tel produit nouveau qu'il n'avait souvent expérimenté que sur cinquante, voire vingt, parfois, hélas ! sur dix malades seulement. L'émulation porta ses fruits. Il n'en fallut pas plus pour faire oublier peu à peu, au profit de l'illusoire ou de l'incertain, tout ce que nos prédécesseurs nous avaient enseigné. On trouverait difficilement dans l'Histoire meilleur exemple d'inconscience et de vanité collectives.

Ainsi la mode thérapeutique avait-elle brusquement changé. Il fallait ne pas manquer d'audace ni de caractère pour oser, comme le fit L. Binet, publier sur la modeste carotte ou sur le chou vulgaire, pour revenir comme d'autres le firent — malgré les subtils ricanements de certains confrères — sur les vertus médicinales de l'artichaut, de la prêle, du séneçon, du plantain ou de la reine-des-prés.

Mais, depuis un certain nombre d'années déjà, les médecins (pas encore tous malheureusement, même parmi les notables) comme de nombreux malades (leur nombre semble depuis quelque temps croître en progression géométrique) ont appris à se méfier de maintes médications modernes agressives aux effets secondaires souvent désagréables, quelquefois inquiétants ou tragiques.

Aussi, des centaines de travaux scientifiques ont-ils été publiés sur ces problèmes. La place que leur a, dès l'origine, réservée la grande presse semble prouver qu'ils sont bien à la mesure des préoccupations d'innombrables lecteurs.

Il est maintenant de plus en plus admis que la plupart des médicaments de synthèse puissants, dont l'administration fait toujours fatalement courir un risque, doivent être réservés à certains malades graves très soigneusement sélectionnés. On comprend en effet que dans le but d'éviter certaines mutilations à ces sujets ou bien pour leur sauver la vie, on puisse s'autoriser à leur prescrire des produits susceptibles d'entraîner des effets secondaires parfois sévères à plus ou moins long terme. Car la catastrophe évitée, on peut conserver l'espoir de remédier plus tard aux divers inconvénients provoqués.

Mais du même coup se trouvent formellement contre-indiquées ces pratiques, beaucoup trop fréquentes encore de nos jours, selon lesquelles toute angine banale, tout épisode pulmonaire mineur (même s'il s'accompagne d'une température à 40°), et combien d'autres syndromes (dont certains peuvent revêtir une apparente gravité), se voient heurtés systématiquement et dès le début par des médications brutales, inutiles et dangereuses. Combien d'infirmités, combien de morts ont été décrites à la suite de ces attitudes immodérées ! je n'ignore pas bien sûr que si l'antibiothérapie systématique est pour d'aucuns une couverture, une prime à l'ignorance ou à l'indécision, elle représente également un solide parapluie, la meilleure garantie d'impunité au cas où, le patient ne se relevant pas de sa maladie, la famille attaquerait le praticien. Car il y a très peu de temps encore, on a souvent voulu faire croire qu'il n'était qu'une manière de soigner : celle-là même qui ne reconnaissait, ou peu s'en faut, que les produits de synthèse des grandes industries mais contre laquelle fort heureusement s'insurgent avec force un certain nombre d'enseignants.

On sait qu'il n'en est pas ainsi, pas plus aujourd'hui qu'hier. Car dans le même temps certaines évidences s'imposaient. Tous les chercheurs du monde n'avaient pas été uniformément obnubilés par les seules perspectives de la chimiothérapie. Beaucoup avaient estimé à juste titre qu'il y avait suffisamment d'auteurs accrochés sur cette voie pour leur permettre, quant à eux, de poursuivre les investigations relatives aux produits naturels. Ainsi, chaque année nous apporte-t-elle de nouvelles preuves, et toujours plus précises, de l'efficacité très anciennement reconnue des plantes et de leurs constituants.

La carotte, dont les propriétés anti-anémiques ont été particulièrement étudiées par L. Binet et Strumza, a fait l'objet de travaux russes (publiés en 1960) signalant la découverte, dans ce légume, d'une daucarine vaso-dilatatrice surtout au niveau des artères coronaires.

On connaît l'efficacité des cataplasmes de carotte râpée appliqués sur les plaies atones, les ulcères et les brûlures. L'analyse nous permet actuellement de le comprendre, comme elle nous enseigne que la carotte contient effectivement tout ce qu'il faut pour « rendre aimable » et donner des « cuisses roses ».

La pervenche a doté, il y a quelques années, l'arsenal thérapeutique d'une substance intéressante dans la lutte contre la leucémie.

Des auteurs allemands ont, à partir de la girofle, mis au point un anesthésique général dénué de toute toxicité.

La myrtille, bien connue pour son action anticolibacillaire, régulatrice et cicatrisante intestinale, s'est montrée capable d'améliorer la vision nocturne. Ainsi purent naître des comprimés qu'affectionnent les amateurs de performances automobiles entre le coucher et le lever du soleil (2).

Les huiles de table utilisées dans le passé, vierges et de première pression à froid, constituaient des éléments de haute valeur. Qu'elles soient d'olive, de tournesol, de navette ou d'œillette, de noix ou de colza, elles nourrissaient effectivement en protégeant par ailleurs des surcharges nocives. Par leur usage, de nombreux vaisseaux demeuraient souples et perméables, la vésicule biliaire comme le système rénal se trouvaient préservés des calculs, le sang restait généralement limpide. Grâce aux méthodes analytiques modernes, on sait maintenant que la composition de ces huiles naturelles (n'ayant subi aucun traitement préjudiciable) leur confère effectivement un certain nombre de propriétés thérapeutiques ou préventives relatives à diverses affections chroniques.

Pour l'heure, elles sont surtout connues pour s'opposer à l'excès de cholestérol et à ses multiples conséquences (disons, pour être plus précis, « à tous les troubles qui semblent actuellement s'y rattacher »). On admet de nos jours que les huiles végétales naturelles doivent leur pouvoir anticholestérolique — et d'une manière générale antilipémique — à leur concentration en acides gras poly-insaturés, éléments dont sont dépourvues généralement les graisses d'origine animale. Mais la question ne semble toutefois pas toujours aussi simple et certaines graisses animales (beurre frais, saindoux) paraissent avoir des constituants vitaminés ou d'autres natures, pour certains voire inconnus, qui les rendent favorables au maintien d'un bon état général. Les secrets de la biologie, au fur et à mesure de la progression de nos connaissances, apparaissent toujours plus insondables.

En ce qui concerne l'huile de *colza*, des expérimentations animales avaient démontré il y a une dizaine d'années qu'elle entraînait des lésions de dégénérescence, de nécrose et de sclérose sur le

(2) Pendant la dernière guerre, on donnait à boire aux aviateurs des jus de carotte pour fortifier leur acuité visuelle (on remarquera qu'il s'agit là d'un végétal et non point d'un produit de synthèse). On prescrit aujourd'hui avec beaucoup de profit de la myrtille.

muscle cardiaque du rat et du porc. Elément responsable : l'acide érucique, principal facteur toxique de l'huile de colza. Cette huile a-t-elle les mêmes inconvénients pour l'homme ?

Le Dr M. Leblanc (de Dijon) remarque que l'huile de colza représentait 15 % du régime du rat pendant 3 jours à un an, ou une quantité un peu moindre mais pendant un temps supérieur. Peut-on comparer ces doses avec la consommation humaine d'environ 30 grammes par jour ?

« Durant des lustres, écrit M. Leblanc, les populations rurales de certaines de nos campagnes ont utilisé l'huile de colza. Celle-ci, peu coûteuse, constituait une part importante de leur ration lipidique. Sans avoir procédé à des études statistiques, il ne nous a pas été donné d'observer que les malades provenant de certaines régions (Bresse et contrées voisines, Auxois) présentaient des cardiopathies métaboliques où l'origine en question pouvait être invoquée.

Par contre, en provenance de ces régions, nous avons observé un nombre considérable d'affections cardio-artérielles de type athéromateux, chez des sujets qui n'utilisaient pas l'huile de colza dans leur alimentation, mais des quantités fort importantes de graisses d'origine animale, surtout sous forme de crème et de beurre.

Avant d'en inférer du plan expérimental au plan humain, il appartient à ceux qui s'attacheront à une étude prospective de myocardiopathies humaines de délimiter si possible à partir de quel taux l'huile de colza est toxique. L'entreprise sera longue et non sans difficultés ».

Pour le Dr Pons — ancien Secrétaire d'Etat à l'agriculture — la nocivité de l'huile de colza n'était pas prouvée.

Les événements ont donné raison aux Drs M. Leblanc et Pons : après avoir été vilipendée, l'huile de colza a été réhabilitée et parée de hautes vertus. En fait, comme le Dr Leblanc, je connais de nombreux campagnards qui, après avoir utilisé l'huile de colza pendant des lustres, n'en sont pas encore morts à 90 ans.

D'une manière générale, l'intérêt des huiles alimentaires *vierges* et de *première pression* à froid n'est plus à démontrer. Encore convenait-il que l'acheteur sache ce qu'il acquiert et il ne le pouvait pas avec les anciennes dénominations vagues : huile *pure*, huile *supérieure* ou huile de *table*. Comme le réclamaient depuis longtemps les Organismes de défense des consommateurs et les producteurs sérieux, les huiles sont désormais étiquetées de manière plus explicite. Sont — ou devraient être — substituées aux anciennes appellations :

— huile *vierge*, obtenue par procédé mécanique, à base d'un seul fruit ou d'une seule graine.

— huile de (tournesol par exemple), un seul fruit ou une seule graine, mais obtenue par raffinage ou des procédés techniques autorisés.

— huile *végétale pour friture et assaisonnement* : mélange d'huiles contenant moins de 2 % d'acide linoléique.

— huile végétale *pour assaisonnement* : mélange contenant plus de 2 % d'acide linoléique. Supporte mal un excès de chauffage.

Les étiquettes doivent mentionner la liste des constituants du mélange, les traitements techniques employés et les substances chimiques utilisées.

L'étude des végétaux occupe toujours, aujourd'hui comme hier, un grand nombre d'équipes de recherche dans les domaines les plus variés. C'est ainsi qu'au Roswell Park Institut, on a cherché à produire des cigarettes qui satisfassent le goût et le désir du fumeur en étant moins dangereuses que les cigarettes de tabac.

Aussi fait-on des essais de cigarettes contenant des feuilles et fleurs de plantes très diverses : betteraves, pétunias, choux, pissenlits et autres.

On cherche en outre à fabriquer une autre sorte de cigarettes pour les sujets qui désirent s'arrêter de fumer, une cigarette qui laisse un goût désagréable une fois fumée.

Enfin, on tente d'incorporer au tabac un ingrédient qui rendrait désagréable ou impossible l'inhalation de la fumée.

Jusqu'à présent, le meilleur mélange, parmi les vingt-cinq essayés, contient des feuilles de choux, de pissenlits et de betteraves.

On en saurait d'ailleurs infiniment plus sur tout ce qui touche aux végétaux si, depuis quelques dizaines d'années et dans tous les pays, on avait bien voulu accorder des crédits suffisants à leur étude sous les aspects les plus divers.

Une telle attitude, on le comprend, eût été susceptible de modifier l'optique des laboratoires pharmaceutiques en persuadant leurs directeurs de fabriquer de préférence des médications d'origine végétale. Ces opérations auraient sans doute eu toutes les chances d'être aussi rémunératrices que beaucoup d'autres. Elles auraient eu, de plus, l'avantage de se montrer habituellement plus favorables à d'innombrables patients.

Certaines firmes semblent d'ailleurs l'avoir déjà compris en amorçant une reconversion qui — pour très discrète qu'elle reste encore — n'en existe pas moins. Car il est actuellement possible, pour un médecin, de traiter par l'aubier de tilleul sauvage, la myrtille, le radis noir, le chou, et nombre d'autres plantes, fruits ou légumes sans risquer pour autant d'affronter l'indignation ou le sourire condescendant de certains de ses malades (3). Il existe en effet, sur les rayons des officines, diverses sortes de pilules, comprimés, dragées, ampoules, dont les principes actifs relèvent exclusivement de simples végétaux. Mais les formules indiquées sur les boîtes, pourvues d'un hermétisme de bon aloi, mettent à l'abri l'homme de l'Art d'une quelconque critique de la part du profane.

Il semble évident toutefois qu'une dragée rose ou bleue, comportant l'un des principes actifs d'un quelconque végétal, ne saurait avoir — sauf cas particuliers — une puissance comparable à celle du produit d'origine absorbé sous forme d'infusion, de décoction, de poudre ou de teinture. Un élément extrait de l'ensemble ne saurait être qu'incomplet, par conséquent insuffisant. Il lui manquera toujours l'appui des substances synergiques dont on a décidé arbitrairement de le séparer.

Car le végétal, pour agir *complètement*, avec force et douceur à la fois (et seuls, actuellement, les produits naturels sont reconnus pour posséder ces deux activités apparemment antagonistes), se doit d'être *entier*, pourvu de *tous* ses éléments.

On ne saurait, bien entendu, admettre ce langage qu'en se

(3) Il s'agit de cette variété particulière d'individus (hommes ou femmes) se prétendant cultivés et qui, pour occuper une situation plus ou moins confortable au sein de leur Société, se sont un jour attribué des connaissances biologiques suffisantes pour imposer leurs conceptions aux différents médecins qu'ils mettent en concurrence.

rappelant les propriétés connues des végétaux et les innombrables preuves de leur supériorité sur l'un quelconque de leurs constituants. Si les chimistes sont parvenus à isoler certains principes des végétaux et à les reproduire par voie de synthèse, ils n'ont pas encore pu réaliser la synthèse du végétal lui-même. L'homme du XXe siècle, depuis peu à la mesure de l'électron et de la mitochondrie, reconnaît qu'il lui est plus difficile d'approcher de la synthèse du chou que de fabriquer des programmes « Apollo ».

Il est démontré que le tanin peut être préjudiciable à certains organismes. Mais la feuille de chêne, exceptionnellement riche en tanin, n'entraîne pas le moindre inconvénient.

L'opium s'avère beaucoup plus antalgique que la morphine, l'un de ses constituants les mieux connus. Bien plus, les autres alcaloïdes de l'opium, alors qu'aucun n'est reconnu capable isolément de calmer la douleur, ont — lorsqu'ils sont réunis — des propriétés supérieures à la morphine elle-même.

Pourquoi ? parce que le produit naturel comporte dans sa formule tous les éléments synergiques indispensables à son action. Les différents facteurs s'épaulent mutuellement, se complètent, se renforcent, se modèrent par ailleurs dans ce qu'ils pourraient présenter d'agressif s'ils étaient utilisés isolément.

Il n'est même plus besoin, désormais, d'avoir la foi pour croire tant les preuves éloquentes sont diverses. C'est ainsi que le scorbut n'a jamais pu être guéri par la vitamine C (antiscorbutique) de synthèse, même employée à fortes doses. Mais cette maladie se résout par l'administration de certains légumes ou fruits (cochlearia, chou, raifort, citron...). Le Pr Paris a démontré que ces végétaux agissaient grâce à leur vitamine C certes, mais aussi et surtout grâce à la présence concomitante d'une autre vitamine, dès lors appelée C_2, nécessaire à l'action de la première.

On connaît également un certain nombre d'autres raisons de l'activité des végétaux. Les propriétés énergétiques de l'abricot sont notoires. Or, les sucres de l'abricot sont des sucres simples : lévulose et glucose, pentoses, arabinose, combustibles par l'organisme et n'exigeant pratiquement aucun travail du tube digestif. De plus, leur association aux acides organiques contenus dans le fruit semble être d'un notable intérêt pour leur métabolisme.

Le sucre de raisin est un élément normal du sang. Il ne nécessite pas de digestion. Aussi le raisin convient-il particulièrement aux dyspeptiques et aux constipés, également aux goutteux et aux rhumatisants.

L'un quelconque des éléments constitutifs de l'abricot ou du raisin, ou une association fantaisiste des « meilleurs » éléments actuellement reconnus, ne sauraient *a priori* comporter l'ensemble des propriétés du fruit intégral.

Tous les éléments d'un végétal apparaissent, en effet, nécessaires pour agir : les sels minéraux complémentaires, les oligo-éléments, les diastases, les mucilages, les protides, les lipides, les vitamines..., et tous les autres éléments oubliés dans ces lignes, qui ne sauraient agir efficacement qu'en symbiose.

La plupart des végétaux contiennent des vitamines du « complexe B ». L'administration, fût-elle exagérée, de légumes, fruits ou céréales pourvus de ce complexe ne saurait entraîner d'inconvénients sérieux. Or la vitamine B_1 isolée, peut — dans certains cas — provoquer une pellagre. Isolée, la vitamine B_1 se comporte par conséquent comme un ennemi de la vitamine PP. Mais elle ne l'est jamais lorsqu'on l'administre sous forme de germe de blé ou de levure, ou lorsqu'on la consomme dans un « riz cantonais »... à la condition que le riz employé ne soit pas intégralement décortiqué (4).

La chlorophylle des légumes comme des fruits, et des plantes d'une manière générale, revêt une énorme importance dans le maintien de l'équilibre intérieur des organismes animaux. C'est le « sang vert » des végétaux. Entre elle et l'hémoglobine, peu de différences : leur noyau commun est baptisé hémo-pyrrol, le métal accompagnateur étant dans un cas le fer et dans l'autre le magnésium. Aussi la chlorophylle s'est-elle, depuis longtemps,

(4) Vers 1950, au Tonkin, j'ai été le témoin de nombreux cas de béri-béri chez les autochtones. C'est que, pour se mettre à la mode européenne sans doute, les Viet-Namiens — dont l'alimentation habituelle consiste en riz et en poisson séché — avaient cru judicieux de consommer le riz « glacé » habituel des Français. Ce riz étant dépourvu de ses enveloppes et, par voie de conséquence, de sa vitamine B_1, les usagers avaient contracté la maladie de carence. Le traitement fut très simple : l'administration à certains cas particulièrement graves de vitamine B_1 et, pour l'ensemble, le retour à l'alimentation traditionnelle à base de paddy.

distinguée par ses vertus anti-anémiques, ses propriétés tonifiantes et comme facteur de croissance. Certains auteurs lui accordent en outre des possibilités antidégénératives, dans le domaine du cancer notamment.

Bien que la question des *régimes* subisse actuellement une éclipse sévère apparemment fort justifiée, il est indubitable qu'un traitement n'aura de véritables chances d'agir que si l'alimentation s'est trouvée, dans le même temps, adaptée aux besoins.

On a, il faut le reconnaître, écrit beaucoup de fantaisies sur « les régimes ». Il fut un temps où, uniformément, on croyait judicieux de prescrire aux malades une alimentation composée de nouilles à l'eau et d'une quelconque grillade. Les résultats, on devait s'y attendre, ont été désastreux.

De nombreux travaux s'en sont expliqués depuis. Parmi les plus typiques, figurent certaines communications suédoises, françaises et américaines selon lesquelles un malade affecté de jaunisse a beaucoup plus de chances de guérir et de bénéficier d'une convalescence écourtée s'il a reçu, durant sa maladie, un supplément de graisses dans son menu quotidien (5).

En réalité, le régime alimentaire du plus grand nombre doit apparaître simple. Il suffira d'adopter une nourriture *saine, biologique*, et de savoir s'interdire le ou les aliments qui — contrairement à toute attente et sans qu'aucune explication puisse toujours en être donnée — entraînent chez l'un de l'urticaire ou un eczéma, pour le voisin une crise de colique hépatique, pour d'autres encore des syndromes très divers, voire curieux, que l'état actuel de nos connaissances ne permet pas de rattacher d'une manière infaillible à leur cause véritable.

Compte tenu de ces notions, pour de nombreux médecins, actuels comme du passé, les pratiques hygiéniques et les règles diététiques importent davantage que les prescriptions médicamenteuses dans le

---

(5) Dr Y. Fauvel, « La thérapeutique moderne du foie », in **Le Spectacle du monde** (1960). Pour les Drs Letonturier et R. Tourneur (Paris), le beurre doit conserver sa place dans l'alimentation, nombre de contre-indications sont abusives et injustifiées (1979).

A noter par ailleurs que dans certaines régions de France, les grands buveurs ont l'habitude d'accompagner leurs libations de tartines de beurre ou de saindoux.

traitement des affections de terrain, c'est-à-dire la plupart des maladies chroniques. « Il est des maladies qui ne se soignent que par l'alimentation », enseignait Hippocrate.

Il est, par ailleurs, de nombreuses autres affections qui ne sauraient être efficacement améliorées, encore moins de façon durable, sans le secours d'aliments sains choisis en fonction de leurs propriétés. Leur richesse en minéraux, en oligo-éléments, en vitamines, en mucilages, en sucres assimilables, en de nombreux autres principes essentiels, élève en effet, pour reprendre une idée chère à Jean Rostand, le menu qui les contient au rang d'une ordonnance de qualité (6).

Je reconnais volontiers toutefois — et combien de mes malades m'en ont fait la remarque — que s'alimenter sainement, de nos jours, représente généralement l'un des problèmes les plus délicats, sinon quelquefois insoluble.

Cultivés le plus souvent sur des sols dénaturés par des engrais chimiques inadaptés, les légumes et les céréales, comme les fruits, révèlent à l'analyse des modifications parfois notables par rapport à leur composition normale. Le végétal cultivé sur un terrain biologiquement entretenu (par fumures et composts ancestraux) s'avère plus riche, plus complet et plus équilibré que tout autre.

La composition des sols intervient, en effet, dans la qualité des végétaux. On sait qu'il existe des « crus » d'aromates, de fruits, de légumes, comme il est des crus de vins. Les pruneaux d'Agen, les asperges de la Vienne, les melons de Cavaillon ou des Charentes, les noix de Grenoble ou du Périgord, les oignons de Bretagne, de Tournon dans l'Ardèche, de Toulouges dans les Pyrénées-Orientales, les haricots de telle région, les pommes de terre de telle autre sont plus estimés que leurs homologues venus sous d'autres cieux (7).

---

(6) Entre Hippocrate et J. Rostand s'est situé, à la fin du XVIIIe siècle, le citoyen Toulongeon dont un travail a pour titre : « De l'influence du régime diététique d'une Nation sur son état politique » (C.R. de l'Institut National des Sciences et des Arts - Imprimerie N[le], an VI). A méditer.

(7) Aussi ne doit-on pas s'étonner de lire, dans la composition des végétaux étudiés, des chiffres parfois différents de ceux donnés par d'autres auteurs. Hormis le produit manufacturé, il n'est guère de productions semblables selon les années ou le territoire d'origine.

L'importance du *terrain*, depuis longtemps bien connue, est attestée par le curieux phénomène suivant. Les hortensias virent au bleu sur un sol acide (pH_5 environ) surtout s'il contient des sels d'alumine. Il conviendra donc d'éviter un apport de calcaire et on incorporera à la terre, avant la plantation, 200 g de sulfate d'alumine. Il conviendra donc d'éviter un apport de calcaire et on couleur bleue, arroser les hortensias quatre ou cinq fois pendant la végétation avec une eau non calcaire (eau de pluie par ex.) contenant 5 à 7 g de sulfate d'aluminium par litre. Le phosphore freinant l'assimilation de l'aluminium, on n'utilisera pas dans ces cas les engrais phosphatés (superphosphates, scories,...).

La présence de fer dans le sol fait également virer les fleurs d'hortensias au bleu. On arrosera régulièrement la terre avant la végétation avec une solution de sulfate de fer (2 g par litre d'eau). Mais adressez-vous à un commerçant ami car quel détaillant ne sera pas tenté de vous vendre un produit compliqué et cher sans action supérieure ?

« La teneur en vitamine C de la tomate, écrit M. A. Pointeau-Pouliquen, semble être fonction de l'exposition des plants à la lumière, et la synthèse de l'acide ascorbique est certainement influencée par les rayons du soleil ; les petites tomates s'avèrent plus riches en vitamine C que les grosses ; la composition des tomates dépend aussi de la variété et de la méthode de culture : ainsi les tomates produites sous verre contiennent moins de vitamines C, mais sont plus riches en sucre que les fruits poussés dehors ».

Ces diverses précisions nous font comprendre que l'activité totale des végétaux répond à de multiples exigences. Et c'est sans doute parce que de nombreuses plantes, mal cultivées, mal récoltées, mal conservées, avaient perdu tout ou majeure partie de leurs propriétés qu'on enregistra périodiquement dans l'histoire une désaffection plus ou moins prolongée pour ces thérapeutiques (8).

On connaît, de plus, l'usage quasi généralisé, et parfois effarant, des innombrables pesticides toxiques mis à la disposition des cultivateurs et des maraîchers. Or beaucoup trop d'utilisateurs

---

(8) Il convient ici de faire une large place à certains impératifs économiques n'ayant rien à voir avec les préoccupations relatives à la santé publique.

ignorent, avec la formule, l'exact mode d'emploi des poisons dont ils aspergent leurs cultures. D'autres — beaucoup trop nombreux également — quelque peu dépourvus de conscience ou craignant de perdre une partie plus ou moins importante de leur récolte, n'hésitent pas, au mépris de certaines dispositions légales actuelles, à vaporiser leurs champs ou leurs arbres quelques jours avant le ramassage ou la cueillette.

Les éleveurs ont, de tout temps, su comment nourrir leurs animaux pour obtenir les plus beaux spécimens, les plus sains comme les plus vigoureux. On sait aussi depuis quelques années tout ce qu'il convient de ne pas faire lorsqu'on a l'intention de proposer au public des poulets consommables. Comme on sait, mais depuis beaucoup plus longtemps, que le serpolet et diverses autres plantes rendent la chair des lapins qui les mangent beaucoup plus savoureuse.

On sait depuis des siècles qu'une alimentation défectueuse peut rendre un animal agressif ou malade. Il en est bien entendu de même pour l'homme et, bien que dans nos pays, l'être humain n'ait pas conservé la moindre valeur marchande en fonction de son poids ou de la qualité de son poil, le phénomène apparaît pour l'intéressé ou son entourage, comme pour la collectivité, singulièrement plus grave.

Certes, de nombreux spécialistes travaillent sans relâche à l'inquiétante question des pesticides et de tous les résidus qu'ils sont susceptibles de laisser dans les denrées alimentaires. Mais les difficultés sont telles et les imprécisions toujours si nombreuses et si graves eu égard à l'insuffisance actuelle des moyens de recherche pour l'évaluation toxicologique des pesticides et leur détermination quantitative dans les aliments que le Pr R. Truhaut a lancé une fois de plus un très pressant cri d'alarme (9).

Rappelant les efforts entrepris dans ce domaine par diverses nations, « il est temps, écrivait-il, que les autorités

---

(9) Aperçus sur les risques de nocivité pouvant résulter de la présence de résidus de pesticides dans les aliments. Méthodes de prévention (*Ann. Hyg. Lang Fse*, 1966). De nombreux auteurs se sont depuis prononcés sur la question. Malgré des efforts incontestables des pouvoirs publics, tout est loin d'être encore réglé... pour ce qui peut l'être bien entendu.

gouvernementales de notre pays prennent conscience du besoin urgent que représente, pour la protection de la Santé publique, la création d'un « Institut central d'études toxicologiques » convenablement équipé en personnel et en matériel ».

Il est évidemment regrettable que la France, de tout temps attachée au prestige qu'elle pouvait acquérir ou conserver dans le monde, se soit laissée aller, sur ces chapitres de la santé et de l'agriculture, à de telles négligences.

Je veux bien espérer, avec tous les consommateurs conscients de l'urgence du problème, que des mesures indispensables seront prises rapidement... tout au moins de manière à mettre en défaut le Pr René Leriche pour qui vingt années sont généralement nécessaires pour qu'une idée nouvelle soit adoptée. Dans le cas contraire, il n'est nullement besoin d'être devin pour prévoir que l'état de santé du public, qui ne doit pas être tellement brillant si l'on en croit les statistiques publiées sur son compte, continuera sa marche descendante. Ainsi, les médecins ne seront-ils pas à la veille de manquer de travail, ni les chercheurs de nouvelles affections à décrire.

Pour notre pays seulement, environ deux cent cinquante matières actives entrent actuellement dans la composition des quelque trois mille cinq cents spécialités (pesticides, herbicides ou autres) mises à la disposition des agriculteurs.

Si pour quelques auteurs, l'utilisation de ces produits a pu, jusqu'à présent, protéger certains rendements agricoles, « la diffusion d'emploi des produits chimiques, comme le rappelle R. Truhaut, comporte, à côté de conséquences bénéfiques, des dangers pour la santé ».

C'est que nombre d'insecticides entraînent des effets toxiques divers — souvent très graves dans le temps — sur le système nerveux, le sang, comme la plupart des organes : cerveau, foie, cortico-surrénales... aussi bien chez les mammifères que chez les insectes. Malgré leur apparente sélectivité, leur toxicité peut se manifester, non seulement vis-à-vis des parasites incriminés mais aussi, en plus de tous les insectes utiles, vis-à-vis des oiseaux, des poissons, du gibier, des animaux domestiques ou d'élevage « et surtout de l'homme ».

En ce qui concerne les végétaux, certains insecticides employés contre la mouche de l'olive peuvent, en raison de leur solubilité dans les graisses, se retrouver dans l'huile d'olive... évidemment hélas ! même lorsqu'elle est vierge et de première pression à froid (10).

D'autres produits, solubles dans les huiles essentielles, sont retenus dans les poches à essences de certains fruits. C'est notamment le cas d'un fongicide couramment utilisé pour le traitement des agrumes après la récolte.

De par leur forme, les bractées de l'artichaut favorisent la rétention des pesticides à la surface du légume. Certains de ces produits ne restent d'ailleurs pas à la superficie du végétal (pour être éventuellement entraînés par les pluies), « mais traversent la cuticule des feuilles ou l'épiderme des tiges, pénétrant ainsi dans la sève pour être ensuite distribués dans toutes les parties de la plante » (11).

Les risques encourus par la consommation des végétaux ainsi traités sont bien connus des médecins, ce qui ne saurait signifier, bien entendu, que les effets seront aisément distingués chez le malade. D'autant qu'à côté de l'intoxication *immédiate*, il est des risques de toxicité qui se manifestent dans un laps de temps plus étendu. Et aussi des risques de toxicité à long terme (appelée « toxicité *chronique* ») consécutifs à l'ingestion répétée de doses, même minimes, pendant parfois plusieurs années.

Cette dernière forme d'intoxication est la plus dangereuse car, en raison de son caractère insidieux, elle n'est généralement pas rapportée à sa cause véritable jusqu'au jour où elle apparaît, le plus souvent irréversible.

De nombreux pesticides ont des propriétés cumulatives, c'est-à-dire qui les rendent aptes à être retenus plus ou moins longuement

---

(10) Il en est de même pour le lait qui, en raison de sa richesse en matières grasses, est un excellent véhicule pour tous ces pesticides.

(11) Ce n'est pas la première fois que des malades (ou pas encore) m'avouent ne plus pouvoir supporter l'artichaut. On a compris pourquoi. Avis donc aux producteurs périodiquement courroucés par la mévente de leurs produits. Il en est comme des poulets industriels refusés par le consommateur. Il est vrai que, bien que flanquant la pagaille dans le pays, les éleveurs eurent gain de cause auprès du Gouvernement (dont les membres se gardent bien de manger de pareilles productions) et ce sont les soldats qui firent les frais car on leur imposa de la volaille carencée chaque semaine.

dans l'organisme (12). Il en est d'autres qui, par leurs affinités avec certains minéraux, provoquent à la longue diverses formes de maladies, parfois très graves. R. Truhaut décrit l'exemple du fluorure de sodium employé, il fut un temps tout au moins, comme pesticide. Quelques centigrammes quotidiennement ingérés suffisent à provoquer, par suite de la rétention du fluor fixé sur les tissus calcifiés sous forme de complexes fluoro-phospho-calciques insolubles, ainsi que sur certaines glandes endocrines, une intoxication chronique appelée « fluorose », caractérisée particulièrement par des lésions osseuses et dentaires associées à un syndrome sévère de cachexie.

De nombreuses autres synergies toxiques comparables seront, à n'en pas douter, inventoriées peu à peu dans l'avenir.

Etudiant en 1948, chez le rat, l'action cancérigène hépatique du « jaune de beurre » (13), Druckrey a, par ailleurs, attiré l'attention des milieux scientifiques sur une notion tout à fait nouvelle en pharmacologie comme en toxicologie. Il démontra que « les effets de chaque dose isolée de poison s'ajoutent *sans aucune perte, pendant toute la vie, quel que soit le jeu des éliminations.* Il y aurait donc sommation totale d'effets *absolument irréversibles,* comme le sont les impressions successives d'une plaque photographique ou d'un film par exemple ». Ce chercheur avait certes constaté que la tumeur hépatique du rat apparaissait plus rapidement si la dose de poison administrée quotidiennement était plus forte. Mais, phénomène fondamental, *quelle que soit la dose journalière* ingérée, *la tumeur apparaissait* avec une dose totale *identique,* c'est-à-dire dans un laps de temps plus ou moins long, mais *dans tous les cas.* Pour l'expérimentation en cause, la tumeur apparaissait chez le rat en trente-quatre jours si on lui administrait chaque jour 30 mg de jaune de beurre (dose totale = 1,020 g), en trois cent cinquante jours si la dose quotidienne était de 3 mg, avec par conséquent une dose totale de 1,050 g.

---

(12) Notamment grâce à leur solubilité dans les graisses tissulaires, associée à une insolubilité pratiquement totale dans les liquides aqueux, ce qui leur interdit toute élimination rapide souhaitable.

(13) Paradiméthylaminoazobenzène.

Enfin, à côté des corps cancérigènes, on a pu distinguer l'existence de facteurs « co-cancérigènes », c'est-à-dire d'éléments qui, dépourvus d'action cancérigène propre, permettent, par leur intervention conjuguée (en même temps ou à la suite), aux agents cancérigènes d'exercer leurs méfaits à des doses qui, en leur absence, seraient restées sans effet. Il s'agit d'un phénomène comparable aux catalyses dont on connaît l'importance dans le déroulement de nombreuses réactions organiques ou industrielles.

En attendant la découverte de pesticides dont la toxicité s'exercerait de manière sélective sur telles ou telles variétés de parasites, en respectant les animaux utiles et les végétaux nécessaires à leur entretien comme au nôtre, en attendant que soient pris en considération, avec toute l'efficacité désirable, certains travaux relatifs à la mise au point de divers moyens de lutte biologiques : utilisation de variétés d'insectes ennemis de leurs homologues nuisibles, protection des oiseaux utiles y compris certains rapaces comme l'épervier que les ignorants s'acharnent toujours à détruire, sauvegarde et entretien des buissons et des haies qui abritent nombre d'animaux favorables, enrichissement du sol par les fumures organiques et des composts végétaux (le « terrain » de la terre étant vraisemblablement, comme celui de l'homme, beaucoup plus apte à se défendre par des moyens naturels que par un apport fantaisiste de produits chimiques), association dans les mêmes cultures de végétaux s'apportant protection mutuelle, en attendant qu'on veuille bien bousculer un peu moins la Nature qui, souvent, ne nous en demandait pas tant, c'est par le respect des quelques dispositions légales instituées et par *l'éducation des cultivateurs* — mesures préconisées par R. Truhaut — qu'il semble actuellement possible, et seulement de cette manière, d'éviter l'aggravation de nombreuses affections chroniques et le développement des « maladies d'ambiance » de plus en plus mortelles.

Sans doute, comme l'écrit cet auteur, les infractions aux règles édictées (telles que l'emploi, interdit, d'insecticides à certaines périodes de l'année en rapport avec la date des récoltes) exposent-elles les contrevenants à diverses sanctions. Mais « elles sont relativement difficiles à constater, car on ne peut mettre derrière chaque cultivateur un inspecteur chargé de le surveiller » (14).

En ce qui concerne la nature des pesticides et leur mode d'emploi, que de trop nombreux cultivateurs ignorent au point de s'intoxiquer eux-mêmes parfois gravement avant de terminer à l'hôpital, « les organismes professionnels et syndicaux et aussi la presse agricole, écrit R. Truhaut, ont un rôle considérable à jouer ».

Aucune mesure de ce genre n'étant toutefois assortie d'effets immédiats, quand, pour être plus « commerciales », les noix sont beaucoup trop souvent blanchies artificiellement, quand les fruits subissent divers mauvais traitements destinés à les conserver ou à les rendre plus séduisants, il convient de revenir aux fruits parfois tachés, de taille non calibrée, sans doute moins attirants car non polis à l'encaustique, mais sains pour avoir été produits par des arbres préservés des agressions chimiques. Chaque individu se trouvera bien d'assurer lui-même *sa propre protection* et celle de sa famille en achetant — même à un prix légèrement supérieur aux cours habituels — ses légumes et ses fruits *au petit* paysan, *au petit* retraité, *à la toute petite vieille* qui, sur les marchés, n'apportent — et pas toujours — qu'un tout petit nombre de kilos d'une production loyale amoureusement élevée.

Moyennant quoi, tout effort en principe méritant récompense, les légumes et les fruits continuent à faire preuve de multiples vertus trop souvent oubliées.

Ainsi les bains de mains ou de pieds dans une décoction de racine de céleri ont-ils souvent raison d'engelures qu'aucun traitement n'était jusqu'alors parvenu à guérir.

---

(14) « A cet égard, ajoute un peu plus loin l'auteur, chaque cultivateur devrait penser qu'il ne peut se désintéresser des dangers de telles pratiques, car il peut devenir consommateur en mangeant les produits fournis par les autres ».

Certains agriculteurs innocents consomment d'ailleurs leur propre production... et ils en tombent malades. Une jeune paysanne était, depuis plusieurs mois, vainement soignée par le Dr C... quand ce praticien, heureusement familiarisé avec tous ces problèmes, imagina que les troubles présentés par sa malade pouvaient fort bien provenir du lait de ses vaches dont elle faisait un abondant usage (ce lait contenait des doses notables d'antibiotiques et de pesticides). Le Dr C... supprima à sa patiente le lait de ses animaux, et la malade guérit. Connaissant les pratiques comparables des fermiers alentour, Mme X... n'a, depuis, plus osé boire une seule goutte de lait...

La cerise, dépuratif puissant, est indiquée aux pléthoriques, aux arthritiques et aux rhumatisants. Elle est également reminéralisante et favorable aux enfants comme aux personnes âgées. Elle est diurétique, comme son pédoncule dont tout le monde connaît la précieuse décoction. J'ai rapporté, il y a quelques années, le cas de cet anurique moribond abandonné des médecins de l'hôpital où il avait été transporté. Ramené chez lui pour y mourir, il fut sauvé par sa femme qui se rappela fort opportunément les vertus de la queue de cerise. Un litre et demi de forte décoction entraîna l'émission de plusieurs litres d'urine. Huit jours plus tard, le ressuscité reprenait ses occupations qu'il conserva sept ans encore.

Un industriel du Nord sujet à de fréquentes crises de goutte se vit terrassé, fin 1965, par une crise particulièrement violente. Il eut l'idée de se traiter à l'aide d'une recette décrite dans mon livre *Aromathérapie* : un oignon cru haché dans un demi-litre de lait, trois fois par jour. Quelques jours plus tard, il pouvait reprendre la direction de son usine et, pour sa plus grande satisfaction, avait perdu plusieurs kilos.

La santé publique bénéficierait certainement dans une large mesure des thérapeutiques naturelles si elles étaient employées plus souvent, de préférence avant que se soient installés, avec une évolution plus ou moins grave de la maladie, les méfaits de trop nombreuses médications intempestives inconsidérément administrées. Beau sujet de réflexion pour la Sécurité sociale (15).

Bien entendu, le mode de préparation des végétaux intervient. On sait que les légumes et les fruits crus sont plus nutritifs, plus toniques, à la fois plus digestes que sous forme de plats cuisinés, et que la cuisson à l'étouffée ou à la vapeur est préférable à la cuisson dans une grande quantité d'eau que l'on jette... avec tous les sels minéraux dont elle s'est enrichie.

Lorsqu'on prépare une salade de tomates, la perte en vitamines sensibles à l'oxygène est très rapide après tranchage. Il convient

---

(15) Son déficit constant nous est périodiquement rabâché. Y aurait-il du nouveau ? La grande presse du 8 novembre 1980 nous apprend que l'exercice de cette année se soldera par un excédent de 8,3 milliards de francs. Mais probablement pour tempérer notre légitime allégresse, on nous annonce aussitôt que 1981 connaîtra un déficit de 3,2 milliards.

donc de ne pas préparer ce légume trop longtemps à l'avance, comme c'est souvent le cas dans les collectivités.

« Les résultats que donne le traitement par le pissenlit, écrit F. Decaux, dépendent beaucoup du mode de préparation de la plante et de l'époque où elle est récoltée. Il y a lieu de recourir exclusivement au suc qu'on récolte en août et en septembre, beaucoup plus actif. Le mieux serait de l'administrer fraîchement exprimé ».

En 1965, G. Vallet publia divers cas d'allergies provoquées par des plantes maraîchères : le persil, l'artichaut et le céleri. C'est au début du siècle, en 1902, qu'on releva pour la première fois l'apparition de dermites dont les conditions de survenue étaient d'ailleurs assez curieuses puisqu'elles se situaient entre cinq et vingt ans.

Entre-temps, j'ai pu relever moi-même quelques exemples d'intolérance au chou appliqué sous forme de cataplasmes sur des ulcères de jambes, des plaies atones ou eczémas. Ainsi que je l'écrivais à l'époque, nous ne sommes absolument pas certains que de telles réactions ne puissent être imputées aux différents produits chimiques utilisés dans le domaine agricole.

Diverses susceptibilités sont également parfois de nature à expliquer un certain nombre de phénomènes comparables, telle cette étonnante allergie au tilleul ou cette violente réponse asthmatique à la simple inhalation d'une essence pure d'eucalyptus, dont j'ai été le témoin.

Mais de tels exemples sont heureusement très rares. Ils ne sauraient nous faire oublier que, selon une phrase de Léon Binet, « le jardin est une officine dont nous devrions nous servir plus souvent ».

« L'homme, écrit P.-H. Simon, menacé par l'univers et plus encore par lui-même, déchiffre anxieusement les secrets de son destin, jusqu'au plus mauvais papier journal (16).

Par bonheur, il existe de bons papiers journaux et même parmi ceux qui traitent de la médecine. Il pourrait y en avoir, faut-il le dire,

---

(16) *Le jardin et la ville* (édit. du Seuil).

des quantités en plus. Il suffirait que les médecins produisent plus souvent des pages non point de « vulgarisation » mais simplement « d'information », auxquelles une fraction croissante du public se montre de plus en plus perméable et sensible.

A la suite d'enquêtes spécialisées, on sait qu'environ la moitié des médecins se montrent hostiles au principe de l'information médicale qu'ils accusent — à raison quelquefois — de compliquer leur tâche. Il ne convient pas cependant de les suivre. Car, bien au contraire semble-t-il, l'information médicale — à la condition toutefois d'être claire et précise — a toutes les chances d'aider le médecin, et par conséquent le malade... par un juste retour des choses en somme, puisqu'en définitive c'est de lui qu'il s'agit.

Je ne pense pas que le public à qui, dans une foule de domaines, on expose des questions parfois très ambigues soit, en présence d'une information médicale limpide et circonstanciée, devenu subitement hermétique.

D'ailleurs, lors d'un colloque tenu au Val-de-Grâce sous la présidence du Pr de Vernejoul, les Drs Coudray, Serise et Freour se sont, à ce propos, exprimés sans ambage : « L'évolution actuelle est irréversible. Il est souhaitable que les médecins qui *boudent* l'information médicale s'en préoccupent plus activement, afin d'en faire un facteur puissant de collaboration et de compréhension entre la population et la médecine qui lui est offerte ».

Le Pr Leriche considérait qu'il faut vingt ans pour qu'une idée nouvelle soit adoptée. Il était, dans ce cas, plus modeste que Broca pour lequel, en face de l'animosité de certains maîtres en exercice, un chercheur devait se résoudre à attendre la mort (le fondateur de l'Ecole d'Anthropologie n'a pas précisé laquelle) pour qu'enfin ses idées puissent acquérir quelque audience.

J'ai dit ailleurs que ces auteurs me paraissaient avoir péché par excès d'optimisme. Car s'il en est ainsi dans le domaine strictement scientifique, les délais s'avèrent encore plus monstrueux dès que des influences politiques interviennent ou que des intérêts financiers importants entrent en jeu.

Il y a déjà de nombreuses années, le Pr J. Boyer (et à sa suite d'autres médecins, dont le Dr Bernard Lafay) a demandé que des mesures efficaces soient ordonnées d'urgence pour doter les citadins des grandes villes d'eau potable, d'une eau de source, alors que l'eau du robinet — rendue *officiellement* potable par divers procédés — contient toujours de multiples poisons (entre autres des résidus de produits chimiques industriels ou ménagers) et une notable quantité de germes microbiens ou de virus (celui de la poliomyélite, par exemple, dont le Pr Lépine s'est servi pour fabriquer son vaccin).

L'eau de nombreux robinets favorise par ailleurs les phlébites (R. Leriche) et les affections cardio-vasculaires. Elle est de plus souvent cancérigène, comme des spécialistes du monde entier ont cru pouvoir le démontrer.

Fidèle à sa mission d'information, la grande presse a souvent fait état de ces faits inquiétants. Mais le lecteur saura nous dire s'il lui a été donné d'entendre, une seule fois, l'un de ses élus en discourir de façon nette et publiquement (17).

Si, quelques instants plus tôt, je traduisais un certain scepticisme au sujet des mesures qu'il conviendrait d'adopter rapidement sur le chapitre des pesticides, c'est que divers exemples tout aussi graves m'étaient revenus en mémoire. Je me bornerai, dans ces pages, à n'en résumer qu'un.

Un certain nombre de chercheurs (18) se sont attachés, pendant de nombreuses années, à la question de l'acide borique ajouté aux beurres livrés à la consommation. En raison de la disette qui, pendant la guerre 1914-1918, menaçait notre pays et obligeait la France à importer des beurres étrangers, une circulaire du ministère de l'Agriculture, en date du 11 avril 1916, avait annoncé qu'à *titre temporaire* les beurres importés pourraient être boriqués. On

---

(17) Hormis Bernard Lafay toutefois qui, en décembre 1966 prit l'initiative d'organiser à Paris un référendum sur l'alimentation et la distribution d'eau potable dans la capitale et sa région. « Il serait possible, rapporte la grande presse à ce sujet, d'alimenter les foyers parisiens en eau de source pure à condition de mettre en œuvre toutes les techniques appropriées ».

En 1984, rien n'a été décidé par les pouvoirs publics. Les grandes compagnies productrices d'eaux minérales peuvent les en remercier, ainsi que les fabricants d'appareils qui dispensent de « l'eau douce ».

(18) H. Martel et M. Fouassier, M. Lemoigne, M. Dreyfus, M. Thieulin, M. Truffert, H. Gounelle..., pour ne parler que des Français.

pensait qu'il était encore préférable de tomber malade pour avoir trop mangé de beurre plutôt que de mourir d'inanition.

Or, dès 1945, Pfeiffer publiait divers exemples d'intoxication par l'usage, dans le traitement des brûlures, de certaines pommades à base d'acide borique. « Le traitement d'une brûlure intéressant 4 % de la surface corporelle avec une pommade à 10 % d'acide borique, écrivait-il, suffit à entraîner des lésions pathologiques du système nerveux central. L'acide borique, appliqué sous forme de pommade ou solution à des brûlures étendues, est un *poison cumulatif* ».

L'auteur soulignait la possibilité pour le bore de traverser la peau ou les muqueuses lésées, la lenteur de son élimination rénale et son accumulation dans le foie et le cerveau.

En 1949, Young publiait, en plus des trente-six cas signalés dans la littérature, six nouvelles observations de mort accidentelle par ingestion d'acide borique chez l'enfant (intoxication du centre respiratoire avec œdème cérébral).

De nombreux travaux modernes ont montré, depuis, que l'acide borique attaque surtout les cellules hépatiques et cérébrales. Il se conduit, de plus, comme un modificateur de divers métabolismes en s'opposant à l'action de certains éléments vitaux tels que les vitamines.

Des malaises apparaissent après absorption de 0,50 g d'acide borique pendant un mois (Wiley). Or un diabétique, pour lequel peuvent être prévus 50 g de beurre quotidiennement, absorbe chaque mois 7,50 g d'acide borique et en un an 90 g.

Dans une communication publiée en 1963 (19), le Pr Hugues Gounelle et Monique Astier relatent que dès 1879, Pasteur avait, à l'endroit de l'acide borique, marqué une hostilité de principe. En 1898 (les vingt ans de R. Leriche), une circulaire du ministère de l'Agriculture interdisait l'importation de toute salaison boriquée ou boratée. On connaît les raisons qui firent temporairement rapporter la mesure pendant la première guerre mondiale.

---

(19) « Priorité à la Santé publique ou aux beurres malpropres ? Le vœu émis en 1940 sur l'acide borique est resté sans effet ». (*Bulletin de l'Académie Nationale de Médecine*, 1963).

Si, comme le rappellent les auteurs, un décret du 25 mars 1924 vint interdire l'emploi de l'acide borique dans les produits laitiers, « des pressions aboutirent, le 25 septembre (exactement six mois plus tard), à maintenir de nouveau la tolérance ».

En 1946, la conférence du lait rejette, une fois de plus, l'usage de l'acide borique en beurrerie et une circulaire ministérielle de 1947 (encore les vingt ans de R. Leriche, le précédent décret datant de 1924) le prohibe formellement. « Mais cette interdiction reste théorique, car le service de la Répression des Fraudes n'a pas la possibilité d'intervenir ».

En 1954, un texte réglementaire veut en finir. « C'était compter, écrivent H. Gounelle et M. Astier, sans les défenseurs influents de l'acide borique », et l'Assemblée Nationale adopte, le 23 juillet 1957, à une majorité massive, une proposition de loi... autorisant l'acide borique. Il fallait tout bonnement y penser !

En 1963, vingt-trois ans après le premier vœu de l'Académie de médecine en mars 1940, le « temporaire » de 1916 durait encore et l'acide borique restait toujours utilisé pour les produits laitiers. Or, selon H. Gounelle et M. Astier, « autoriser l'acide borique, c'est tout simplement faciliter, à l'insu des consommateurs, la conservation des beurres malpropres hautement souillés du point de vue microbien, et au détriment de la santé ».

Au sujet de ce rappel, le Français, même « moyen », sentira parfaitement que, selon toute vraisemblance, « quelque chose ne va pas ». Ou bien les députés en savent infiniment plus long que tous les membres réunis du Conseil supérieur de l'hygiène, lequel, conscient de sa mission, a toujours cru devoir se prononcer sur les questions relevant de ses compétences. Et, dans ce cas, il est grand temps de renvoyer ces « conseils » inutiles à leurs chères études. Ou bien...

Le Pr Gounelle a enfin eu gain de cause en 1967.

*

* *

Comme dans mes précédentes publications, j'ai évité, dans la mesure du possible, les termes techniques qui ne sauraient ajouter à la compréhension de l'ensemble.

Sauf exceptions, je n'ai pas employé d'abréviations. Leur sécheresse s'avère à la longue irritante et nuit au texte. Je les ai réservées à certains tableaux en annexe destinés aux lecteurs plus particulièrement intéressés par certains fruits, céréales ou légumes.

La plupart de ces abréviations sont d'ailleurs bien connues de nos jours pour être plus ou moins entrées dans l'écriture courante :

G = glucides.
L = lipides.
P (ou Pr) = protides.
A, B_1, B_2, C, D, E, F, PP seront parfois utilisées seules pour désigner les vitamines A, B_1, B_2, C...
Mg = magnésium.
Ca = calcium.
Fe = fer.
S = soufre.
P = phosphore.
Cu = cuivre.
Zn = zinc.
Cl = chlore.
Mn = manganèse.
Na = sodium.
I = iode.
K = potassium.
Cel = cellulose.

Ce travail n'a pas la prétention de vouloir s'intégrer dans un cadre scientifique absolu (20). Il ne l'a pas voulu car il se serait multiplié par dix pour finalement n'intéresser que le spécialiste. Son objectif est à la fois plus général et plus simple.

Les chiffres qui seront donnés à propos de la composition des divers végétaux étudiés ne sont qu'approximatifs : selon son mode de culture, le sol qui l'a nourri et la date de récolte, un légume ne dénonce pas les mêmes pourcentages. Cette remarque est valable en ce qui concerne les « constantes biologiques » évoquées : le cuivre

(20) En particulier, on ne devra pas chercher à découvrir tous les constituants connus des légumes, fruits et céréales étudiés. La plupart en ont déjà révélé des centaines, la palme paraissant actuellement revenir au café avec plus de 600.

se rencontre dans la proportion de 0,70 à 1,40 mg dans le plasma normal. Il en est de même des besoins supposés de l'organisme en telle vitamine, tel sel minéral ou oligo-élément : dans la prophylaxie du rachitisme, certains auteurs préconisent 400 U.I. de vitamine D_2 par jour, d'autres 1 000 à 1 500. Soyons donc réalistes !

Les indications comme les propriétés des végétaux étudiés n'ont pas été classées selon un ordre rigoureux exempt de possibles modifications futures. C'est que tel végétal qui, pour un sujet déterminé, pourra faire volontiers figure de panacée, ne sera pour d'autres que d'un minime apport. Je me suis contenté — parfois et non toujours — de souligner les termes qui, apparemment, se sont jusqu'ici imposés à la majorité.

J'ai cru devoir consacrer quelques pages à certaines algues qui, pour des millions d'êtres humains, font partie de l'alimentation journalière.

Par ailleurs, bien qu'assez éloignées du sujet principal, le pollen, la levure de bière et l'argile ont de tout temps revêtu une telle importance que je n'ai pu m'empêcher d'en parler à la faveur de cet ouvrage.

A l'occasion de l'étude particulière des légumes et des fruits, j'ai distingué, selon mon habitude, les noms de certaines fabrications bien connues des médecins et des nombreux lecteurs pour qui les traitements naturels (21) sont restés familiers. Cette attitude aura l'avantage de rappeler qu'aujourd'hui comme hier ces médications ne manquent pas pour allier à une incontestable activité l'absence habituelle d'effets secondaires préjudiciables.

*
* *

---

(21) Le terme *traitement* est ici compris sous son sens le plus large et ne concerne pas uniquement les médicaments. Car on peut se traiter avec une gelée de carottes, du pain de qualité, du germe de blé, du pollen, des compléments alimentaires rendus indispensables pour beaucoup par la carence fréquente de notre alimentation en vitamines ou certains minéraux et oligo-éléments. Les levures et les algues (voir ces chapitres) nous apporteront les éléments d'équilibre indispensables.

Pour obtenir de sains légumes

De nombreux correspondants m'interrogent sur la manière d'obtenir des légumes sains, « biologiques », exempts de poisons surajoutés. Je me suis adressé à un agriculteur-maraîcher spécialiste en la matière, M. L. Huillet qui, pendant près de 20 ans, a livré à ses clients des légumes « garantis cultivés sans produits chimiques ». Voici ce qu'il écrit :

Les meilleures résultats en culture biologique seront obtenus en respectant les quelques points importants suivants :

1) Respect de la couche naturelle de la terre, c'est-à-dire ne pas détruire par un retournement abusif du sol supérieur ses équilibres de vies aérobiennes et anaérobiennes. Pour ce faire, sur une grande surface, travail mécanique à la soussoleuse, puis hersage ou fraisage, très superficiel. Pour petites surfaces, se servir de la fourche bêche ou d'un outil spécialement créé qui s'appelle la *Grelinette*.

Cela suppose un sol convenablement pourvu en humus. Pour y parvenir, la meilleure façon avant toute autre est de cultiver en premier une légumineuse, la meilleure étant le trèfle. Une fois en fleurs, fauchage ou mieux girobrayage pour grandes surfaces, et tondeuse mécanique pour petites surfaces. Laisser le produit sur le sol et attendre qu'il devienne presque sec (de 3 à 5 jours suivant le temps). A ce moment-là, procéder à son **enfouissage superficiel (0,10 m maximum)** ou léger bêchage, soit par disques.

Avant semis : ne pas chercher à avoir un sol trop fin.

Pour les semis : tenir compte des phases de la lune, ce qui peut paraître idiot mais c'est la vérité : nos ancêtres en tenaient compte et ils avaient raison.

Cultures associées : tenir compte que beaucoup de légumes s'excitent mutuellement lorsqu'ils sont cultivés alternativement (2 rangs céleris, 2 rangs poireaux, ou 2 rangs carottes, 2 rangs poireaux). Non seulement il y a excitation végétative mais protection simultanée.

Respecter l'assolement des légumes cultivés, légumes feuilles puis racines, légumineuses. Rechercher le plus possible d'associés, la culture du trèfle blanc à celle des légumes. Pour cela pratiquer :

1) Culture rotative du trèfle. Diviser le potager en 3 ou 4 parties, cultiver le trèfle blanc sur une parcelle chaque année. De plus, chaque fois que cela sera possible, cultiver le trèfle entre les légumes et procéder à son enfouissage comme décrit plus haut.

Humus : tout apport humique devra être fait avec modération mais régulièrement, tout apport devra être fait avec des fumiers compostés, convenablement mélangés avant compostage. Il sera préférable d'ensemencer le compost avec les préparations biodynamiques qui donneront aux produits obtenus, en plus de son humus, les ferments revitalisants du sol.

Parasites : peu d'attaques lorsque le sol est « biologiquement » reconstitué. De légers poudrages au *rothénone* si besoin est (**il est inopérant en culture 100/100 chimique**). Le purin d'orties est recommandé et de plus il stimule la végétation.

Maladies : là aussi, les dégâts sont insignifiants. Si besoin est, employer le sulfate de cuivre sous forme de *bouillie bordelaise*. La dose maxima (2 pour mille) est largement suffisante (inopérant en culture chimique).

Ne pas faire de cultures à contre saison (protéger une culture en la forçant est stupide). Il en est de même pour l'arrosage : entretenir la fraîcheur du sol oui, le noyer non. Et pourtant (voyez l'exemple dans le commerce), prenez une laitue, préparez-la à 12 h : une heure après elle a fondu de moitié. Je ne parle pas de ce qu'il reste pour la santé. En revanche, prenez une laitue de votre potager rééquilibré, préparez-la à 8 h du matin et mangez-la à 20 h : elle n'aura guère bougé. Et pour la santé, c'est certainement toute autre chose.

Maintenant, un bon conseil : il y a longtemps que je me suis reconverti à ce genre de culture. Autour de moi, parmi mes adeptes et pour beaucoup d'autres, je passe pour un ancêtre (je ne dis pas un arriéré, selon une subtile terminologie de certains empoisonneurs), comme l'un des premiers à avoir compris le respect dû au sol et à ses lois. Et je pense que si Steiner et Pfeiffer ne nous avaient pas ouvert les yeux, beaucoup n'auraient pas compris ce bien-fondé.

Je ne pense pas avoir expliqué dans ses menus détails toutes les vérités de la culture biologique mais si certaines personnes se sont intéressées à ces lignes, j'en serai très heureux.

*
* *

En ce jour de 1985, il me faut tout de même *dédramatiser* comme je tente de le faire depuis plusieurs années. Bien sûr, il sera toujours préférable de se nourrir avec des produits non pollués tous azimuths, c'est-à-dire de bons et sains légumes, de viandes n'ayant rien à voir avec les veaux aux hormones, de poissons n'ayant pas été conservés dans de la glace imbibée d'antibiotiques.

A ce dernier propos, si j'ai bien compris, le gouvernement français a, dépuis plusieurs années, réprouvé ces pratiques. Mais comme il faut bien être coopératif avec les pays étrangers — y compris ceux du Marché Commun — les bons Français ont ingurgité, il n'y a pas encore longtemps, des poissons antibiotiqués venus de l'extérieur.

La politique est, n'en doutons pas, empreinte de la plus extrême subtilité et fertile en pièges. Ainsi, nous a-t-on dit, la France croule depuis longtemps sous le beurre, mais elle en importe. Elle en exporte aussi (la presse en a parlé au sujet de la Russie et du Maroc) à très bas prix parce que, paraît-il, inconsommable et utilisé dans certains pays à des fins industrielles. Mais il paraît que certains de ces beurres nous reviennent (origine non précisée) redevenus « extra » à la suite d'une succession de manipulations chimiques. J'ai pu rencontrer un certain nombre de personnes accusant des troubles curieux, dus à certains beurres d'importation. Les troubles disparaissaient lorsque les usagers revenaient aux beurres qu'ils avaient été bien mal inspirés de trahir, les beurres loyaux bien connus tels que celui d'Etuz (Haute-Saône), d'Echiré (Vendée), de Haute-Savoie, de Normandie, de Bretagne, cet incomparable beurre salé, et combien d'autres !

Avec Jacques Bainville, soyons indulgents pour ceux qui ont la charge redoutable de nous gouverner, car ils ne peuvent parfois faire plus que ce qui leur est imposé par des impératifs sans fin...

Aux consommateurs de rester vigilants. Mais n'imitons pas cette agricultrice (néanmoins propriétaire d'un pied à terre à Paris) qui, lorsqu'elle vient pour quelques jours dans la capitale, charge sa voiture de légumes issus de son jardin, y compris les pommes de terre, et de volailles tirées de son poulailler personnel. Il est évident que cette femme ne veut pas courir le risque de s'empoisonner avec les productions de ses collègues vendant, tout comme elle, de toutes autres productions destinées à la consommation publique.

Ne l'imitons pas pour des périodes de quelques jours. Restons, pour l'ensemble, très attentifs mais ne nous livrons pas à l'obsession.

CHAPITRE III

LES VITAMINES

Les nombreuses propriétés des légumes, des céréales et des fruits sont dues à leurs constituants dont font partie les vitamines. Pour éviter des redites inutiles, j'ai groupé les notions principales relatives à ces éléments indispensables à la vie et à la protection de la santé.

*
* *

Il y a peu de temps encore, environ 1880, les problèmes alimentaires étaient habituellement considérés de manière assez simple. L'organisme animal était assimilé, à peu de chose près, au poêle qu'il faut garnir de bois pour récolter de la chaleur, ou encore aux machines à vapeur qui tirent du charbon leur forme d'énergie.

Mais à la fin du siècle dernier, divers expérimentateurs remarquèrent qu'en nourrissant des animaux avec une alimentation ne comportant que les trois éléments énergétiques de base, c'est-à-dire des protides, des matières grasses et des sucres *purs* avec, en plus du sel et de l'eau, les bêtes dépérissaient et ne pouvaient se reproduire. En revanche, si on complétait ce régime (qui comportait théoriquement tous les éléments nécessaires à l'organisme) par du jaune d'œuf ou du lait entier, les animaux s'élevaient normalement.

Ainsi apparaissait la notion qu'il « devait exister », dans le jaune d'œuf ou le lait, certaines substances inconnues indispensables au développement normal. Des travaux ultérieurs permirent d'y découvrir la présence d'une vitamine — appelée vitamine A — dont la présence, bien qu'à dose *infinitésimale,* s'avère obligatoire dans l'alimentation.

« Pour la première fois, écrit A. Orain (1), l'homme doit admettre que, pour s'alimenter, il ne lui suffit pas d'absorber des substances inertes qui produisent ou dégagent de l'énergie dans l'organisme ; que pour entretenir sa vie, il doit faire appel à la vie, et qu'en tuant ses aliments, il abrège considérablement son existence ».

Les progrès de la science moderne ne faisaient que confirmer certaines notions empiriques du passé. Car nos prédécesseurs, parfois très lointains, avaient depuis longtemps pressenti l'importance de ces éléments « qualitatifs ». Sans en connaître l'exacte nature, ils savaient utiliser certaines de leurs propriétés.

Si Vasco de Gama, en 1497, perdit les deux tiers de son équipage atteint de scorbut, il y a plusieurs siècles déjà que les navigateurs, pour se préserver de cette maladie et de certaines autres affections, savent qu'il leur faut emporter des végétaux frais, des citrons particulièrement, des oignons et des choux.

Les propriétés antirachitiques de l'huile de foie de morue étaient, de leur côté, mises à profit bien avant que la vitamine D fut découverte.

Il semble qu'on puisse, d'ailleurs, remonter bien plus loin dans le temps et que les Grecs aient su utiliser les vertus de nos actuelles vitamines...

L'empirisme, « arche sainte de la médecine » à laquelle, disait Trousseau, nous devons bien nous garder de toucher, se trouve encore, sur ce chapitre comme sur tant d'autres, à l'origine de progrès actuels considérables.

Ainsi a-t-on, depuis leur découverte, beaucoup parlé des vitamines. On en parlera encore beaucoup, comme des diastases d'ailleurs, des ferments, des oligo-éléments que j'analyserai plus loin.

Leur importance est en effet capitale : la suppression de la vitamine C entraîne le scorbut, l'élimination de la vitamine A

(1) A. Orain. Guide de la Santé par les vitamines des aliments (1958).

provoque des troubles de la croissance et des affections oculaires pouvant aboutir à la cécité. L'absence de vitamine B dans l'alimentation se solde par l'apparition du béribéri, celle de la vitamine D par le rachitisme...

« L'importance biologique des vitamines, déclare Guggenheim, réside dans leur fonction de co-ferments qui les met à même de catalyser (2) les processus enzymatiques des tissus vivants. La vie normale ne peut être maintenue si l'organisme vivant ne reçoit pas, comme des facteurs de nutrition, les vitamines qu'il ne peut pas synthétiser ».

L'organisme animal, en effet, doit recevoir obligatoirement ces éléments indispensables par l'intermédiaire de son alimentation. Or les vitamines se trouvent, plus ou moins nombreuses et en quantité plus ou moins forte, dans la quasi totalité des végétaux. On en connaît, pour la plupart, la teneur exacte ainsi que leurs propriétés. Comme on connaît, à peu près, les besoins de l'organisme — sain ou malade — pour la plupart des vitamines actuellement connues, il est aisé, en se reportant aux tableaux dressés à cet usage, de s'adresser à tous moments aux plantes, aux fruits et aux légumes les plus riches sur le plan des vitamines indiquées.

La thérapeutique vitaminique a désormais — et conservera sans doute toujours — l'ensemble de ses droits. Toutefois, hormis les cas pathologiques relevant du médecin, il serait vain de vouloir calculer, dans l'ensemble des végétaux ingérés, la quantité de vitamines administrées en fonction des besoins théoriques. Il serait vain et inutile. Car, pour reprendre une phrase du Pr Valette, « l'esprit de géométrie n'aboutit qu'à des désastres en matière thérapeutique ». On ne saurait traiter un organisme complexe comme on traite un piston. Les déboires ne manqueraient pas de s'ensuivre.

Il convient de se persuader que, pour qui varie le plus possible sa nourriture en réservant une large place aux crudités, le « problème des vitamines », en réalité, n'existe pas. « Les aliments naturels sont toujours parfaitement équilibrés pour l'espèce à laquelle ils conviennent » écrit A. Orain. Sauf quelques cas particuliers, il n'existe pas de risques sérieux d'hypervitaminose.

---

(2) *Catalyse :* action physico-chimique par laquelle certains corps dits « catalyseurs », même en très faible quantité, déterminent des modifications dans le milieu où ils se trouvent, sans être eux-mêmes chimiquement modifiés.

Tout se passe comme si l'organisme savait, de manière générale, utiliser les vitamines à partir de la ration alimentaire quotidienne, au fur et à mesure de ses besoins, compensant là un déficit momentané, stockant par ailleurs ce dont il n'a pas l'immédiat usage. C'est en lui apportant journellement de nouvelles vitamines naturelles que nous pouvons aider au maximum notre organisme à devenir ou à demeurer ce que nous désirons qu'il soit.

Dans l'état actuel de nos connaissances, on se trouve obligé, sur ce sujet comme sur beaucoup d'autres, de lui faire confiance, de lui accorder cette « intelligence » que nous lui devinons sans l'avoir démontrée entièrement. On sait déjà que notre milieu intérieur (sang, lymphe, humeurs diverses) est doué d'un indéniable pouvoir « tampon » qui nous met à l'abri d'une acidification ou d'une alcalinisation brutale et dangereuse. Il en est probablement de même pour les vitamines. D'ailleurs, si notre organisme n'avait pas les moyens de se défendre et de s'adapter — pour un temps plus ou moins long, bien entendu — supporterions-nous pendant des années, sans dommage *apparent*, l'ingestion et l'inhalation de nombreux poisons et toxines comme il est habituel, particulièrement pour les habitants des grandes villes ?

Deux notions supplémentaires doivent être signalées :

1) Les vitamines synthétiques ne sauraient remplacer un manque de vitamines naturelles et de nombreux auteurs se sont expliqués sur ce sujet. Certaines affections qui n'ont pu être guéries par des doses importantes de vitamines synthétiques, l'ont été par des quantités beaucoup moindres de vitamines naturelles.

2) Les aliments trop cuits, stérilisés et, d'une façon générale appauvris en vitamines, *a fortiori* ceux qui en sont totalement dépourvus, se comportent, selon certains auteurs, comme des « anti-vitamines » qu'un apport supplémentaire de vitamines ne suffit pas toujours à neutraliser. On le comprend sans peine si l'on veut bien se rappeler que les aliments, pour être parfaitement assimilés, doivent comporter l'ensemble équilibré dont les a doté la nature. Un aliment privé de ses vitamines sera l'objet de cette alternative : ou bien il ne pourra être assimilé, ou bien pour l'être, il devra « se servir » des vitamines nécessaires stockées dans l'organisme. A la longue, l'organisme se trouve plus ou moins démuni des vitamines en cause.

En réservant journellement une place de choix aux crudités dans l'alimentation, écrit A. Deglos, « vous aurez en quantités grandement suffisantes toutes les vitamines A, B, C, D, etc. jusqu'à Z, toutes les vitamines déjà découvertes et celles qui restent encore à découvrir. Vous les absorberez sans même vous en douter, tout comme Monsieur Jourdain faisait de la prose sans le savoir ».

Quelques notions complémentaires apparaissent, ici, indispensables.

Les *avitaminoses* — c'est-à-dire les cas de privation totale en vitamines — sont, à notre époque, choses relativement rares tout au moins chez les peuples bénéficiant d'un certain niveau de vie. On ne rencontre plus guère de scorbut et le béribéri n'atteint plus que les populations dont la nourriture est à base exclusive de riz, lorsque les autochtones commettent l'erreur de remplacer le riz traditionnel par le riz décortiqué privé de sa vitamine B .

Mais les *hypovitaminoses* — c'est-à-dire les carences en vitamines — sont légions dans nos civilisations où l'abondance alimentaire, faite souvent de conserves et de produits « raffinés », est en réalité un leurre car elle n'apporte trop souvent que des nourritures dévitalisées, dépourvues des principes vitaux indispensables parmi lesquels se placent les vitamines.

Il est anormal que, de nos jours, le Français moyen ait une alimentation moins riche en vitamines naturelles, donc moins équilibrée, que le paysan miséreux égyptien.

Les hypovitaminoses sont dans nos pays, pour qui se donne la peine de les rechercher, de tous les instants, dans toutes les familles. Certaines sont bénignes, d'autres de conséquences plus graves. Les troubles provoqués ne sont d'ailleurs pas toujours, et de loin, rapportés à leur véritable cause.

Les adultes sont touchés, mais plus souvent encore les nourrissons nourris aux laits écrémés, aux bouillies dépourvues de vitamines. Les enfants paient également, bien entendu, un lourd tribut à ces carences vitaminiques. Il serait pourtant très simple d'accorder dans le régime alimentaire quotidien une large place aux crudités, légumes et fruits divers, également aux levures alimentaires et au germe de blé dont la richesse en vitamines est depuis longtemps démontrée.

A côté de ces hypovitaminoses par insuffisance d'apport, il en est d'autres qui sont dues à des troubles hépatiques et intestinaux, à un défaut d'utilisation, d'assimilation, à une perturbation dans leur cycle organique. Une phytothérapie adaptée, puis une large utilisation des légumes ou des fruits indiqués permettent souvent de rompre ce cercle vicieux.

Il existe — à l'inverse — des cas *d'hypervitaminose* rencontrés lorsque des doses excessives de certaines vitamines ont été administrées pendant un temps plus ou moins long.

C'est le cas de l'hypervitaminose A dont les conséquences peuvent être fâcheuses : maux de tête, vertiges, vomissements, irritabilité, inappétence, amaigrissement, douleurs articulaires, etc.

A titre indicatif : 100.000 unités internationales de vitamines A — soit 4 perles ou dragées à 25.000 unités de nombreuses fabrications pharmaceutiques — équivalent à la quantité contenue dans 200 g d'huile de foie de morue.

C'est également le cas de l'hypervitaminose D constituée par des troubles digestifs et rénaux, une fatigue plus ou moins importante, des douleurs articulaires, des migraines...

Les vitamines, on le voit, ne sont pas à manier inconsidérément en matière thérapeutique.

Seront envisagées les vitamines suivantes :

1 Vitamine A, ou anti-xérophtalmique (3)

2 Le « complexe vitaminique B » constitué, en l'état actuel de nos connaissances, par :

a) Vitamine B_1, ou anti-béribérique, ou aneurine, ou thiamine

b) Vitamine B_2, ou riboflavine

c) Vitamine B_3, *ou vitamine PP,* ou anti-pellagreuse, ou amide nicotinique, ou nicotinamide

c) Vitamine B_5, ou *acide pantothénique*

---

(3) Ce terme et certains autres, en nombre limité, sont donnés à l'usage du lecteur averti. On les trouvera d'ailleurs dans les dictionnaires.

e) Vitamine B_6, ou pyridoxine, ou adermine
f) Vitamine B_8, ou *Vitamine H,* ou biotine
g) Vitamine B_9, ou *acide folique*
h) Vitamine B_{12} , ou cyanocobalamine
3 Vitamine C, ou anti-scorbutique, ou acide ascorbique
4 Vitamine C_2, ou *Vitamine P*
5 Vitamine D, ou anti-rachitique
6 Vitamine E, ou tocophérol
7 Vitamine F (acides gras non saturés)
8 Vitamine K, ou anti-hémorragique.

1) Vitamine A

ou *antixérophtalmique (liposoluble)* (4)

Vitamine de croissance, son importance est considérable chez les êtres jeunes. Anti-infectieuse, ayant une action sur l'équilibre « acide-base », elle contribue par ailleurs à la nutrition des cartilages et des os, des organes digestifs, des vaisseaux sanguins, des muqueuses et des téguments (c'est un protecteur des épithéliums) et, à ce titre, elle est un facteur de rajeunissement.

Ses effets régulateurs sur le sommeil et la tension artérielle sont également à retenir. Elle se comporte, par ailleurs, comme un antagoniste de la thyroïde et un « frénateur » folliculaire dans le syndrome douloureux qui précède les règles.

Sa *carence* entraîne des lésions oculaires : diminution de l'acuité visuelle, boursouflement des paupières avec apparition de croûtes et dépilation, durcissement et opacité de la cornée, xérophtalmie, c'est-à-dire une ophtalmie sèche avec rougeur, sensation de cuisson, pouvant aboutir à la cécité.

On observe, en outre, un arrêt de la croissance et une diminution de la solidité des os.

Des constatations ont été faites au Brésil dans les familles à bas revenus souffrant d'une carence notable en vitamine A et en zinc : dans un collège de Sao Paulo, les enfants de 6 à 18 ans ont montré un déficit de 40 % pour la taille et de 25 % pour le poids. En revanche, cette même carence est responsable — parmi sans doute d'autres facteurs — de 28 % d'obésités chez les ouvrières.

---

(4) Liposoluble se dit des corps qui sont solubles dans les graisses, par opposition à ceux qui sont solubles dans l'eau et qu'on appelle hydrosolubles.

Le manque de vitamine A provoque également l'amaigrissement par dénutrition, un état de fatigue, une baisse de la résistance aux infections (grippe...), des modifications au niveau de la peau et des muqueuses qui deviennent *sèches,* au niveau des ongles qui deviennent cassants, des cheveux qui ternissent. On constate également des troubles des règles : durcissement douloureux des seins, douleurs abdominales, migraines, nervosisme, anxiété.

L'hypovitaminose A expose, enfin, à la formation de calculs.

Aux « Entretiens de Bichat » de 1980, on a mis l'accent sur le rôle joué par les rétinoïdes dans la prévention de la cancérose. Dérivés de la Vitamine A, les rétinoïdes auraient une action préventive et curative sur certaines lésions épithéliales considérées comme pré-tumorales possibles.

Un excès de vitamine A, nous l'avons vu, peut entraîner des troubles. G. Morrice et Coll. (Chicago, 1960) ont rapporté le cas de trois jeunes femmes chez lesquelles l'absorption quotidienne de 200.000, 220.000 et 90.000 unités de Vitamine A avait provoqué une intoxication grave simulant une tumeur cérébrale.

Ses *indications* principales sont : les retards de croissance, l'asthénie, les infections diverses (respiratoires et digestives), les troubles oculaires, les retards de cicatrisation des plaies.

La vitamine A se rencontre (sous forme généralement de provitamine A ou Carotène) dans la plupart des plantes et légumes verts et de nombreux fruits, notamment les carottes, l'ail, l'oignon, les tomates, les feuilles d'épinard, de pêcher, de mûrier, de marronnier, la banane, les navets, l'ananas, les céréales, les groseilles, les framboises, les mûres, l'abricot, le citron, l'oranger, le cynorrhodon ou églantier, les fruits oléagineux (et les huiles végétales). Elle est également abondante dans le germe de blé, le jaune d'œuf, le lait entier, la crème, le beurre, le foie des poissons (huile de foie de morue)...

Chez les enfants, l'usage exclusif de laits écrémés, de laits bouillis, de farines raffinées entraîne généralement des troubles graves d'avitaminose A. Les adultes soumis aux régimes stricts (sans graisses, ni légumes verts, ni œufs) sont généralement carencés. Une bonne assimilation de la vitamine A nécessite, par ailleurs, des fonctions hépatiques et intestinales correctes.

On estime à 5 000 unités internationales — soit 2 mg — la dose de vitamine A nécessaire quotidiennement. Or 100 g d'huile de foie de morue en contiennent environ 2 mg et 100 g de foie animal, de 3 à 50 mg. La carotte contient 3 à 9 mg de carotène pour 100 g, les salades de 4 à 8 mg, l'églantier 5 mg.

Il faut rappeler ici les études de L. Binet et Strumza sur le pouvoir régénérateur sanguin du carotène. Sur des chiens anémiés, les auteurs ont montré que l'administration de carotène par la voie digestive entraîne une augmentation importante des globules rouges et de l'hémoglobine.

2) **Le complexe vitaminique B**

Il a pu paraître curieux à certains de voir débaptiser certaines vitamines et de les faire entrer dans le cadre des vitamines B affublées d'un numéro. On connaissait la vitamine PP, devenue dans cette étude la vitamine B_3, tandis que l'acide pantothénique devenait la B_5, la vitamine H la B_8.

Cette nouvelle classification correspond cependant, non point à une fantaisie, mais à une réalité. On s'est en effet aperçu, voilà plusieurs années, que les vitamines B_1 et B_2 ne se trouvaient généralement pas seules mais associées à d'autres dont certaines, étudiées par ailleurs, n'avaient pas encore dévoilé leur parenté. On s'est aperçu que l'acide pantothénique (5), la pyridoxine et d'autres avaient des propriétés physico-chimiques et biologiques analogues. Les recherches se poursuivant, on se rendit compte peu à peu que ces diverses vitamines étaient souvent rencontrées dans les mêmes végétaux ou dans les mêmes produits animaux, qu'elles agissaient dans le même sens, qu'elles s'épaulaient, se complétaient, qu'elles faisaient, en somme, partie d'un ensemble indissociable. Naquit la notion d'un « complexe », appelé « complexe vitaminique B », qui s'avéra indispensable au métabolisme cellulaire (respiration, nutrition, assimilation).

---

(5) Dont certains lecteurs et lectrices connaissent le nom car le produit leur a été prescrit pour lutter contre la chute des cheveux.

Il fallut donc, en bonne logique, reclasser les vitamines et leur enlever le ou les noms qu'elles possédaient antérieurement (la plupart des vitamines, on l'a vu, sont passées par différentes appellations). Ce problème de classification n'est d'ailleurs pas définitivement résolu. On ne sait pas encore si certaines vitamines ne sont pas, en définitive, des « principes » plus ou moins bâtards. Ce fait confirme toute la valeur des recherches qui tendent à fournir toujours plus de précisions utiles.

Il est en tout cas essentiel de se rappeler cette notion capitale : la science actuelle a reconnu que certaines vitamines coexistent dans la nature et que, dans le cas présent, chaque vitamine du complexe B ne paraît avoir de valeur et « fournir son maximum » que si elle est administrée avec ses semblables. Chacune semble jouer, vis-à-vis des autres, un rôle de catalyseur et aussi de régulateur. Elles se complètent mutuellement dans leurs diverses fonctions.

On verra que la vitamine C synthétique ne peut guérir, à elle seule, un scorbut hémorragique. Mais le jus de citron en est capable. C'est qu'il possède également la vitamine P dont l'action sur la perméabilité capillaire est capitale. Aussi, la vitamine P est-elle devenue la vitamine C_2.

Ces notions relativement récentes sont de celles qui ramènent — preuves à l'appui — vers le naturel, vers le produit équilibré. De plus, elles nous simplifient considérablement la tâche. Car si les avitaminoses caractérisées et graves exigent l'administration, à des doses parfois massives, de la vitamine en cause, on ne rencontre plus généralement dans nos civilisations que des syndromes bâtards et flous, généralement non diagnostiqués, dus à des hypovitaminoses frustes. Dans ces cas, doit-on prescrire telle ou telle vitamine ? Ou bien telle ou telle association vitaminique ? et à quelles doses ? « Il n'est pas toujours possible de délimiter les frontières des indications respectives » écrivent H. Gounelle et M. Blondin (6).

Sans doute connaissons-nous actuellement quelques associations apparemment logiques. Sans doute avons-nous quelques aperçus sur les besoins approximatifs quotidiens de notre organisme en certaines vitamines. Mais le métabolisme profond de ces éléments

(6) « Comment prescrire les vitamines ». L'Expansion, Paris 1960.

n'est pas encore complètement élucidé. Aussi est-on fondé à craindre que l'administration de tel ou tel cocktail vitaminique issu de l'industrie — équilibré en apparence — n'aboutisse, en définitive, qu'à un déséquilibre surajouté à celui que l'on désirait traiter.

La thérapeutique vitaminique est, en effet, loin d'obtenir les constants résultats, les bienfaits réguliers que théoriquement on serait en droit d'espérer. Peut-être, dans ces cas, a-t-elle « porté à faux » par erreur de diagnostic, ou bien les doses prescrites n'étaient-elles pas adaptées. C'est peut-être également, eu égard à l'extrême et encore imprévisible complexité biologique, que les vitamines administrées ont eu une tout autre influence, peut-être fâcheuse.

On connaît déjà certains exemples significatifs. De fortes doses de vitamine B_1 sont susceptibles de faire naître une pellagre. Dans ce cas, il ne s'agit pas d'une carence primitive en vitamine PP (actuellement B_3). Il s'agit donc probablement de sa destruction par un excès de vitamine B_1.

Parce qu'il est démontré, un tel exemple saute aux yeux. Est-ce à dire que d'autres, inapparents, n'existent pas ? La thérapeutique à « coups de masse » a forcément de nombreuses chances de dépasser son but. Et, pour en revenir aux vitamines, il n'est pas interdit de penser que l'administration d'une vitamine isolée est souvent susceptible, en provoquant un déséquilibre humoral, en aggravant une dysharmonie antérieure mal étiquetée, de provoquer un nouveau syndrome... qu'il ne restera plus qu'à décrire.

En général, par conséquent, le retour à une alimentation saine, riche en crudités, avec une sage utilisation des plantes, tous éléments pourvus des vitamines utiles en proportions équilibrées, aura toutes chances — pour peu que l'intéressé veuille bien marquer quelque persévérance — d'atténuer ou de faire disparaître certains malaises, pour la plupart certes mineurs, mais qui par leur chronicité empoisonnent l'existence.

Vingt grammes (le poids d'une lettre), c'est-à-dire une pincée de persil renferme environ 20 mg de vitamine C, soit le quart des besoins théoriques quotidiens. Vingt grammes, une cuillerée à soupe de levure sèche contient 10 à 20 mg de vitamine antipellagreuse alors qu'on estime actuellement à 20 mg la dose journalière utile.

On peut donc répéter, sans grande crainte de se tromper, qu'une alimentation saine, biologique, couvre les besoins vitaminiques de notre organisme. Elle a d'ailleurs été « faite » en principe pour cela.

Les *indications* du complexe vitaminique B sont nombreuses et parmi elles, la croissance, les convalescences, la grossesse, les troubles divers de l'assimilation, les névralgies et polynévrites, les inflammations de la langue et des gencives, le manque d'appétit, les colites, la constipation, l'anémie, la fatigue générale, l'irritabilité, les troubles de la thyroïde, des surrénales, du pancréas, la prévention de l'artériosclérose, les séquelles de traitements par les antibiotiques dont l'administration, supprimant généralement partie ou tous les germes intestinaux utiles, entraîne une carence vitaminée. On sait que, dans ce dernier cas, l'administration parallèle de levures (éléments les plus riches en vitamine B), est devenue depuis longtemps une règle impérieuse en médecine.

• a) *Vitamine* B_1, ou *anti-béribérique,* ou *aneurine,* ou *thiamine* (hydrosoluble) (7).

Elle est abondante dans l'enveloppe des grains (blé, riz...) et d'autres végétaux : noix, légumineuses, arachides, la plupart des légumes et des fruits, les levures. On la retrouve dans le pain traditionnel fait avec des farines extraites au taux convenable et dans le riz tel que le consomment les Extrême-Orientaux. En revanche, le pain blanc et le riz glacé en sont presqu'entièrement dépourvus.

Environ 1885, l'armée des Indes néerlandaises, nourrie de cette céréale, eut le quart de ses effectifs indisponibles. Le Gouvernement hollandais, alarmé, envoya une mission pour étudier le béribéri qu'on estimait microbien et dont on crut un instant avoir découvert l'agent causal. Eijkman, membre de l'équipe scientifique, fut chargé d'étudier les caractéristiques du virus supposé. Vainement, il tenta d'inoculer des poules, animaux susceptibles de contracter la paralysie béribérique. Elles ne semblaient pas incommodées. Or, un jour, tous les animaux de basse-cour, inoculés et témoins, perdirent en même temps l'usage de leurs pattes. A peu de là, non moins

(7) Hydrosoluble : se dit des corps qui sont solubles dans l'eau.

simultanément, tous guérirent. L'hypothèse infectieuse ne tenant plus, Eijkman rechercha la solution dans l'observation rigoureuse des circonstances. Il sut ainsi que les animaux, alimentés au début de riz non poli, étaient tombés malades quelques jours après qu'on eut remplacé le grain complet par du riz poli, c'est-à-dire séparé de sa pellicule externe. La guérison avait de même coïncidé avec la reprise du riz non mondé. Ainsi, il s'avérait que le tégument du grain contenait « quelque chose » dont l'absence dans l'alimentation causait le béribéri. C'est ce corps hypothétique que Funk, en 1911, appela vitamine anti-béribérique.

En Indochine, il y a une trentaine d'années, les autochtones ayant voulu consommer du riz décortiqué à la place de leur riz habituel, il s'ensuivit une « épidémie » de béribéri que le Service de Santé français fit disparaître par l'administration de paddy (riz non décortiqué) et, pour les cas graves, de vitamine B_1.

Cette vitamine joue un rôle important dans l'équilibre nerveux. C'est un stimulant de l'appétit et elle a le pouvoir d'exciter les mouvements favorables de l'intestin. Elle favorise en outre l'absorption de l'oxygène par les cellules et l'assimilation des sucres. Elle intervient, de plus, dans la synthèse des graisses à partir des sucres, appelés aussi glucides ou hydrates de carbone dans le langage scientifique.

Outre des troubles digestifs, sa *carence* complète entraîne le béribéri (8) dont les symptômes sont les suivants :

— l'état pré-béribérique avec œdème et faiblesse des jambes, palpitations, douleurs rhumatismales ;

— forme paralytique ou sèche : paralysie et atrophie musculaire des jambes s'étendant jusqu'aux muscles du dos, rétractions

(8) Les multiples et constantes interractions de tout ce qui compose un organisme animal (interractions des glandes endocrines les unes vis-à-vis des autres, du système vago-sympathique dont le déséquilibre affecte les organes digestifs, génito-urinaires, le cœur,...) l'interdépendance, d'une manière générale, de tous les constituants organiques est, ici, prouvée une fois de plus par ce fait particulier : dans le béribéri expérimental, sans la présence de manganèse, la vitamine B_1 n'entraîne aucune régression des troubles. Mais le paddy, le riz non décortiqué, produit *naturel* équilibré qui renferme *tout* ce qui lui est *nécessaire* pour agir, guérit cette affection.

tendineuses, palpitations, insuffisance cardiaque. Mort par asphyxie ;

— forme humide ou œdémateuse : troubles circulatoires, œdème des membres inférieurs, parfois du cou et de la face, paralysies, troubles des nerfs crâniens, vomissements, asphyxie, convulsions, syncopes.

L'hypovitaminose B_1 est fréquente par une alimentation défectueuse (cuisson, stérilisation, raffinages alimentaires divers) et favorisée par les insuffisances digestives et intestinales comme par les divers troubles d'assimilation tissulaire.

L'usage excessif du sucre raffiné et des farines « mortes » entraîne le béribéri fruste, de forme atténuée échappant souvent au diagnostic. L'alcoolisme, qui épuise les réserves organiques en vitamine B_1, entraîne des polynévrites.

L'insuffisance vitaminique B_1 entraîne des névrites, un état de fatigue, des maux de tête, une irritabilité, des troubles de la mémoire, palpitations, essoufflement, vertiges, inappétence. On a pu rattacher certaines psychoses chez les noirs à une avitaminose B_1 et PP, mais la question, à n'en pas douter, est certainement plus complexe. Elle favorise les ulcères de l'estomac, les ulcères de jambe, les engelures.

Ses *indications* principales sont les névralgies diverses, névrites, sciatiques, paralysies post-infectieuses, polynévrites alcooliques, diabétiques, médicamenteuses, les troubles du rythme cardiaque, les troubles de la grossesse, l'arrêt de la croissance et la spasmophilie du nourrisson.

La dose quotidienne nécessaire est évaluée à environ 2 à 3 mg.

La cuticule du riz contient environ 2 mg-2,5 mg de vitamine B_1 pour 100 g, les germes de blé, d'orge, de seigle en contiennent de 1 à 2 mg pour 100 g, le soja de 0,3 à 1,5 mg, la noix environ 0,5 mg, le foie 0,5 à 1,3 mg, le jaune d'œuf 0,3 mg.

Moins sensible à la chaleur que la vitamine C, la cuisson entraîne toutefois des pertes importantes de vitamine B_1.

A ce propos, voici des notions récentes qui réconforteront les partisans des traitements à base de végétaux, qu'il s'agisse de plantes médicinales, de légumes, de fruits ou de céréales. Ils ne feront plus figure de demeurés, même s'ils ne se soignent — au long cours — qu'avec de simples tisanes.

Car en ce qui concerne les infusions et macérations de plantes que nous prescrivons presque systématiquement à nos consultants, des points de vue **curatif** et **préventif,** il se trouve encore des esprits forts (il n'y a pas de raison pour que la race s'estompe) pour affirmer — toujours dans les salons, jamais malheureusement en débat public — que ces préparations ne sont que de l'**eau salie.**

Or, les infusions de feuilles de myrtille sont — entre autres traitements — efficaces dans les diabètes, les colibacilloses et les troubles circulatoires ; les infusions de feuilles de cassis, de reine des prés sont indiquées dans les processus rhumatismaux ; les décoctions de feuilles de ronce sont généralement souveraines dans les angines banales.

La composition de ces plantes nous indique actuellement le pourquoi de leur efficacité, connue depuis des siècles par certains médecins et encore plus d'usagers.

Les « scientistes » ignorants ou de mauvaise foi disent aussi volontiers que l'ébullition des plantes les prive d'une proportion notable de leurs constituants, surtout les vitamines, ce qui — dans ce dernier cas — est partiellement vrai.

Un travail très intéressant de C. Schingten et C. Mathis (*) fait état de la teneur en vitamines B_1 et B_2 de 18 plantes parmi les plus employées, sous forme d'infusion ou de macération à chaud (Armoise, Cassis, Fumeterre, Mélisse, Menthe, Myrtille, Plantain, Romarin, Verveine, Tilleul, etc.). Voici les conclusions, chiffres éloquents à l'appui, au sujet de ces plantes choisies pour leur réputation relative à leurs **propriétés toniques** et sur le **système nerveux :**

« ... les hypovitaminoses sont fréquentes du fait d'un certain déséquilibre dans l'alimentation. Les plantes médicinales, administrées sous forme de **simples infusions ou macérations,** peuvent fournir elles aussi un certain apport en vitamines naturelles ».

(*) « Etude de la teneur en vitamines B_1 et B_2 de quelques plantes à usage médicinal ». C. Schingten et C. Mathis (Lab. de Mat. médicale, Fac. de Pharmacie de Strasbourg — **in** « Plantes médicinales et phytothérapie », 1975 — T. IX (réservée aux professionnels).

Ainsi, les débiloïdes détracteurs systématiques de la Phyto-Aromathérapie se voient-ils, une nouvelle fois, privés d'un de leurs faux arguments.

Aliments riches en vitamine B_1 (Dr Creff, 1980), en milligrammes pour cent grammes — Farine de blé : 0,36-0,5 — Riz : grain entier : 0,5 ; grain poli : 0,03 ; pellicule : 2,3 — Pomme de terre : 0,08-0,10 — Pois : 0,36 — Autres légumes : 0,4-0,6 — Fruits : pommes, poires, prunes, abricots, pêches, bananes : 0,01-0,15 — Levure : extrait : 2,5-10 ; levure sèche : 1-2 — Bœuf : jusqu'à 0,6 — Agneau : 0,1-0,2 — Porc : jusqu'à 1 — Volaille : 0,1 — Lait : de femme, en moyenne 0,02 ; de vache, en moyenne 0,04 ; de chèvre, en moyenne 0,04 — Jaune d'œuf : 0,3-0,5.

• b) *Vitamine B_2*, ou *riboflavine* (hydrosoluble) :

On la trouve dans les mêmes aliments que la vitamine B_1 : levures, germes de céréales, feuilles de végétaux, certains fruits (abricots), le lait, le jaune d'œuf, le foie, le pollen... (Cf. chap IX).

Son importance se situe au niveau des phénomènes de régulation cellulaire : elle agit sur le métabolisme (9) des sucres, des graisses et des protides. Elle préside ainsi à l'équilibre nutritif. Elle a une action favorable sur la peau et les muqueuses et joue un rôle dans l'équilibre intestinal. C'est un facteur de croissance.

On la trouve dans les muscles et dans la rétine (rôle dans l'adaptation visuelle à la lumière).

Sa *carence* s'observe chez le nourrisson nourri exclusivement avec des laits artificiels, chez l'adulte à certaines époques : convalescence, grossesse, chez les individus sujets aux entérocolites. Certains troubles de l'assimilation, par ailleurs, la favorisent.

L'hypovitaminose B_2 se traduit par des troubles gastro-intestinaux divers (entérite, troubles de résorption des graisses), des lésions oculaires (troubles visuels, cataracte...), des lésions au niveau de la peau et des muqueuses (fissures des commissures, atrophie des papilles de la langue...), des ongles et des cheveux ternes et cassants.

On constate également un arrêt de la croissance chez le nourrisson, chez l'adulte un état de fatigue et des crampes.

---

(9) Echanges qui s'accomplissent dans l'organisme.

Les principales *indications* sont certaines affections de la peau et des muqueuses, la séborrhée, les eczémas, conjonctivites, troubles de l'adaptation visuelle à l'obscurité, entérite chronique, crampes musculaires, asthme, migraines, inflammations de la bouche, retards de développement chez le nourrisson.

La dose nécessaire quotidienne se situe entre 1 et 2 mg.

Les levures contiennent 2,5 à 3 mg pour 100 g, les germes de céréales de 0,5 à 1,5 mg, le jaune d'œuf environ 0,25 mg, le lait de 0,1 à 0,25 mg.

La vitamine B_2 est moins sensible à la chaleur que la vitamine B_1.

- c) *Vitamine B_3*, ou *vitamine PP* (10), ou *anti-pellagreuse*, ou *amide nicotinique* (hydrosoluble).

On la rencontre dans le germe de blé (*Germalyne*), les levures, l'enveloppe du blé et du riz, dans de nombreux légumes et fruits frais, le pollen...

Facteur important de nutrition tissulaire, elle participe au métabolisme des corps gras et des sucres.

Sa *carence* entraîne la pellagre caractérisée d'abord par une lassitude rebelle, de la tristesse, des insomnies. Surviennent bientôt des troubles digestifs (brûlures gastriques), des aphtes, des diarrhées, ulcérations, crevasses, engelures, taches cutanées du visage, des mains et des pieds, sécheresse de la peau qui devient cassante, douleurs, troubles nerveux divers, folie pellagreuse précédant la mort.

L'hypovitaminose PP est fréquente dans les pays où la nourriture, monotone, est à base de maïs ou de riz (Extrême-Orient). Elle est favorisée par les troubles intestinaux.

Elle est *indiquée* dans la pellagre, les dermatoses, les troubles circulatoires périphériques, les engelures, les aphtes, les inflammations buccales, les entéro-colites, les psychoses, les états dépressifs.

La dose utile nécessaire est de l'ordre de 20 mg par jour.

---

(10) PP vient de « pellagra preventive factor ».

Les levures en contiennent de 50 à 100 mg pour 100 g de produit sec, le foie de bœuf et de porc de 10 à 25 mg pour 100 g, la pomme de terre 1 mg, le soja 5 mg.

La science des monstres nous a enseigné un certain nombre de phénomènes relatifs à la vitamine PP. Expérimentalement, la carence en cette vitamine suffit à entraîner, chez l'embryon, la soudure des doigts entre eux. Inversement, la vitamine PP est capable de s'opposer à l'apparition de monstruosités. C'est ainsi que les embryons de poule traités par certains produits : cacodylate de soude, insuline, donnent des individus porteurs de malformations diverses : atrophie des membres, malformation du bec... Mais si on administre à l'embryon, en même temps que le produit responsable, de la vitamine PP, on évite de telles monstruosités.

Aussi peut-on maintenant comprendre que si l'action insignifiante d'un agent puisse rester sans effet, une seconde action — également faible — surajoutée et attaquant les mêmes processus soit susceptible d'entraîner des anomalies parfois fort graves. Infection à virus, d'une part, et hypovitaminose minime d'autre part, pourront, par exemple, en association, entraîner des monstruosités (11).

• d) *Vitamine B_5*, ou *acide pantothénique* (hydrosoluble).

Très répandue dans le règne végétal et animal, sa carence n'est pas à craindre. On la trouve dans les levures, le jaune d'œuf, de nombreux végétaux, la gelée royale...

C'est un protecteur des cellules, des épithéliums et de la cellule hépatique. Elle jouit de propriétés anti-infectieuses. Elle participe à l'assimilation des matières grasses.

---

(11) En réalité, une infection (microbienne ou à virus) ne saurait apparaître que sur un sujet affaibli, donc carencé en l'un ou l'autre des éléments vitaux, généralement plusieurs. C'est la raison pour laquelle tout le monde n'attrape pas la grippe, alors que le voisin est alité, que tout le monde ne contracte pas la poliomyélite (alors que les risques sont équivalents) et que chez le personnel soignant les tuberculeux, il n'y a qu'un faible pourcentage de contagion. On en revient toujours au problème de la résistance organique, conséquence d'un équilibre où l'alimentation joue obligatoirement un rôle prédominant.

Sa *carence* expérimentale entraîne des lésions dégénératives et inflammatoires du foie, des muqueuses respiratoires et gastro-intestinales, certaines dermatoses eczémateuses, des engelures. Chez le jeune : troubles de la croissance et de la formation des cartilages. Chez le rat nouveau-né : absence d'yeux et hémorragie des extrémités.

Elle est indiquée dans les troubles hépatiques, les entérocolites, les inflammations pulmonaires, les dermatoses, la séborrhée, les plaies atones, les états dépressifs, les crampes et la chute des cheveux en progression curieuse chez les femmes.

La dose quotidienne est de l'ordre de 10 mg.

La levure en contient 20 mg pour 100 g, le jaune d'œuf 7 mg pour 100 g, le son 2,25 mg, le chou près de 1 mg.

- e) *Vitamine B_6,* ou *pyridoxine,* ou *adermine* (hydrosoluble).

On la trouve dans les végétaux verts, l'enveloppe de certaines graines, le soja, la pomme de terre, les *levures,* le jaune d'œuf, le pollen, ...

Elle joue un rôle important dans le métabolisme des graisses et des acides aminés. Elle est utile dans la formation de l'hémoglobine. C'est aussi un stimulant musculaire, un protecteur de la peau et un facteur de croissance.

Son *absence* entraîne des troubles cutanés, nerveux, des modifications sanguines et une surcharge graisseuse du foie. Sa carence est observée dans les cas d'hypersécrétion d'oxalate urinaire et les calculs de cette sorte.

Elle est *indiquée* dans certains aspects de la pathologie nerveuse et musculaire (paraplégies spasmodiques — Parkinson), les affections cutanées, l'eczéma du nourrisson, certaines anémies, les crampes musculaires, les troubles de la grossesse. Son intérêt dans la maladie athéromateuse (artériosclérose) n'est pas négligeable.

La vitamine B_6 a une parenté biologique avec la vitamine PP (ou vitamine B_3) : la pellagre est généralement provoquée par une carence de ces deux vitamines.

La dose quotidienne nécessaire est de 2 à 4 mg.

Les levures en contiennent 4 à 10 mg pour 100 g à l'état sec, le jaune d'œuf 18 mg 7 pour 100 g, le foie de bœuf environ 2 mg, le soja de 1 à 9 mg.

Aliments riches en vitamine B_6 (Dr Creff, 1980), en milligrammes pour cent grammes — Levure : de bière : 4-8 ; sèche : 4-10 — Céréales : blé, riz (grain) : 0,3-0,6 ; maïs, orge, avoine (grain) : 0,7-4 ; blé, maïs (germe) : 1-5 — Farine de blé : 0,4-0,7 — Légumes : choux, pommes de terre, pois, salades, haricots, épinards : 0,1-0,5 — Fruits : oranges, poires, bananes : 0,1-0,5 — Foie : mouton, veau : 1-2,5 — Muscles : mouton, bœuf, veau : 0,3-0,7 ; poule, jambon : 2,5 — Jaune d'œuf : 0,18 — Lait : de femme, en moyenne 0,01 ; de vache : 0,05-0,3.

- f) *Vitamine B_8*, ou *vitamine H*, ou *biotine* (hydrosoluble).

On la trouve dans de nombreux végétaux : levures, arachides, choux, champignons, pois, carottes, tomates, épinards, ...

Elle intervient dans le métabolisme des glucides, des protides et des graisses. C'est un protecteur de la peau et des muqueuses. Le blanc d'œuf se comporte comme une antivitamine H.

Sa *carence* entraîne des dermatoses, sécheresse de la peau, atrophie des papilles de la langue, chute de l'hémoglobine, lassitude, altération du psychisme.

On l'observerait au cours des traitements sulfamidés et antibiotiques qui raréfient et modifient la flore normale de l'intestin (H. Gounelle et M. Blondin).

Elle est *indiquée* dans certaines dermatoses de l'adulte, de l'enfant et du nourrisson, les états de fatigue.

- g) *Vitamine B_9*, ou *acide folique* (hydrosoluble).

Facteur anti-anémique qui a porté autrefois de nombreux noms : facteur V, vitamine M, vitamine Bc, l'ac. folique participe au métabolisme des acides aminés et joue un rôle capital dans le développement de l'embryon, particulièrement au niveau de la croissance du cerveau. Toutes les études bio-chimiques montrent un lien entre déficience mentale et carence en folates. Une insuffisance d'apport se traduit par un syndrome dépressif, de l'apathie, de l'anxiété, de l'insomnie, des troubles neurologiques à type de polynévrites sensitivo-motrices, des troubles digestifs. Chez le vieillard, elle peut provoquer ou aggraver un état de démence sénile.

Selon certaines enquêtes, il existe une insuffisance d'apport en folates, évaluée à la moitié des besoins théoriques, chez près de 20 % des adultes jeunes en bonne santé, chez 30 % des femmes enceintes, 40 % des vieillards valides, 60-70 % des vieillards hospitalisés, jusqu'à 90 % chez les alcooliques.

L'apport quotidien utile serait d'environ, en gamma (millième de milligramme) : 60 gamma pour le nourrisson de 7 à 12 mois, 100 pour l'enfant de 1 à 12 ans, 200 de 12 à 19 ans, 200 à 400 pour l'adulte, 400 à 1 000 pour la femme enceinte.

Les folates sont indiqués dans les anémies, les divers troubles envisagés plus haut. Une supplémentation systématique apparaît nécessaire chez les femmes enceintes et dans tous les cas où apparaît une pathologie intercurrente chez le nourrisson et le vieillard, avant une intervention chirurgicale ou au décours d'une affection grave. On ne connaît pas de conséquences néfastes d'un surdosage éventuel.

Teneurs en folates de certains aliments, en μg pour 100 g (Info médic. 1984) :

— Soja (sec) : 220 — Asperges : 110 — Lentilles, fenouil : 100 — Epinards : 75 — Choux : 50 — Persil : 40 — Bettes : 30 — Haricots verts : 28 — Petits pois : 25 — Choux-fleurs : 22 — Betteraves rouges, laitues : 20 — Oignons : 10 — Carottes, tomates : 8 — Pommes de terre : 6.

— Avocats : 30 — Bananes : 10 — Citrons : 7 — Raisins : 6 — Fraises, oranges : 5 — Ananas, pêches : 4 — Abricots : 3 — Poires, pommes, prunes : 2.

— Levures : de boulanger : 500 — de bière sèche : 2 400.

— Lait de vache : 2 — Lait de femme : 1.

— Œuf entier cru : 5 — Jaune cru : 13 — Blanc cru : 1.

— Foies : de poulet : 380 — de bœuf : 290 — de porc : 220 — de veau : 50.

— Viandes : de bœuf et dinde : 10 — de veau : 5 — de mouton et poulet : 3 — de porc : 2.

• h) *Vitamine* B_{12}, ou *cyanocobalamine* (hydrosoluble).

C'est le facteur anti-anémique le plus puissant actuellement connu. Elle a d'ailleurs une analogie structurale avec l'hémoglobine.

Si, dans quelques cas graves, on peut l'utiliser à la dose du gramme — avantage non reconnu par certains auteurs — son activité est telle que les doses de 30 à 40 gamma, à la rigueur 100 à 150 s'avèrent généralement suffisantes.

Au début de sa découverte, il y a une trentaine d'années, on l'obtenait à partir d'extraits de foie brut dont il fallait quatre tonnes pour obtenir un gramme de vitamine.

La dose quotidienne utile est d'environ 3 gamma.

Elle est très largement répandue dans la nature (12). On la trouve dans les levures, certains légumes verts, certaines algues, le germe de blé, le riz complet, le malt, le poisson de mer, les œufs, le lait, le foie des animaux, le « nuoc-mam » (13) cher aux amateurs de cuisine chinoise.

Outre son activité anti-anémique (elle est indispensable à la formation des globules rouges), la vitamine B_{12}a une action dans le métabolisme des glucides et des graisses, dans celui des acides aminés et de la substance nerveuse.

Elle est stockée surtout dans le foie, également dans les muscles et le pancréas.

---

(12) Hausmann et Coll. l'ont isolée du muscle de bœuf, de diverses cultures microbiennes, de la bouse de vache, des déjections de mouton.

Elle est présente dans le fumier de vaches, et on l'appelle alors vitamine B m (de manure : fumier). On la trouve dans les fientes de poules et les exonérations humaines.

Hoover a prouvé son existence dans la vase activée des égoûts. En 1952, des laboratoires de Chicago (Miner Laboratories) mirent au point un projet d'extraction de la vitamine B_{12} à partir des 250 tonnes de boues recueillies chaque jour dans l'Etat de Milwaukee.

Daislay a exposé une technique permettant d'isoler cette vitamine à partir de l'eau de mer.

(13) En Indochine, les autochtones entassent des poissons dans de grands récipients et les laissent pourrir. Il en résulte un liquide — à odeur nauséabonde pour le profane — le nuoc-mam qui, journellement, leur apporte les acides aminés et vitamines indispensables dans un régime à base de riz et de poisson séché. Les Européens ayant vécu en Extrême-Orient ne concevraient pas un repas chinois sans une large ration de nuoc-mam. Les découvertes modernes donnent entièrement raison à cette pratique.

Son activité, par ingestion, nécessite la présence d'un « facteur intrinsèque » contenu dans le suc gastrique normal.

Ses *indications :* anémies de toutes natures (pernicieuse, par hémorragies, nutritionnelles...), névralgies diverses : polynévrites alcooliques et diabétiques, douleurs rhumatismales, fatigues physique et intellectuelle, colites, allergies.

La formule chimique de la vitamine B_{12}comporte du cobalt et un groupement cyanure (décelés respectivement en 1948 et en 1950). D'où le nom qui lui fut donné : cyanocobalamine. Or — et cet exemple nous montrera que tout n'est jamais dit, une fois pour toutes, en biologie — il y a quelques années, on s'aperçut que le véritable nom de la vitamine B_{12} devrait être : hydroxocabalamine car, en réalité, elle ne comporte pas normalement de groupement cyanure. Si on a pu trouver un tel groupement autrefois, c'est parce que les milieux d'extraction comportaient des traces de cyanure lequel, ayant une très grande affinité pour la vitamine B_{12}, s'est aussitôt fixé sur elle pour donner la cyanocobalamine. Ce produit originel n'était donc qu'un artéfact, un mirage.

Ainsi, après la vitamine C_2 (que nous allons voir) et la vitamine B_9 déjà vue, qui — pour des raisons diverses — ont été baptisées plusieurs fois, la vitamine B_{12} change à son tour d'appellation contrôlée. Il a fallu dix ans pour que l'on s'aperçoive que les procédés d'extraction antérieurement utilisés l'avaient, dès l'origine, dénaturée. Ce qui ne saurait changer, dans cette ronde incessante, ce sont les éléments végétaux et animaux qui contiennent cette vitamine. On en revient toujours à la même antienne : en adoptant une alimentation fraîche et biologiquement saine, on a la certitude d'absorber la quantité de vitamines nécessaire et de se protéger contre nombre d'affections.

La technique n'est, hélas ! pas infaillible et nous devons remercier les chercheurs dont les tâches ingrates superposées tendent peu à peu à la découverte de la vérité. Mais nous pensons, par ailleurs, aux esprits simplistes ou imbus de mathématiques pures. Force est de les engager — dans leur propre intérêt — à ne jamais considérer les découvertes biologiques comme immuables. En médecine scientifique plus qu'en tout autre domaine : « vérité d'aujourd'hui, erreur de demain ».

Si les recherches médicales, comme toutes les autres, sont à la fois inéluctables et nécessaires, faisant honneur à ceux qui les poursuivent, en l'absence d'un recul suffisant (souvent de nombreuses années) et d'une expérience confirmée (par milliers ou dizaines de milliers de cas) permettant seuls une juste opinion, le plus simple comme le plus adroit semble être encore — pour la majorité des malades — de faire confiance à la nature et de lui demander son aide.

3) **Vitamine C**

ou *antiscorbutique,* ou *acide ascorbique* (hydrosoluble).

Cette vitamine est capitale pour l'organisme. Elle intervient dans les phénomènes d'oxydo-réduction. Anti-infectieuse, tonifiante, elle participe à la destruction des toxines, à l'utilisation du fer, à l'action des surrénales. Elle influence également le fonctionnement de la thyroïde et du corps jaune de l'ovaire. Elle maintient la résistance des capillaires. Elle est aussi pourvue de propriétés désensibilisantes.

Sa *carence* aboutit au scorbut qui atteignait autrefois les marins, les explorateurs, les soldats isolés qui se nourrissaient exclusivement de conserves. Cette affection est caractérisée par de l'abattement, des ulcérations et des hémorragies gingivales, le déchaussement des dents, la fétidité de l'haleine, la chute des cheveux et parfois des ongles. La peau devient sèche et est marquée, sur le tronc et les membres inférieurs, de taches jaunes, vertes ou rouges. Les genoux gonflent, les muscles sont contracturés. La respiration devient pénible (suppurations pulmonaires, tuberculose). Les dents tombent, les os sont le siège de déminéralisation et de caries. Les ecchymoses s'étendent et donnent lieu à des hémorragies parfois mortelles. Le corps, finalement, entre en putréfaction.

Cette affection ne se voit plus de nos jours mais, dans les grands centres, on rencontre de nombreux états larvés (14) dus aux erreurs

(14) Ce sont souvent des facteurs extérieurs (froid, surmenage,...) qui révèlent l'existence de la précarence en vitamine C. Malgré de fortes doses d'acide ascorbique

alimentaires (insuffisance des crudités, abus des conserves), l'organisme étant incapable de mettre en réserve une quantité importante de vitamine C.

Cette vitamine existe dans tous les végétaux frais (c'est la vitamine la plus sensible à la cuisson : elle diminue de plus de 50 % dans les légumes cuits à l'eau, le vieillissement obtient des effets analogues). On la trouve particulièrement dans le chou, les tomates, le persil, le cerfeuil, l'estragon, l'oignon, les salades, le radis, le poivron, le citron, l'orange, le pamplemousse, les fruits acides, également les châtaignes (dont 100 g contiennent 50 mg de vitamine C, c'est-à-dire autant qu'un citron), le fruit de l'églantier, le pollen, ...

Elle est absente des légumineuses sèches (haricots, lentilles, fèves...), des amandes, noix, noisettes, des céréales. Elle apparaît toutefois lors de la germination des graines (15) et les Extrême-Orientaux utilisent cette propriété en faisant une large consommation de haricots, pois et soja germés.

La germination est obtenue en faisant tremper les graines pendant une heure dans de l'eau, en les retirant et en les laissant deux ou trois jours dans un plat recouvert d'un linge humide.

La vitamine C est *indiquée* dans le scorbut et ses formes larvées : hémorragies des gencives, stomatites, troubles du système osseux (16), troubles de la coagulation sanguine, dans les maladies

---

données, à titre préventif, aux défenseurs de Stalingrad, le scorbut fit des ravages parmi les combattants. C'est qu'il existait alors une importante carence alimentaire frustrant les individus d'un certain nombre d'éléments synergiques indispensables, la vitamine C_2 particulièrement sans laquelle la vitamine C ne saurait avoir une efficacité durable et réelle.

(15) Phénomène étrange non encore élucidé bien que, déjà, certains auteurs se soient penchés sur les transmutations chimiques apparaissant à la faveur de circonstances diverses, tant chez les végétaux que chez les mammifères. (Cf. *Transmutations biologiques*, de Kervran, Maloine édit., Paris).

(16) La *Vitamine C* permet la fixation du *Calcium* sur l'os et doit à ce titre être associée à la calcithérapie. C'est le seul fixateur du *Calcium* dont les propriétés aient été démontrées expérimentalement et cliniquement. On peut donc considérer l'acide ascorbique comme un facteur peut-être encore plus important dans la fixa-

infectieuses de toutes natures, dans les états de surmenage physique et intellectuel, les convalescences, la grossesse, l'allaitement, dans les allergies, les intoxications diverses et médicamenteuses, certaines dermatoses (psoriasis). Certains auteurs ont signalé que la vitamine C à hautes doses entraînait une baisse importante du cholestérol en excès.

La dose quotidienne de vitamine C nécessaire est variable. Pour un nourrisson, elle est d'environ 30 mg. Chez l'enfant de 1 à 14 ans : de 30 à 90 mg. Jusqu'à 20 ans, l'organisme demande 100 mg. Puis les besoins baissent pour se situer aux alentours de 75 mg sauf pendant certains états : fatigue physique ou intellectuelle, grossesse, allaitement, maladies infectieuses, interventions chirurgicales, qui nécessitent 150-200 mg par jour et parfois plus.

Pour 100 g, l'églantier contient 400 à 1500 mg (1,50 g) de vitamine C, le cassis 100 à 400 mg, l'orange, le pamplemousse, le cresson de 50 à 100 mg, le citron, la châtaigne environ 50 mg, l'épinard de 40 à 80 mg, le chou de 30 à 100 mg, la pomme de terre 10 mg.

Teneur de la partie comestible (en mg %)		Quantité de fruit couvrant le besoin journalier (en g) des :	
(**La Diététique** : J. Adrian) (Seghers)		Jeune enfant	Adulte
Cassis	120	25	40
Orange, fraise	60	50	75
Citron, pamplemousse	45 env.	70	100
Groseille en grappe, à maquereau, mandarine	30 env.	100	150
Melon, mûre	25	120	180
Ananas, framboise	20 env.	150	225
Banane, cerise, abricot, mirabelle, myrtille	10	300	450
Pêche, prune	6 env.	500	750
Poire, raisin, pomme	4 env.	750	1 100

---

tion du *Calcium* osseux que la *Vitamine D,* dont seule l'action sur la résorption intestinale est bien démontrée, alors que l'action fixatrice de la *Vitamine C* est, elle, par contre bien prouvée.

Teneur de quelques végétaux en vitamine C, en mg pour cent gr. de partie comestible (Dr Creff, 1980) — Persil : 200 — Cassis frais : 180 — Navet cru : 139 — Oseille : 124 — Poivron vert cru : 120 — Estragon : 120 — Chou vert cru : 120 — Fenouil : 100 — Piment : 100 — Cresson cru : 87 — Chou de Bruxelles cru : 80 — Chou rouge cru : 70 — Citron frais : 65 — Fraise fraîche : 60 — Orange fraîche : 60 — Chou-fleur cru : 60 — Cerfeuil : 60 — Epinard cru : 50 — Mâche : 50.

4) **Vitamine C_2**, ou **vitamine P** (hydrosoluble) (17).

Le scorbut, que l'on croyait résulter d'une avitaminose C, est en réalité la conséquence d'une double avitaminose : C et P, cette dernière étant un facteur de résistance capillaire et de diminution de la perméabilité des vaisseaux. Sa carence conditionne les hémorragies du scorbut. La vitamine C synthétique n'est pas capable, en effet, à elle seule de guérir le scorbut accompagné d'hémorragies. Mais le citron et divers légumes le peuvent grâce à la vitamine P qu'ils contiennent.

La vitamine P, synergique de la vitamine C, est actuellement considérée comme un facteur d'économie de cette vitamine. Et c'est pourquoi on l'a débaptisée pour l'appeler vitamine C_2.

Elle englobe des corps très divers et nombreux (rutine, citrine, catéchine...), contenus dans certains végétaux, le poivron, le paprika, le sarrasin, la myrtille et notamment les agrumes : orange, citron, pamplemousse.

Elle se trouve *indiquée* dans les phénomènes hémorragiques et les syndromes divers de perméabilité capillaire : hémorragies du scorbut, hémorragies capillaires (infectieuses, rhumatismales, toxiques, médicamenteuses), hémorragies viscérales, œdèmes et épanchements séreux (pleurésies, ascites...), hémorragies rétiniennes, affections veineuses, artérites des membres inférieurs.

---

(17) L'abondance de cette vitamine dans la nature a permis d'en isoler plus de 150 molécules. Aussi parle-t-on surtout actuellement des « facteurs vitaminiques P » et non point d'une vitamine C_2 ou P.

On la prescrit généralement associée à d'autres médications variables suivant la nature de l'affection.

On n'a pas encore pu déterminer la dose quotidienne de vitamine C_2 indispensable.

5) **Vitamine D**

ou *antirachitique* (liposoluble).

Cette importante vitamine se trouve dans le germe de blé, les huiles végétales, de nombreux végétaux verts frais. Egalement dans le lait entier, le beurre, le jaune d'œuf, le foie des poissons (huile de foie de morue), les poissons gras (hareng, sardines...), le pollen.

En réalité, on distingue sous le vocable « Vitamine D » :

— la vitamine D_3, extraite de l'huile de foie de poisson et, par ailleurs, résultant de l'irradiation de la « provitamine D_3 » contenue dans la peau ;

Il existe divers homologues, de formule chimique voisine, qui présentent également des propriétés antirachitiques. Ces éléments ont une importance dans l'alimentation mais, en thérapeutique, on n'utilise que les vitamines D_2 et D_3.

100 g d'huile de foie de morue contiennent environ 2 mg de vitamine D, 100 g d'huile de flétan de 0,5 à 10 mg, 100 g de beurre 2 millièmes à 2 centièmes de mg.

— la vitamine D_2 — ou calciférol — produit de l'irradiation de la « provitamine D_2 » (ou ergostérol) contenue dans les végétaux (levures...).

Son action se porte sur la formation des os, des dents, par l'assimilation du calcium (équilibre phospho-calcique) et sa fixation sur la matrice de l'os.

Sa *carence* entraîne le rachitisme consistant en déminéralisation, troubles dans la formation du squelette et des dents, troubles de la croissance, épaississement des articulations, anémie, tuberculose. Les enfants, fatigués, présentent un thorax en carène, des tibias en « lame de sabre » et un ventre volumineux.

Selon les auteurs, la dose journalière préventive varie de 400 U.I. à 1 200 ou 1500. On constate, une fois de plus, l'obligatoire manque de précision relatif aux phénomènes biologiques. Le plus souvent, ce sont les doses exagérées qui se montrent nocives.

Le traitement par la vitamine D_2 n'est efficace que lorsqu'il est associé à un régime correct, comportant des quantités suffisantes de protides et de vitamines C, B et A. Il s'agit là d'un nouvel et très intéressant exemple de synergie obligatoire (publié en 1964), comme il en existe tant d'autres.

Les *indications* de la vitamine D sont le rachitisme, certains troubles osseux de l'adulte (ostéomalacie...), certains cas de tuberculose (notamment le lupus, manifestation cutanée de cette maladie), les affections rhumatismales, la tétanie, la grossesse, l'allaitement, les retards de consolidation des fractures*.

Les progrès de l'hygiène ont supprimé, dans beaucoup d'endroits, le véritable rachitisme. Mais, dans les grands centres, on peut observer de nombreux cas de rachitisme larvé, même chez des enfants apparemment bien nourris. C'est que la vitamine D provient également, pour une bonne part comme on l'a vu, des stérols de la peau que transforment les rayons ultra-violets du *soleil.* Ainsi, le manque d'air et de lumière entraîne-t-il ces lésions de pré-rachitisme encore (18) si souvent rencontré de nos jours.

A l'inverse, l'*hypervitaminose D* existe. Elle se traduit par des troubles digestifs (inappétence, nausées, constipation...), rénaux (élimination exagérée du calcium et albuminurie, néphrite), une fatigue physique et intellectuelle, un amaigrissement, de la déshydratation, des troubles nerveux.

H. Gounelle et Coll. ont montré qu'il existait des vitamines D hypocalcémiantes. Ce qui montre que, dans ce domaine comme dans beaucoup d'autres, la pleine lumière est encore loin d'être faite.

---

* Il y a déjà de nombreuses années que, pour moi, les retards de consolidation des fractures, comme nombre de déminéralisations, relèvent surtout de la prèle (T^x de H. Monceaux — 1959).

(18) *Encore :* car on sait depuis toujours que, dans certains pays, les enfants de familles riches, maintenus généralement à l'ombre des gynécées, fournissaient plus de rachitiques que les « poulbots » de l'époque qui jouaient à la lumière dans les rues.

6) **Vitamine E**

ou *tocophérol* (liposoluble)

C'est la vitamine de la reproduction. Une carence en vitamine E peut entraîner l'atrophie du fœtus et provoquer l'apparition d'enfants mort-nés. Mais là ne se borne pas son rôle.

Sa *carence* entraîne des troubles dans la sphère génitale et aussi dans le domaine cardio-vasculaire, la physiologie neuromusculaire, la peau. La vitamine E intervient également dans le métabolisme des graisses.

Les *indications* de la vitamine E sont :

— l'atrophie testiculaire, ovarienne et de l'utérus, l'impuissance et la stérilité ;

— les menaces d'avortement, les retards de développement des organes génitaux, retards de la puberté, règles douloureuses ;

— vulvites, prurits vulvaires et troubles génitaux de la ménopause ;

— troubles de croissance du nourrisson ;

— certains troubles musculaires et du système nerveux (sclérose en plaques, séquelles de poliomyélite) ;

— myocardites, angine de poitrine, artériosclérose (sauf pour les hypertendus) ;

— certains eczémas, ulcères de jambe ;

— myopie évolutive.

On trouve la vitamine E dans les céréales et surtout dans leur germe (germe de blé...), les huiles végétales, les légumes (salades, cresson, épinards, persil, pois...), le pollen.

Les besoins de l'organisme se situent autour de 10 à 25 mg par jour.

La salade verte contient environ 4 mg de vitamine E pour 100 g, le germe de blé 20 mg pour 100 g, l'huile de germe de blé 150 à 500 mg pour 100 g.

7) **Vitamine F**

(liposoluble)

On groupe sous ce nom des *acides gras non saturés* (19) qui, ayant une valeur énergétique, ne devraient pas entrer dans le cadre des vitamines agissant aux doses infinitésimales. Mais leur importance est capitale pour l'équilibre organique.

L'acide linoléique, l'acide linolénique et l'acide arachidonique entrent dans la composition de certaines huiles végétales (20).

Leur importance devient évidente si l'on sait que chez l'homme, l'acide linoléique représente environ le 1 / 10 de la totalité des acides gras. Notre organisme ne peut les synthétiser.

Ces acides gras polyinsaturés existent dans toutes les cellules, ils jouent le rôle de coferments et sont nécessaires à la synthèse des graisses. Leur action nécessite la présence de « covitamines » indispensables (B_6, E).

Diverses dermatoses (eczéma infantile, séborrhées, acné, gerçures, prurit anal...) relèvent de la carence en vitamine F.

Le défaut de vitamine F est également responsable de troubles divers parmi lesquels l'artériosclérose, les affections thrombosantes (artérites, phlébites), l'infarctus du myocarde (angine de poitrine), certains troubles hépatiques et nerveux.

La vitamine F est, par ailleurs, un facteur de croissance.

Certains travaux modernes accordent une place importante aux acides gras non saturés dans la prévention de la maladie cancéreuse.

La vitamine F intervient dans le métabolisme du cholestérol : son déficit entraîne la formation de dépôts cholestéroliques dans les parois vasculaires et les téguments.

Elle intervient aussi dans le métabolisme de certains acides gras. En son absence, la fonction hépatique et le pouvoir antitoxique du foie sont troublés.

---

(19) Acides linoléique, linolénique, arachidonique, ...

(20) Huiles *vierges*, extraites à *froid*, de tournesol, de noix, de noisettes, de colza, d'œillette, de lin, ...

Elle aide au maintien de l'étanchéité normale des membranes cellulaires. Une hypovitaminose F entraîne une perméabilité anormale des membranes. C. Kousmine, de Lausanne (21), ayant pu retrouver dans différentes tumeurs des germes d'origine intestinale, conclut qu'il faut admettre chez ces malades un passage des germes à travers une paroi intestinale devenue anormalement perméable, grâce en particulier à une carence en vitamine F.

La migration des bactéries intestinales est d'ailleurs un phénomène bien connu.

« De toutes les muqueuses tapissant les cavités ouvertes à l'extérieur, écrivait Ch. Maillant (22), la muqueuse intestinale est celle qui est en contact avec le plus grand nombre de germes, et d'importantes recherches bactériologiques ont eu pour objet de démontrer le passage de ces germes à travers la paroi intestinale, qu'il s'agisse de microbes pathogènes ou non ».

Il existe en effet dans le gros intestin une flore de fermentations favorables et une flore des putréfactions. Dans un intestin normal, soumis à des conditions normales de fonctionnement, ces deux groupes de germes s'équilibrent. Quand, pour des causes très diverses, la flore des putréfactions prédomine, on assiste à l'essaimage dans la circulation de ces germes accompagnés de produits toxiques. Divers auteurs ont d'ailleurs montré que les constipations opiniâtres qui s'accompagnent de stase, surtout cæcale et colique droite, jouaient un rôle important dans l'étiologie des colibacilloses.

D'ailleurs, dans la vie courante, sous l'influence des conditions météorologiques, diététiques, sous l'influence de la fatigue, il arrive fréquemment, en dehors de tout syndrome pathologique défini, que l'essaimage des germes intestinaux se produise, diminuant peu à peu la résistance de l'organisme.

---

(21) « Infections chroniques, hypovitaminose F et maladies tumorales ». (Revue de Pathologie générale et de Physiologie clinique, 1962).

(22) « Auto-intoxication et passage de germes intestinaux à travers la paroi intestinale » (L'Hôpital, 1961).

Ayant fait pratiquer des biopsies (23) sur des tumeurs et demandé un examen bactériologique des échantillons prélevés, C. Kousmine a pu démontrer la présence de bactéries dans le tissu tumoral. Les bactéries trouvées sont, dans la plupart des cas, des plus banales. Parfois on rencontre cependant des germes peu connus en pathologie humaine. Mais ce sont des hôtes habituels ou éventuels de l'intestin. Il a été possible de cultiver certains d'entre eux à partir des selles et de la tumeur d'un même malade.

C. Kousmine trouve un facteur essentiel de ces phénomènes dans la modification progressive des habitudes alimentaires, notamment en ce qui concerne la qualité et la quantité des graisses consommées : depuis un siècle, l'occidental consomme six fois plus de matières grasses, ces graisses étant surtout des graisses animales ou des huiles végétales traitées, stabilisées, désodorisées, décolorées... naturellement pauvres ou artificiellement appauvries en vitamine F.

Ainsi, pour l'auteur, « sous l'influence d'une carence en vitamine F, la paroi intestinale devient anormalement perméable. Elle laisse passer quotidiennement des micro-organismes à faible pouvoir pathogène, mais pourvus de toxines. A un endroit du corps prédisposé, grâce à un facteur perméabilisant supplémentaire, hormonal dans le cas d'un cancer du sein, cancérigène dans le cas du cancer du fumeur, etc., une sensibilisation se produit. Une tumeur se forme.

Si le raisonnement est juste, ajoute Madame C. Kousmine, il devrait être possible d'inverser ce phénomène. Pour ce faire, il faudrait donc supprimer la migration microbienne, supprimer l'avitaminose F qui en est la cause et normaliser la fonction antitoxique du foie.

Dans le traitement des canceroses qu'elle a préconisé, interviennent notamment :

— une désinfection intestinale périodique et le maintien de l'équilibre de la flore intestinale, la meilleure prévention des états d'auto-intoxication ;

(23) Prélèvement d'un fragment de tissu d'organe en vue de son examen au microscope.

— une vitaminothérapie réelle avec un apport abondant de vitamine F (2 cuil. à soupe par jour d'huile de tournesol, de sésame..) ;

— éventuellement le jeûne qui suspend l'infection permanente d'origine intestinale et favorise la réparation.

« Dès cette correction faite ou du moins ébauchée, on peut détruire la tumeur devenue superflue ».

Pour C. Kousmine, comme pour un certain nombre d'auteurs, si « les traitements de destruction tumorale quels qu'ils soient donnent des résultats si désespérément médiocres, c'est parce qu'ils ne tiennent pas compte du fait que le tissu tumoral est un tissu de défense antimicrobienne. La nécessité qu'éprouve l'organisme de construire un tel tissu résulterait d'un état de carence en vitamine F et en ses covitamines E et B et d'un effondrement du pouvoir antitoxique du foie et du pancréas.

Un traitement médical interne tendant à supprimer ces déficiences apparaît donc indispensable en complément des méthodes destructives classiques si l'on veut progresser dans la thérapeutique antitumorale ».

Cette attitude, sous des modalités diverses (*), a permis un nombre non négligeable d'améliorations voire de guérisons dépassant dix, quinze ou même vingt ans (alors que classiquement encore, on parle du test des cinq ans, mais cette notion simpliste est en voie d'abandon).

Ce paragraphe ne serait enfin pas tout à fait complet s'il ne faisait état de l'action, actuellement bien connue, de la vitamine F sur la santé et la beauté des téguments. C'est l'une des vitamines les plus nécessaires à la peau dont elle favorise la fraîcheur, l'éclat, le velouté. Dans le domaine de l'esthétique, le masque d'argile préparé chez soi, à l'aide d'une huile vierge riche en acides gras insaturés, est l'un des plus recommandables pour ses propriétés antitoxiques et tonifiantes tissulaires.

(*) Cf. **Docteur Nature** - J. Valnet. (Maloine, 3e édit., 1980).

8) **Vitamine K**

ou *anti-hémorragique* (liposoluble)

Il existe une vitamine K dans les végétaux verts (elle fut isolée en 1939 par Karer dans la luzerne) et une vitamine K qui se forme à partir des farines de poisson putréfiées.

Contrairement aux autres vitamines, la vitamine K est synthétisée par la flore intestinale normale. Ainsi, sa carence peut-elle relever soit d'une insuffisance d'apport alimentaire, soit d'un défaut de synthèse, soit encore d'une mauvaise utilisation comme c'est le cas lorsque la fonction biliaire est diminuée ou la fonction intestinale perturbée.

La vitamine K est transformée dans le foie en prothrombine.

L'hypovitaminose K favorise les hémorragies (spontanées ou après des traumatismes bénins).

Ses *indications* principales sont :

— les hémorragies de toutes natures, de l'adulte, de l'enfant, du nouveau-né ;

— troubles hépatiques divers (ictère, hépatites...), et colitiques ;

— engelures, urticaire ;

— les traitements antibiotiques qui détruisent la flore microbienne intestinale utile pour la synthèse de la vitamine K.

Cette vitamine se rencontre dans de nombreux légumes verts : pois, pomme de terre, tomate, chou, épinard... et, outre la luzerne dans l'ortie, la feuille de marronnier, certains fruits, le foie des animaux.

*
* *

Au terme de cette étude, il devient évident que les vitamines favorables n'ont rien à voir avec ces petites, moyennes ou grosses pilules « aptes à couper une grippe, fournir du sexe ou donner du tonus » extraites, à la demande, des rayonnages pharmaceutiques. L'homme actuel, qui se grandit jusqu'à la Lune, est encore un pigmée pour sonder ces infiniment petits que sont les vitamines et discerner leurs rapports délicats aux fins de prescriptions exactes à l'occasion des déficiences de la mystérieuse biochimie cellulaire.

Si les ingénieurs ont, depuis de nombreuses années, disséqué joyeusement l'atome et ses émanations, les médecins n'ont, hélas ! pas suivi dans leur propre domaine. C'est probablement que la complexité de la biologie est incomparablement supérieure aux autres disciplines.

Le sens du danger, comme il est bien connu, à la longue, s'estompe. Bournazel s'est fait tuer parce qu'il se croyait définitivement pourvu de la baraka. Ce sont les meilleurs nageurs qui, généralement, se noient car les apprentis n'osent s'écarter de la berge pour aller taquiner les lianes ou folâtrer avec les tourbillons.

Même chose en vitamines. Il y a un certain nombre d'années — mais le temps passe si vite — les fabricants de vitamines synthétiques préconisaient, par prudence, des doses extrêmement faibles. Aucun accident brutal n'ayant été signalé (25), ils s'enhardirent rapidement pour doubler, tripler, décupler et en certains cas multiplier par cent les doses originelles.

Comme l'écrivaient fort opportunément A. F. Creff et H. Jouin (26) à propos de problèmes sportifs, « depuis l'introduction des vitamines dans la pharmacopée, leur utilisation devient de plus en plus fréquente et les doses employées sont de plus en plus fortes... les fortes posologies utilisées procèdent du fait qu'elles n'ont pas, jusqu'à présent, fait la preuve évidente de leur toxicité ».

Nous retiendrons : « jusqu'à présent ».

Après diverses considérations relatives aux nombreuses études menées à propos des quantités de vitamines reconnues nécessaires pour un sportif, les auteurs ajoutent : « Si l'on considère que ces

(25) Les désordres *chroniques* ultérieurs ne peuvent généralement pas être rattachés, à coup sûr, à telle ou telle administration thérapeutique.

(26) « Les fortes doses de vitamines hydrosolubles en pratique médicale sportive », La Clinique, 1964.

quantités de vitamines sont suffisantes pour couvrir les besoins de l'athlète, il en résulte que les besoins vitaminiques sont largement couverts par une alimentation normale, équilibrée et variée. Une ration alimentaire d'entraînement, en effet, ne peut être carencée en quelque vitamine que ce soit puisqu'elle apporte, en soi, équilibrés et variés, tous les principes nécessaires à l'utilisation des calories alimentaires ».

Plus loin ils relatent, pour les déplorer, certaines pratiques en milieu sportif. Péquignot et Lockart ont noté que la thérapeutique par la vitamine B_1 était, non exceptionnellement, source d'accidents (mineurs après ingestion, souvent sévères après injections parentérales, les accidents graves allant jusqu'aux grands chocs analogues aux chocs médicamenteux qui se terminent par le décès).

D'autres auteurs citent un coma de douze heures chez un homme de cinquante-sept ans après une injection intra-musculaire de 100 mg de vitamine B_1, dose habituelle chez ce sujet fatigué par une épreuve sportive.

Qui ne se souvient de la mort tragique du coureur cycliste anglais Simpson ? Quant aux incidents moins graves... pour le lecteur, mais suffisants pour casser une carrière sportive, il y en eut beaucoup au cours de ces dernières années.

En ce qui concerne la vitamine B_{12} qui connaît « elle aussi, la faveur de certains milieux sportifs » (puissance de la publicité médicale qui s'infiltre partout), des auteurs britanniques relatent 73 cas d'accidents allergiques chez les hommes et 27 chez les femmes.

A la suite de travaux japonais, on peut penser que les doses massives actuellement en honneur, et répétées, peuvent provoquer des accidents sérieux par le déséquilibre vitaminique qu'elles entraînent.

La vitamine C n'échappe pas à cette règle et les travaux de Gordonoff, de Perrault, de Mouriquand sont, à ce propos, éloquents. Un seul exemple : l'hypervitaminose C est facteur de stérilité. Pendant la grossesse, elle devient facteur d'avortement.

Creff et Jouin relatent des exemples personnels convaincants, ce qui les amène à écrire que :

« Touchant aux mécanismes les plus intimes et les plus délicats de la vie cellulaire, les désordres vitaminiques se manifestent sur le plan clinique par des expressions très polymorphes qui se prêtent mal à une analyse systématisée. C'est pour cette même raison que l'expérimentation en est difficile.

Si l'hypervitaminose ne se manifeste pas immédiatement par une action toxique patente, on n'a pas, pour autant, le droit de conclure à la totale innocuité de fortes doses dont on connaît mal le métabolisme et le point d'impact bio-chimique ».

Il existe, on l'a vu, des antagonismes vitaminiques. Ainsi, les fortes doses de vitamine B_1 peuvent entraîner une pellagre. La vitamine B_9 (acide folique) est toxique pour les centres nerveux si on ne lui a pas adjoint un apport complémentaire de vitamines B_1 et B_6. L'excès de vitamine A peut provoquer une hypovitaminose C.

Mouriquand a, d'ailleurs, démontré que les syndromes d'hyper- et d'hypovitaminoses sont généralement analogues. Cette précision ne saurait étonner car, dans un cas comme dans l'autre, il existe un déséquilibre et les symptômes consécutifs peuvent parfaitement se montrer comparables à l'exemple de la fièvre qui, selon les cas, dénonce une typhoïde, une angine banale, ou une poliomyélite, un certain degré de « tension » ou de nervosité.

Forts de leur expérience, Creff et Jouin déclarent que : « L'état de santé optimal exige d'abord une alimentation rationnelle apportant elle-même les vitamines nécessaires à son utilisation. Le taux des vitamines est alors proportionnel à la composition et à la valeur calorique du régime alimentaire ».

Ils ajoutent avec raison, à l'adresse des sportifs :

« Les vitamines sont des corps très actifs qui doivent être utilisés à bon escient et suivant une posologie bien déterminée car il reste à prouver la parfaite innocuité de fortes doses telles qu'on les voit parfois employées sans prescription médicale et qui devraient être réservées à la seule thérapeutique.

Le plus souvent, d'ailleurs, tout au moins en période d'entraînement, une alimentation bien équilibrée dispense de toute invitamination de surcharge ».

Et comme le disait un jour Halpern, « l'acte médical le plus routinié étant une expérience chez l'homme », si on estime devoir donner quelque médication, il faut habituellement prescrire des doses modestes.

En conclusion de ce chapitre :

— maladie déclarée, voir un médecin rompu au maniement des vitamines ;

— autrement, manger sain et varié, l'organisme fera le reste, il en sait plus que nous.

CHAPITRE IV

SELS MINERAUX, METAUX, OLIGO-ELEMENTS, CATALYSEURS.

PENDANT longtemps, en matière de santé ou de maladie, on ne parla guère que de vitamines. Chacun, pour se bien porter, réclamait régulièrement à son médecin, au pharmacien, à sa marchande de légumes (1), la ration de vitamines dont l'entretenaient de nombreux ouvrages et quantité de périodiques.

Puis les termes d'enzymes, de diastases, de ferments... devinrent, à leur tour, familiers. Depuis quelques années, ce sont les métaux, les *oligo-éléments,* les *catalyses* qui, de plus en plus, après les sels minéraux, retiennent à bon droit l'attention des médecins et de l'opinion.

On connaît en effet depuis longtemps l'importance du calcium, du phosphore, du magnésium, de l'iode, du soufre... dans le maintien ou le rétablissement de la santé. Tous ces éléments se trouvent en associations diverses et en quantités plus ou moins grandes dans les végétaux ainsi que — par voie de conséquence — dans les organismes animaux.

Lors d'un passé relativement récent, les oligo-éléments furent à leur tour découverts. Ces constituants *infinitésimaux* des plantes, des fruits et des légumes, indispensables au bon fonctionnement de nos organes, semblent n'agir que par leur seule présence et non point par leur masse.

---

(1) Nous avons vu plus haut que c'est souvent ce qu'il pouvait faire de mieux, à la condition que les légumes soient sains.

Mais tout d'abord, qu'est-ce qu'un oligo-élément ?

Les oligo-éléments sont des constituants pondéralement mineurs, que les recherches modernes ont permis de découvrir à côté des constituants majeurs lesquels, jusqu'alors, étaient considérés comme les seuls éléments nécessaires à la formation et à l'équilibre des organismes végétaux et animaux (protides, graisses et sucres).

Ainsi, pendant longtemps, on crut que la matière vivante était exclusivement composée de douze éléments, dits « plastiques » : azote, calcium, carbone, chlore, hydrogène, magnésium, oxygène, phosphore, potassium, silice, sodium et soufre. Ces corps forment environ 99,98 % de l'analyse chimique.

Mais depuis, des analyses plus poussées ont distingué, à côté de ces éléments, une vingtaine d'autres qui, malgré leur faible masse totale (deux millièmes environ) sont, en réalité, indispensables à la vie. Ce sont certains métalloïdes : arsenic, bore, brome, fluor, iode, ou des métaux : aluminium, cobalt, cuivre, étain, fer, molybdène, manganèse, nickel, plomb, titane, zinc, qui pendant un temps furent considérés comme des « impuretés ».

L'origine de ces découvertes capitales est française.

En 1860, Louis Pasteur cultivait des levures sur un liquide contenant du sucre et du tartrate d'ammonium. Le résultat était décevant. Pasteur eut l'idée d'ajouter au milieu de culture des cendres de levure et sa culture se développa avec beaucoup plus de vigueur.

Un de ses élèves, Raulin, reprit l'étude du problème et parvint à définir un milieu de culture (2) (milieu de Raulin) qui assurait à une moisissure, l'aspergillus niger, un développement maximum comparable à ce qui se passe sur des milieux naturels. On reparlera d'ailleurs, quatre-vingt ans plus tard, de cette moisissure à propos des antibiotiques.

---

(2) Ce milieu contenait outre l'eau, du saccharose, de l'acide tartrique, du nitrate d'ammonium, du phosphate d'ammonium, du potassium, du magnésium, du zinc, du fer, de la silice...

La suppression du potassium suffit à rendre la récolte vingt-six fois moins abondante. Des traces de fer, de zinc peuvent doubler la récolte. Les deux métaux ne sont pas remplaçables. Chacun a son « coefficient d'utilité spécifique ».

C'est ainsi que Raulin créa l'école des oligo-éléments. Il y avait quelque mérite car, professeur de sciences dans un lycée de province, il travaillait dans des conditions précaires, entre ses heures de cours, avec un matériel des plus réduits.

Le génie de Pasteur et celui de Raulin aboutirent à des résultats que personne n'a jamais pu contredire et dont le monde entier bénéficie depuis longtemps. Déjà Raulin suggérait l'hypothèse d'une action catalytique.

Depuis, M. Javillier, s'inspirant de Raulin, démontra que le zinc était, à doses infinitésimales (3), indispensable dans le milieu de culture de l'aspergillus niger. Le zinc avait, dans ce cas, une action spécifique et ne pouvait être remplacé par aucun autre métal.

On sait aussi que tous les oligo-éléments ne sont pas indispensables à tous les êtres vivants. Mais chacun s'est révélé indispensable dans un nombre plus ou moins grand de cas.

Ainsi certaines moisissures s'avèrent-elles incapables de se développer sur un milieu de culture dépourvu de manganèse. Mais il suffit d'une trace infinitésimale de ce métal — de l'ordre d'un milliardième — pour que la pousse s'effectue. Une dose très légèrement supérieure de manganèse permettra aux moisissures étudiées de se reproduire. En augmentant la concentration, on pourra certes favoriser parfois le développement de la culture mais au-delà d'un certain taux, on aboutira à un phénomène inverse.

L'oligo-élément, indispensable à une réaction bio-chimique, demande donc pour agir une concentration optima. Cette concentration, bien qu'extrêmement faible puisqu'il s'agit de traces, doit toutefois être suffisante. Mais au-delà, apparaissent des effets défavorables.

Il y a soixante-dix ans que Gabriel Bertrand publia ses expériences sur l'extraordinaire sensibilité d'un champignon microscopique : l'aspergillus niger, vis-à-vis du manganèse (4).

« Grâce à une technique sévère et à des précautions minutieuses, écrit-il, je suis parvenu à obtenir, d'une manière constante, en

(3) A des dilutions de l'ordre du dix millionième de gramme.

(4) Annales de l'Institut Pasteur, 1912.

opérant avec l'aspergillus niger, des augmentations de récolte facilement appréciables par l'addition au milieu de culture d'une quantité aussi extraordinairement petite qu'un milliardième et même un décimilliardième de manganèse, soit une proportion d'un milligramme seulement de métal dans 10.000 litres de liquide nutritif ».

Une des plus grandes difficultés à résoudre pour atteindre ce résultat a été la purification des substances organiques ou minérales destinées à l'alimentation de l'aspergillus niger ».

Et plus loin :

« La même conclusion générale ressort, à savoir qu'une proportion extraordinairement petite de manganèse suffit au développement de l'aspergillus niger ». L'augmentation de la récolte peut dépasser vingt et un millions de fois le poids du manganèse ajouté.

Aussi, déclare G. Bertrand, « il va donc falloir considérer avec plus d'attention que jamais l'intervention possible des traces de métalloïdes et de métaux présents dans le corps des animaux et des plantes et, par généralisation, des substances complexes dont la proportion n'est guère plus élevée. Il faudra envisager aussi, comme pouvant avoir de l'importance dans certains phénomènes physiologiques ou pathogéniques, dans le degré de fertilité des sols, etc., des modifications chimiques du milieu en apparence très minimes ».

De nombreux travaux français et étrangers ont, depuis, traité des oligo-éléments. Tous ont montré que ces corps existaient à l'état de traces dans tous les végétaux comme dans le règne animal. Depuis que Mehghini (de Bologne) eut reconnu, en 1745, la présence du fer dans le sang humain, que Schelle décela, en 1775, du manganèse dans les cendres végétales, la liste des oligo-éléments n'a fait que croître. Chez l'homme, on en a découvert une vingtaine qui représentent au total moins d'un millième de notre corps. Ils s'avèrent indispensables à l'équilibre physiologique et toute carence, en un ou plusieurs oligo-éléments, se solde par des manifestations pathologiques plus ou moins graves. Tout se passe comme si, tout comme en politique, une masse infime dirigeait le gros de la troupe. « L'organisme apparaît comme un genre d'oligarchie dans laquelle d'énormes masses d'éléments passifs sont dominés par un petit nombre d'éléments catalytiques » (Gabriel Bertrand).

C'est que les oligo-éléments président aux indispensables processus catalytiques des échanges dont notre organisme est le siège permanent.

Rappelons que la catalyse est l'action qu'exercent certains corps au sein de réactions physico-chimiques par l'effet de leur simple présence. Ils n'y participent d'ailleurs pas eux-mêmes car on les retrouve intacts en fin d'opération (5).

Un exemple simple de catalyse souvent rappelé est celui de la cloche remplie d'oxygène et d'hydrogène. Malgré des possibilités d'explosion, rien ne se passe. Mais il suffit d'introduire une parcelle de mousse de platine pour que la combinaison de l'oxygène et de l'hydrogène soit immédiate et qu'un éclair, accompagné d'un bruit sec, se produise. La réaction a transformé ces deux gaz en une apparition d'eau. Mais la mousse de platine, responsable, est retrouvée intacte.

On entrevoit dès maintenant l'importance capitale des oligo-éléments dans les phénomènes biologiques. Quelques explications s'imposent, d'autant plus qu'ils jouent un rôle prépondérant dans les fonctions vitaminiques dont ils semblent indissociables.

Ainsi, une carence en *cobalt* dans l'alimentation des jeunes mammifères entraîne leur mort rapide, bien que ces animaux aient reçu des vitamines en qualité et en quantité suffisantes. C'est à la carence en cobalt des sols d'Australie qu'ont été attribuées les graves épidémies animales d'autrefois. Le bétail qui paît dans les champs riches en sels de cobalt profite beaucoup plus

L'adjonction de sels métalliques à la ration des moutons et des bovins est d'ailleurs de pratique courante dans certains pays d'élevages où l'on constate de telles carences.

---

(5) Pour Polonovski, les catalyseurs « sont des substances qui, par leur simple présence, sans paraître y participer elles-mêmes, fournissent des réactions qui sans elles ne se seraient pas produites, ou qui auraient nécessité des conditions toutes différentes et souvent beaucoup plus difficilement réalisables ».

La vitamine B_{12} stimule la régénération des nerfs périphériques chez le rat. Son action est due à la présence du cobalt entrant dans sa composition.

La vitamine B_{12}, en effet, n'agit bien qu'en présence de cobalt et surtout — d'après certaines recherches — de manganèse, de cuivre et de cobalt.

Des auteurs russes ont, par ailleurs, démontré qu'en présence de sels de cobalt, il se produit 0,50 mg à 1,30 mg par cc de vitamine B_{12} dans les cultures de certains champignons microscopiques producteurs d'antibiotiques.

Les chèvres de la partie montagneuse du nord de l'Irak, riche en cuivre et en fer mais carencée en cobalt, présentent certaines lésions rénales caractéristiques.

Des expériences sur le même thème furent publiées sur le rat, la souris, le lapin, le cobaye et des études particulières sur certains végétaux, notamment le chou, l'épinard, la laitue...

Bore et cobalt ont été trouvés dans tous les tissus de l'homme, le bore étant le plus important dans les os, le cobalt dans le foie.

Realdon, qui étudia en 1957 la diffusion et la répartition du cobalt dans la nature, mit en évidence les rapports pouvant exister entre la chimie agricole, la médecine vétérinaire, la physiologie, la pathologie et la thérapeutique humaines.

Au sujet des autres oligo-éléments, de nombreux autres travaux ont été publiés.

Chez le chien carencé en *magnésium* pendant neuf semaines, une injection intra-veineuse de calcium provoque des calcifications nocives tissulaires importantes, ce qu'on ne retrouve pas chez les témoins recevant 30 cg de magnésium par jour, ni chez les chiens carencés en magnésium n'ayant pas reçu d'injections de calcium.

Le *manganèse* a donné lieu à quantité de recherches sur le rat, la souris, les volailles, les porcs, les bovins, les moutons, chez l'homme et chez les végétaux.

Cet élément fondamental a vu sa carence étudiée chez le porc, chez qui elle entraîne des troubles osseux, chez le rat qui accuse rapidement des troubles génitaux, chez les volailles dont la croissance est retardée et qui, notamment, produisent une moindre quantité d'œufs.

La présence du *cuivre* est nécessaire dans les sols car elle est indispensable à la croissance normale des végétaux. Bertrand et Javillier ont démontré que le cuivre était nécessaire au développement de l'aspergillus niger. Le rôle de ce métal fut également mis en évidence chez les animaux inférieurs.

Il préside à l'augmentation de poids des animaux. Sa carence entraîne de nombreux phénomènes tels que la chute des poils chez le lapin, de la laine chez le mouton...

Dans le sérum de l'enfant, on a constaté, dès 1957, un maximum de cuivre au début de l'après-midi. Les variations semblent en rapport avec le fonctionnement hypophysaire.

Les veaux ayant libre accès aux sels de cuivre, cobalt, magnésium, ont pris plus de poids que les témoins (travaux U.S. 1956).

C'est le sang du porc qui contient le plus de cuivre. Les taux les plus bas se trouvent chez la poule domestique et le dindon.

Dans le foie, le taux de cuivre est le plus élevé chez les ruminants, le canard, la grenouille, certains poissons.

Le *zinc* joue un rôle prépondérant dans les régulations hormonales et enzymatiques.

Dans de nombreuses affections, on trouve des modifications de sa concentration dans le sérum, les globules rouges, les urines.

Divers auteurs, étudiant les carences en oligo-éléments en Gambie, ont démontré que sur quatre groupes de cinquante enfants, ceux qui absorbèrent certains oligo-éléments (fer, cuivre, cobalt, manganèse) eurent une augmentation marquée de leur taux d'hémoglobine.

La grossesse augmente la fréquence et la gravité des crises épileptiques. Ce phénomène serait dû, en particulier, à la diminution de la teneur du sang en magnésium, calcium, sodium.

Ces exemples suffisent pour démontrer le rôle capital des oligo-éléments dans le maintien de la santé et dans la pathologie générale.

En outre, les oligo-éléments permettent et accroissent nombre de fonctions vitaminiques, hormonales, antibiotiques, enzymatiques, etc. De nombreux travaux modernes ont prouvé qu'ils étaient indissociables de ces fonctions alors qu'il y a peu d'années encore, ils étaient considérés comme des « impuretés », d'où l'origine du raffinage des aliments, erreur tragique qui, malgré les connaissances actuelles, continue à être entretenue.

L'utilité des oligo-éléments est relative à une infinité d'états aigus ou chroniques, mais surtout aux états chroniques et notamment aux *diathèses*.

Une diathèse est, selon une définition très générale, la disposition particulière d'un individu à être souvent affecté de certaines manifestations de la maladie. Ainsi peut-on faire état des diathèses arthritique, veineuse, tuberculinique, etc.

On peut également la définir comme « un état morbide de transition entre la santé et la véritable maladie ». C'est, en somme, un étage intermédiaire entre les troubles fonctionnels (ne s'accompagnant pas de lésions des organes) et les lésions organiques caractérisées.

La diathèse se manifeste par des troubles du fonctionnement des organes (digestifs, thyroïdien, sympathique...), sans qu'on puisse déceler une gastrite ou un ulcère de l'estomac, une tumeur thyroïdienne ou tout autre lésion d'un organe.

L'affection — à ce stade — est généralement réversible mais sa symptomatologie est habituellement telle qu'on ne peut la placer dans le cadre des classifications actuellement enseignées.

C'est là que la science cède souvent le pas à l'art médical car l'interrogatoire prime, tant sur les troubles passés que sur les présents. Et l'hérédité prend parfois, dans ces cas, une réelle importance. « Il n'y a pas de maladies, mais des malades ».

C'est précisément à ces états de maladies aux frontières indécises, à ces troubles fonctionnels multiples, à ces diathèses que désire s'attaquer la thérapeutique par les oligo-éléments. Elle se veut régulatrice, renforçant les défenses organiques contre les agressions, aidant l'organisme à recouvrer son équilibre perdu. Elle fait donc obligatoirement partie de l'arsenal des médecins non entièrement « mécanicistes ».

Son action est surtout marquée sur les états chroniques. Qui dit chronicité qualifie un état qui a souvent demandé plusieurs années pour s'instaurer. On ne saurait donc concevoir de la résoudre en quelques jours ou en quelques semaines. Par ailleurs, contrairement à l'opinion de certains médecins, on ne guérira pas ces maladies par la seule participation des oligo-éléments.

Pour ceux qui se demandent si la thérapeutique par les oligo-éléments est une médecine allopathique ou homéopathique, voici ce qu'il convient d'en retenir :

— l'allopathie emploie des médications à doses pondérales de l'ordre du gramme ou du milligramme. Elle ne signifie pas que le médecin qui l'utilise ne prescrit que des produits de synthèse dangereux, comme certains malades ont tendance à le croire ;

— l'homéopathie utilise des produits dilués à ce point qu'il devient impossible d'exprimer leur poids en fraction de mg. En outre, l'approche du patient est ici particulière.

La thérapeutique par les oligo-éléments, de son côté, fait état de doses de l'ordre du gamma (le gamma étant le millionième du gramme). Elle se situe donc entre les deux précédentes.

Par ailleurs, son « essence » lui est particulière et ne relève pas des mêmes contingences.

Ceci dit, comme pour les vitamines, il sera parfois possible — en face de tel syndrome — de faire un choix parmi les végétaux pour utiliser ceux qui paraîtront les mieux pourvus en oligo-éléments. Mais la science, avec toutes ses données, est loin de simplifier le problème. Or, lorsqu'un problème devient trop compliqué, il semble souvent rationnel, pour y voir clair, de le simplifier pour n'en retenir que les aspects saillants. Ce sera, en matière d'alimentation, la solution à adopter d'une manière habituelle.

Aussi, comme pour les vitamines, il suffira dans la grande majorité des cas de varier la nourriture en crudités pour que soit respecté, de manière acceptable, l'équilibre minéral et métallique nécessaire au maintien de l'équilibre physique et intellectuel.

Voici, résumées, quelques précisions relatives à certains des éléments objets de ce chapitre :

● L'ARSENIC est un tonique et un reconstituant (stimulant de l'appétit, active les échanges nutritifs). Il facilite la respiration et s'avère bienfaisant dans certaines dermatoses.

Ses indications principales sont la fatigue générale, le manque d'appétit, l'anémie, les affections respiratoires y compris la tuberculose, la syphilis, l'arthritisme, certaines dermatoses (eczémas, psoriasis, acné...).

Il existe dans le germe de blé, le riz, l'ail, le chou, les épinards, le navet, la carotte, la pomme de terre, la pomme et dans nombre d'autres végétaux.

● LE BROME est un sédatif du système nerveux. Son utilité est réelle dans les cas d'insomnies.

On le trouve dans la pomme, le raisin, la fraise, le melon, l'ail, l'asperge, la carotte, le céleri, le chou, l'oignon, le poireau, le radis, la tomate.

● LE CALCIUM est connu de tous pour son importance dans la constitution et l'entretien des os. Son action se porte également sur les dents, les tendons, les noyaux cellulaires, l'équilibre sanguin et humoral. Il est indiqué dans les états de fatigue, les affections pulmonaires (tuberculose), les adénites, certains états nerveux. Pour divers auteurs, il est antidégénératif et indiqué dans la cancérose. Sa fixation dépend toutefois de divers facteurs : phosphore, vitamines D_2 et C, fluor, magnésium, cuivre, notions encore fréquemment ignorées.

D'une manière générale, une alimentation riche en crudités suffit à maintenir l'équilibre calcique de l'organique, à condition toutefois qu'un ensoleillement suffisant soit ménagé.

La dose utile journalière est d'environ 800 mg.

On rencontre le calcium dans de nombreux végétaux : blé, avoine, noix, noisette, amande, carotte, chou, épinard, céleri, pomme de terre, oignon, navet, et aussi dans le lait, les fromages, ces sources incomparables, ainsi que le pollen.

L. Wurmser a consacré, dans la Revue des Lab. Homéopathiques de France, une étude au calcium. En voici, résumées, les principales notions.

Le calcium représente approximativement 1,65 % du poids du corps, et 99 % sont inclus dans le squelette où ils représentent environ 36 % de la matière minérale de l'os.

Il est apporté par l'alimentation. Le fromage et le lait apparaissent essentiels (1 g de calcium dans 100 g de fromage, 100 à 120 mg dans 100 g de lait). L'eau, le vin contiennent 100 mg de calcium par litre, certaines soupes pouvant en contenir jusqu'à 300 mg.

Les besoins de l'organisme en calcium étant évalués à 0,40 g à 2 g par jour, on conçoit que les médicaments qui se proposent d'apporter du calcium jouent un rôle négligeable dans l'équilibre calcique d'un individu. Pour être plus précis, si le rôle est négligeable à ce point de vue, la calcithérapie est loin d'être anodine et il y a bien longtemps que les cours de Faculté enseignent aux étudiants que le problème de la calcification (mieux vaudrait utiliser le terme de *minéralisation*) ne saurait se situer dans l'ingestion ou l'injection du Calcium des laboratoires X ou Y. Il s'agit, avant tout, de l'assimilation normale, par l'organisme, du calcium alimentaire. Si, en raison de causes diverses, le calcium organique subit de graves perturbations, si son assimilation se montre défectueuse, le calcium en ampoules ou en dragées aurait-il quelque chance de remédier à cette anomalie ? On sait, depuis longtemps qu'il n'en est rien.

Le taux de calcium sanguin, avoisinant 100 mg par litre, varie peu en fonction de l'apport extérieur grâce à la régulation intestinale et à la possibilité qu'a l'organisme de faire appel à ses réserves. C'est la raison pour laquelle la calcémie ne renseigne pas toujours sur le métabolisme calcique.

L'assimilation du calcium est sous la dépendance de son état physique (calcium ultrafiltrable, ionisé ou non, et calcium non ultrafiltrable) (6). Le rôle de la vitamine D se situerait, à la fois, dans l'absorption de l'intestin et en étendant la zone d'absorption par augmentation de l'acidité du milieu intestinal.

Sont favorables à l'assimilation : le rapport calcium/phosphore (0,5 à 2), le cuivre, la vitamine C, la silice, le soleil... Sont défavorables : l'insuffisance biliaire, l'acide phytique (vendu en pharmacie pour tonifier). Le rôle des hormones dans la fixation du calcium continue à préoccuper les chercheurs et les conclusions s'avèrent d'autant plus délicates que les hormones mâles ou femelles

---

(6) Le calcium ionisé est la seule fraction qui joue un rôle physiologique, et l'ionisation calcique est fonction de l'acidité.

agissent de manière diverse chez l'oiseau, le mammifère et en clinique humaine (7).

Indispensable à la coagulation sanguine, le calcium exerce une action importante sur le système nerveux dans le sens de la régulation de son équilibre et s'avère nécessaire au bon fonctionnement du système vago-sympathique.

La carence en calcium agit sur l'électrocardiogramme.

La digitaline sensibilise le cœur au calcium. Après la digitaline, certaines doses de gluconate de calcium entraînent la mort. Il est donc très important, souligne L. Wurmser, de ne pas associer en thérapeutique gluconate de calcium et digitale.

Au sujet de la thérapeutique par le calcium, voici quelques mises au point :

— le grand problème réside, non pas dans l'apport, mais dans la déficience du circuit d'utilisation (importance des hormones et vitamines) ;

— la chaux minérale est inutilisable par l'animal, et le calcium en excès est un agent de décalcification car il empêche l'utilisation du calcium du lait, des œufs, etc. ;

— les injections intraveineuses de calcium ne permettent pas la fixation du calcium, ni la recalcification. Mis à part les cas de tétanie aigue, il est préférable de recourir aux sources alimentaires.

Alimentation, vitamines, hormones, glandes endocrines, enzymes, protéines, phosphore, etc... tout interfère dans l'absorption, la fixation, l'élimination du calcium. Il apparaît que l'équilibre de l'organisme sinue sur une ligne assez étroite entre l'excès et la carence.

Et comme chaque chose porte en elle son contraire, on en arrive à préconiser une grande prudence dans les traitements qui risquent parfois de créer des déséquilibres dont les accidents qui en résultent sont quelquefois irréversibles.

---

(7) Il y a déjà longtemps que Le Dantec attira l'attention sur les dangers de tirer, d'après des expériences faites sur l'animal, des conclusions pour l'homme.

● LE COBALT, 0,000004 % dans l'organisme, est un régulateur du système vago-sympathique et un vaso-dilatateur.

Expérimentalement, la vitamine B_{12} stimule la régénération des nerfs périphériques chez le rat. Cette action serait due à la présence du cobalt entrant dans la composition de cette vitamine.

Le cobalt est un anti-anémique, avec le fer et la vitamine B_{12}. Avec le fer et le cuivre, il joue un rôle dans la formation de l'hémoglobine.

Sa présence est nécessaire à la fixation du fer.

A faible dose, il stimule l'activité de la pénicilline. A forte dose, il serait antagoniste. De la même manière, aux doses faibles, il accélère la fermentation lactique, à des doses plus élevées, il l'inhibe puis l'accélère, pour finalement l'inhiber définitivement.

Il est très répandu dans le règne végétal, notamment chez les phanérogames et les cryptogames.

Son absence de certains sols, entraînant des cultures fourragères privées de cobalt, provoque des maladies du bétail longtemps méconnues. En ajoutant à la ration alimentaire des animaux des traces de cobalt, on les guérit de leur maladie.

Chez les mammifères, on le trouve dans tous les tissus, surtout dans le pancréas.

En thérapeutique catalytique, on le prescrit dans les troubles du système vago-sympathique (palpitations, angoisses), les anémies, l'hypertension, les spasmes divers et les douleurs : angine de poitrine, coronarites, artérites, sciatique, névrites.

● LE CUIVRE, 0,0004 % dans l'organisme, est un élément essentiel en biologies animale et végétale. Il est indispensable à la vie cellulaire, à la formation des os. Il est nécessaire à la fixation du fer et concourt, avec lui, à la constitution de l'hémoglobine. Il s'oppose à la coagulation excessive du sang. On a découvert un parallélisme entre la sécrétion thyroïdienne et le taux de cuivre dans le sang.

Certains travaux tendent à prouver ses propriétés anti-dégénératives (rhumatisme chronique, cancérose : pour Pestel et coll., un taux de cuivre élevé dans le sang des cancéreux est un signe d'évolutivité). On rencontre d'ailleurs ce phénomène au moment des poussées évolutives des affections chroniques.

C'est un élément dynamique, anti-infectieux, anti-virus, anti-inflammatoire. L'organisme le mobilise en cas d'agressions microbiennes dans les infections (la grippe, par exemple, où on le trouve en plus grande quantité dans le sang que chez l'individu sain). Cette constatation est contemporaine d'un appauvrissement des tissus en cuivre. Il renforce les autres médications anti-infectieuses et intervient dans le fonctionnement de la thyroïde.

On le trouve dans les amandes, noix, noisettes, le blé, la betterave, l'oignon, le navet, les épinards, les poireaux, la cerise, la pomme, l'orange, le raisin, le pollen.

Chez l'animal, on le rencontre dans le sang et dans le foie. Le plasma humain en contient de 0,70 à 1,40 mg par litre. Les besoins quotidiens de l'homme sont de 2 mg, ceux du nourrisson de 5 mg. (Le lait étant pauvre en cuivre, l'alimentation lactée exclusive entraîne l'anémie).

En thérapeutique catalytique, le cuivre est prescrit dans les états infectieux et les affections virales : grippe, affections fébriles aigues, staphylococcies, rhumatisme articulaire aigu, polyarthrite chronique évolutive, absence de défense organique.

On l'utilise généralement associé à d'autres médications.

• LE FER est surtout connu comme anti-anémique. C'est, en effet, un constituant primordial de l'hémoglobine. Sa carence favoriserait l'apparition des cancers. Certains enzymes exigent la présence de ce métal, stocké pour les 3/4 dans l'organisme sous forme de ferritine.

Il existe dans de nombreux fruits, l'amande, la noisette, le blé, l'avoine, le seigle, la carotte, l'épinard, l'oignon, le cresson, le chou, la châtaigne, le persil, les légumineuses, le cacao, le pollen, certains abats, ...

C'est le plus abondant des oligo-éléments : un sujet de 70 kg en contient 3,50 g environ. L'administration de fer se heurte, en clinique, à certaines difficultés d'assimilation, l'excès de fer est aussi préjudiciable que son insuffisance, aucun émonctoire naturel n'étant capable de l'excréter au-delà de 0,5 à 1 mg par jour. D'une manière générale, on se trouvera bien de le consommer sous la forme des plantes, des fruits ou des légumes qui en contiennent, d'autant que l'utilisation du fer est liée à la présence de cuivre que contiennent les fruits frais et les légumes verts.

Les besoins quotidiens sont de l'ordre de 10 à 18 mg (National Research Council - 1974).

Aux lignes qui précèdent, que j'avais cru devoir limiter à l'extrême dans mes éditions précédentes, il me faut apporter certaines précisions demandées par nombre de correspondants. Je les en remercie car, comme pour tous les métabolismes, celui relatif au fer pose effectivement des problèmes complexes. Il fut un temps, pas si lointain, où les eaux ferrugineuses naturelles, comme l'eau ordinaire dans laquelle on avait laissé macérer des clous rouillés, étaient considérées comme de véritables traitements anti-anémiques, Je ne sais ce qu'en pensent les chercheurs actuels, si tant est qu'ils aient eu le temps de se pencher sur cette question. Il est possible qu'un jour on démontre, en effet, qu'ici comme sur d'autres chapitres, ces procédés rétro avaient une efficacité.

Pour l'heure, la question du mode de prescription et de l'assimilation du fer inspirent de nombreuses controverses et suscitent quelques inquiétudes. L'O.M.S. (Organisation Mondiale de la Santé), dont on ne saurait contester le sérieux, avait cru pouvoir, en 1968, proposer un traitement des carences martiales. Or, en 1975 (XVIe journée annuelle de diététique et de nutrition - Paris), le Dr Leclerc signala que la thérapeutique pouvait entraîner des flambées d'infections par suite de la saturation en fer de la transferrine, normalement bactériostatique.

Lors de cette manifestation, furent rappelées diverses notions : la perte d'un ml de sang prive l'organisme d'autant de fer que l'excrétion journalière (0,5 à 1 mg). Alors, attention aux hémorragies de toutes natures qui spolient l'économie générale.

L'alimentation équilibrée couvre généralement les besoins journaliers. Le fer végétal serait, pour certains auteurs, assez mal absorbé, une notion curieuse *a priori* qui demandera certainement des années pour être confirmée. Mais la vitamine C naturelle favorise la résorption et on se demande bien qui, mieux que les végétaux, se montre plus capable de fournir la vitamine C, plus son complément C_2 indispensable.

Ce qu'on devra surtout retenir de cette « journée » — mais ce ne fut pas suffisamment expliqué — c'est qu'une insuffisance de nutrition, comme de nombreux troubles digestifs et d'autres natures, sont susceptibles d'entraver l'assimilation du fer par l'organisme animal. Il ne suffit pas d'adjoindre du fer, sous l'une des nombreuses formes proposées dans le commerce, pour régler un syndrome d'anémie. On en revient toujours à la primauté d'une alimentation suffisante et équilibrée, faisant la part des protides animales et végétales, des minéraux, des vitamines, etc. où les légumes, les fruits et céréales conservent une importance capitale.

Si je devais en fournir une preuve, je la trouverais dans cette affirmation de l'O.M.S. qui, en 1972, signalait qu'environ 700 millions de personnes dans le monde sont carencées en fer. Entre les sous-nutris des pays en voie de développement et les très mal nutris, bien que pléthoriques, de nos civilisations, le chiffre avancé ne me paraît pas impossible.

● Isolé en 1886 par le pharmacien H. Moissan, prix Nobel, le FLUOR a fait parler de lui pour l'entretien de l'émail dentaire. Son utilité est réelle pour les os (il joue, avec le phosphore, un rôle important dans le métabolisme du calcium) et les tendons.

Pour P. Jaulmes toutefois, le seuil toxique du fluor est très proche de sa dose thérapeutique.

L'hyperlaxité ligamentaire, qui expose aux entorses à répétition, relève d'une thérapeutique fluorique. Le fluor est indiqué également dans les retards d'ossification, le rachitisme, l'ostéoporose, les consolidations de fractures, les caries dentaires. Certains l'ont préconisé dans les dentifrices, mais d'autres pensent qu'il est inutile et, par ailleurs, peut exposer à des intoxications.

On le trouve dans le blé, l'orge, le riz, l'abricot, le raisin, la pomme de terre, le radis, la tomate, ...

En thérapeutique, certaines préparations d'ordre homéopathic semblent douées d'un pouvoir indéniable.

Le Comité national d'hygiène et de santé bucco-dentaire a organisé, en novembre 1967, un colloque sur le thème « Fluor et santé publique ». Outre son administration par voie de dentifrices, ou à l'occasion de soins dentaires, attitudes fondées — remarquons-le — sur la réalité de la pénétration de doses infimes à travers les muqueuses, la fluoruration par les eaux de consommation concernait déjà plus de 60 millions d'Américains et près de 10 millions d'Européens, notamment les Suédois, les Hollandais et les Suisses.

A l'opposé de certains défenseurs du fluor (surtout des auteurs étrangers), préférons l'attitude du Pr R. Truhaut, toxicologue français de renommée mondiale, qui demande que soient beaucoup plus poussées les études sur la toxicité de ce corps et ses modes véritables d'élimination.

Peut-être devons-nous à l'esprit de nonchalance, dont on accuse fréquemment les Français, de ne pas ingurgiter de force des eaux de boisson fluorées, dont l'innocuité est encore loin d'avoir fait toutes ses preuves. Et puis, disent certains, ou bien le fluor est un produit médicamenteux actif et il semble anormal de l'imposer à toute une population, ou bien il ne l'est pas, alors à quoi bon ?

Depuis la parution de ces lignes datant de près de dix ans (j'avais participé à plusieurs discussions sur le sujet au Québec en 1972), partisans et adversaires continent de s'opposer. En réalité, les contestataires ne peuvent se prononcer qu'à la faveur de leurs écrits puisque, un exemple supplémentaire, ils ne sont jamais conviés dans les Congrès. Ainsi en a-t-il été lors d'un récent Congrès dentaire mondial qui s'est tenu à Paris.

Pour les inconditionnels du fluor dans la prévention de la carie dentaire (les mêmes auteurs étrangers qu'autrefois), tout est bon à condition qu'il y ait du fluor : dans l'eau de boisson, les dentifrices et les bains de bouche... Pourquoi donc ne pas en mettre dans la farine, dans le lait, et bien entendu dans le sucre puisque nul n'ignore la responsabilité des sucreries industrielles dans l'état dentaire déplorable de nos civilisations. Il ne s'agit, hélas, pas de plaisanterie car ces mesures furent effectivement préconisées.

En revanche, furent regrettablement passés sous silence des travaux datant de trente ans, et confirmés depuis, dénonçant les dangers de la fluoruration : outre des accidents rénaux et des cancers en progression (travaux américains et japonais), risques de catastrophes au niveau de l'émail dentaire allant jusqu'à la perte de toute la denture, comme on a pu le constater chez plusieurs centaines d'habitants de la Meuse (l'eau contenait plus de 4 mg de fluor au litre, alors qu'on estime à moins de 2 mg l'action éventuelle favorable).

Pour le lecteur intéressé, je signale les publications de *Let's live*, sept. 1977 et janvier 1979, et *50 millions de consommateurs* de déc. 1979.

Une fois de plus : « tout est poison, rien n'est poison, seule la dose compte ». Nous devons remercier les pouvoirs publics français de n'avoir pu encore se décider sur l'illusoire « nécessité » d'imposer le fluor à l'eau du robinet. Loin d'être persuadé des avantages, « le Ministère de la Santé ne veut pas prendre position » a dit l'un de ses porte-paroles. Il restera cependant aux responsables de ce ministère de se prononcer aussi vite que possible sur certains faits préjudiciables : des insecticides, raticides, préparations antirouille contiennent des dérivés du fluor pouvant brûler la peau et, s'il y a ingestion, occasionner des douleurs abdominales, des vomissements, un collapsus. Certains sels peuvent provoquer une perforation intestinale, d'autres des troubles digestifs, cardiaques. Il est à supposer que l'usager en est tout spécialement informé.

Ainsi le fluor, dont l'utilité ne fait pas de doute à des doses *infinitésimales*, ne peut être prescrit que par un médecin, pour des cas particuliers, et sous sa responsabilité (il en est de même de tous les éléments de ce long chapitre). Pour le reste, du point de vue santé générale comme pour le bon état de la denture, une alimentation de qualité réglera la question. La mesure dans la distribution des bonbons aux petits enfants qui ont bien travaillé à l'école, comme à leurs charmantes mamans de tous âges qui s'accordent quelquefois encore plus souvent cette jouissance suprême, sera un impératif pour qui entend conserver des dents saines et l'haleine fraîche.

Le fluor des dentifrices apparaît un gadget inutile, mais pas plus dangereux que d'autres... et chacun a le droit de choisir son dentifrice personnel, qui marque ses goûts préférentiels selon la forme convaincante de la publicité. Certains préfèrent l'anis ou la menthe, d'autres les raies rouges ou bleues, d'autres un enrichissement en calcium : puérilités anodines respectables chez ceux qui redoutent le goût âcre du meilleur dentifrice du monde qui est le savon de Marseille. C'est avec ce produit simple que beaucoup de nos prédécesseurs (non nantis, et ne bénéficiant pas de la Sécurité Sociale pour réparer leurs petits ou grands maux) ont conservé leurs dents.

● L'IODE a de nombreuses indications thérapeutiques. Antiscléreux (8) (protecteur vasculaire, surtout des gros vaisseaux qu'il assouplit), hypotenseur, antitoxique, dépuratif, il est indispensable au bon fonctionnement de la thyroïde et devrait être « le pain quotidien » des vieillards. Les conditions de la vie moderne étant facteurs de vieillissement prématuré, nombre d'hommes de quarante ans feront bien de consommer de l'iode.

Il peut être mal toléré et provoquer de l'iodisme (coryza, vertiges, maux de tête, gonflement des glandes sous-maxillaires). Aussi se trouvera-t-on bien, dans ces cas, de l'absorber sous forme d'aliments naturels.

On l'utilise contre le rhumatisme, les troubles de la sénescence (9), les états scrofuleux, l'insuffisance thyroïdienne, l'excès de cholestérol sanguin, l'obésité, l'hypertension, les troubles circulatoires, le goître, les affections pulmonaires, la tuberculose, la syphilis. Chez l'enfant, c'est un facteur de croissance.

Les algues en sont richement pourvues et aussi l'ail, l'oignon, le cresson, les épinards, le chou, la carotte, le poireau, le navet, la tomate, la poire, le raisin.

La thérapeutique catalytique l'emploie contre les troubles du fonctionnement thyroïdien et toutes ses conséquences, avec d'excellents résultats.

Les besoins journaliers seraient d'environ 130 microgrammes.

● LE MAGNESIUM, auquel s'attache le nom du Pr Pierre Delbet pour les innombrables travaux que cet auteur a fait paraître à son

---

(8) Si on donne à des lapins de l'huile contenant de la vitamine D, on constate rapidement l'apparition de dépôts calcaires sur l'aorte, les vaisseaux et les reins. Mais si on donne, en même temps, chaque jour, une albumine iodée, les dépôts sont empêchés ou atténués (Pr Léon Binet).

(9) Des expériences cliniques sur des sujets apathiques, sénescents, ont démontré que la thérapeutique iodée était pourvue de réels pouvoirs rajeunissants.

sujet, est un élément plastique (10) et catalytique à la fois. Il est un facteur de croissance, un tonique général, un régénérateur cellulaire, un équilibrant psychique et du système vago-sympathique, un draineur hépatique (augmente la sécrétion biliaire), un antiseptique, par voie interne et externe. C'est un régulateur de l'équilibre calcique, mais selon les circonstances, il peut y avoir un conflit entre ces deux métaux. Il augmente les réactions de défense de l'organisme, lutte contre l'anaphylaxie, le vieillissement, la cancérose. Pour Voelkel, il s'oppose aux thromboses. Pour Desiveaux, il est anti-artérioscléreux.

On pense que l'organisme en a besoin d'environ 250 à 350 mg par jour.

Sa carence entraîne de nombreux troubles. Les formes cliniques les mieux connues du déficit magnésien sont représentées par les syndromes d'hyperirritabilité neuro-musculaire, la spasmophilie, certains troubles « sympathiques », également les accidents cardio-vasculaires et thrombosiques (comme on le sait les meilleurs pourvoyeurs de cercueils à notre époque dans les pays de « civilisation occidentale »), et diverses autres manifestations de la maladie.

Etudiant le rôle antithrombosique du magnésium, certains auteurs ont rappelé la conclusion de nombreux travaux sur l'efficacité du magnésium dans la prévention des phlébites post-opératoires et après l'accouchement.

Ces faits devraient nous inciter à faire intervenir le magnésium dans la médecine préventive de nombre d'affections.

On trouve le magnésium dans le blé, l'avoine, l'orge, le maïs, les dattes, les épinards, la pomme de terre, la betterave, le pollen, et dans de nombreux végétaux et fruits. Il représente environ 2,4 % de la masse terrestre.

Ses indications sont multiples : prévention de la sénescence, tremblements, asthénies, troubles digestifs, affections respiratoires, neuro-arthritisme, certaines allergies, affections hépato-biliaires

---

(10) 20 mg (+ 2 mg) environ par litre de plasma sanguin. Le squelette renferme 70 % du stock magnésien de l'organisme, le muscle 21 mg pour mille soit quatre fois plus que de calcium.

(constipation), certaines convulsions, les affections précipitantes comme la goutte et l'arthrose, la cancérose (pour P. Delbet, le chlorure de magnésium était l'une des meilleures armes contre cette affection déroutante).

Selon L, Kervran, l'organisme humain « fabrique » du magnésium. Des études réalisées en 1959 au Sahara, sur des travailleurs occupés au forage de puits pétroliers, ont démontré que l'organisme excrète plus de magnésium qu'il en reçoit. Les ouvriers considérés ont, en six mois, produit chacun en moyenne environ 35 g de magnésium-métal.

Pour l'auteur, la formation du magnésium chez l'animal se fait à partir du sodium du sang.

Dans le domaine végétal, les plantes enlèvent au sol, en moyenne, environ 20 kg de magnésium à l'hectare. Or la terre arable, qui contient à peu près 70 kg de magnésium à l'hectare, ne s'épuise pas bien qu'on ne lui apporte pas d'engrais magnésiens.

Pour L. Kervran, le magnésium des plantes aurait également pour origine le sodium de la terre.

Il fait aussi ressortir le parallélisme entre le magnésium et le calcium, le magnésium pouvant être transformé en calcium par les coquillages, les crustacés, les coraux. La réaction inverse est le fait de certaines bactéries.

Ainsi, en utilisant des engrais sodiques ou calciques, on peut extraire du sol (par l'intermédiaire des plantes récoltées) des quantités de magnésium qui n'existent ni dans le sol, ni dans les engrais.

Les carences organiques en magnésium doivent donc être recherchées, selon L. Kervran, dans les troubles des transmutations qu'il évoque. On en conçoit toute la complexité (situations pathologiques, phénomènes physiques extérieurs).

Pour cet auteur, le chlorure de sodium fourni aux êtres vivants « permet à la nature de fabriquer tout le magnésium qui lui convient, de rejeter le reste. C'est un déchet éliminé et c'est pourquoi l'apport de magnésium est si souvent toxique ; on dépasse les limites tolérables à un moment donné dans les cellules ».

Mieux vaut donc, semble-t-il, rechercher l'apport de magnésium par des éléments transmutables et laisser faire la nature, à moins d'un trouble pathologique... mais ceci montre combien il est délicat pour un médecin de doser cet apport.

Dans « Politique préventive du cancer » (11), le Pr Delbet semble bien avoir démontré que l'augmentation du nombre des cancéreux est due, tout au moins partiellement, à une baisse de la ration magnésienne de l'humanité. Il en voit, d'ailleurs, deux raisons principales :

— le blutage excessif des farines, la plus grande partie du magnésium du blé restant dans les « sous-produits » destinés aux animaux (farines basses, remoulages et son). Ainsi, le pain blanc est-il, pour Delbet, Breteau et nombre d'auteurs, « une des plus redoutables erreurs des temps modernes ».

— le raffinage du sel, lequel a pour but d'empêcher le sel de fondre dans les salières par les temps humides. Or, ce sont les sels magnésiens qui sont responsables de cette délitescence. Pour obtenir un produit commode, agréable à l'œil, facile à l'emploi, on enlève donc ces principes de valeur.

En Italie, Carlo Marchi, ayant constaté que certains sels extraits des mines sont pauvres en magnésium, d'autres relativement riches, et connaissant les régions où les diverses sortes de sel sont consommées, a démontré que la fréquence des cancers est inversement proportionnelle à la teneur du sel de cuisine en magnésium.

En 1928, Robinet avait établi, pour la France, deux cartes : l'une géologique, l'autre cancérologique. Là où le magnésium est abondant dans le sol, le cancer est rare et inversement. La même expérience fut faite pour l'Angleterre et le Grand Duché de Bade.

En Egypte et en Côte d'Ivoire, une alimentation riche en magnésium était contemporaine de la rareté des cas de cancers (P. Delbet, 1932). R. Dupont fit la même constatation au Tchad en 1939. Mais on remarqua que les autochtones des villes, « bénéficiant » de la nourriture des européens, virent le nombre de leurs cancers augmenter. On sait, depuis ces travaux, que dans cette

(11) Denoel, édit., 1944.

prolifération des cancers, la carence magnésienne n'est, à beaucoup près, pas la seule responsable.

P. Delbet rappelle les travaux de Watermann, de Reding et Slosse selon lesquels la maladie cancéreuse se développe chez les sujets dont le milieu intérieur est plus alcalin qu'à l'état normal : les alcalins favorisent le développement des cancers expérimentaux du goudron.

Les cancéreux ont une urine plus alcaline que les sujets sains. Or, les sels halogénés de magnésium acidifient l'urine chez ces malades, fait qui doit révéler une baisse de l'alcalose sanguine.

« Convaincre qu'un élément chimique banal joue un rôle important, c'est une entreprise difficile, a écrit P. Delbet. S'il s'agissait d'un composé multimoléculaire dont le nom couvre plusieurs lignes, ce serait plus aisé... on s'imagine qu'un grand effet ne peut être produit que par des moyens compliqués ».

Pour ceux qui, comme moi-même, étudient les végétaux et leur accordent dans le maintien de la santé ou le traitement des maladies une importance considérable, prêtons une attention particulière à certains conseils de P. Delbet. On connaît, d'une manière générale, la grande valeur de la cuisson des légumes « à l'étouffée ». Or, P. Delbet démontra que l'eau de cuisson entraîne presque tout le magnésium des choux et de l'oseille, près des deux tiers de celui des épinards. Aussi a-t-il conseillé de cuire à l'étouffée ou d'absorber le bouillon de cuisson.

On a lu plus haut qu'un bon équilibre calcique paraît s'opposer à la cancérisation. Le rôle du magnésium dans la prévention du cancer paraît également démontré. Or les travaux de L. Kervran, évoqués il y a quelques instants, montrent les relations entre ces deux éléments.

Dans la prévention des maladies dégénératives, on connaît l'importance — à côté du calcium et du magnésium — du fer, de la silice, du soufre, de l'iode, du potassium, du phosphore, du... Sans doute, presque tous les minéraux et oligo-éléments devraient-ils être évoqués.

Devant l'extrême complexité de la biologie animale, les médecins s'interrogent sur la conduite à tenir. Mais face à la méthode qui consiste à prescrire — très souvent au hasard — tel ou tel élément ou bien telle vitamine, il semble encore plus raisonnable de se nourrir de produits frais, sains, non amputés de leurs constituants par des trafics multiples. Qui oserait piloter un avion sans en connaître les secrets ?

La maladie déclarée ? ... C'est une toute autre histoire car les dégâts sont faits, après une longue préparation, « dans la nuit des temps » pour emprunter au Pr René Leriche. Il faudra tout le savoir du médecin, toute la patience du malade... et on se trouvera bien de recourir encore, dans le cadre d'une thérapeutique active, aux immenses possibilités des végétaux, comme de celles de certains autres produits naturels au premier rang desquels se situent la gelée royale et le pollen (cf. chapitre IX).

L'intérêt du magnésium dans les affections neuro-psychiatriques a été rappelé par R. Coirault. La carence en magnésium est rencontrée dans les spasmophilies, l'état épileptique, les états confusionnels surtout alcooliques. Un simple apport de magnésium peut également rendre efficace une thérapeutique jusqu'alors sans effet, ce qui est souvent le cas dans les traitements chimiques opposés aux malades psychiques.

Parmi les maladies de civilisation, on classe les cancers et les troubles psychiatriques, les névroses en particulier. Or le magnésium est indiqué dans les cancéroses. Il l'est aussi dans les maladies mentales, bénignes ou graves.

Doit-on rapprocher ces constatations de l'alimentation raffinée trop souvent dépourvue de magnésium ?

De nombreux produits magnésiens existent : Granions de magnésium, Delbiase, Bio-mag, chlorure de magnésium à 20 g par litre d'eau.

• LE MANGANESE, malgré sa faible présence : 0,0001 % dans l'organisme, est un élément capital pour notre économie. Constituant de divers systèmes enzymatiques, régulateur glandulaire important dans la croissance, actif dans le métabolisme des sucres, des graisses et des protides, il favorise les fonctions hépatiques et rénales, accélère les combustions. Il aide à la fixation des minéraux (métabolisme du calcium), du fer, des vitamines. Il est lié à l'action du complexe vitaminique B : dans le béribéri expérimental, la vitamine B_1, en l'absence de manganèse, n'entraîne aucune régression des troubles.

On le trouve dans diverses céréales, le cresson, le chou, le céleri, la carotte, l'oignon, le pissenlit, la pomme de terre, le pollen, ...

Les végétaux en contiennent de 0,3 mg à 17,6 mg par kg, surtout dans les organes reproducteurs.

L'animal en contient de 0,2 mg à 4 mg par kg, surtout dans le foie, les muscles, le sang.

Les besoins quotidiens sont, pour l'enfant, de 0,2 à 0,3 mg par kg. Le nourrisson en nécessite 6 mg par jour.

Sa carence peut provoquer une anémie irréductible et des troubles dans les fonctions de reproduction.

En thérapeutique, la catalyse manganique est fréquemment utilisée, peut-être parce que le manganèse est l'oligo-élément le plus anciennement connu. Il est indiqué dans tous les cas d'allergies : asthme, migraines, eczéma, urticaires, intolérances diverses.

C'est un des remèdes de la diathèse arthritique et un désensibilisant. On le prescrit dans le rhumatisme inflammatoire et goutteux, le rhumatisme contemporain de la ménopause, les migraines, l'asthme, l'hypertension.

Il est également utile dans certaines affections cardio-vasculaires : coronarites, artérites. Il stimule, par ailleurs, la formation d'antitoxines.

Son administration renforce l'action d'autres médications.

On l'emploie souvent associé au cuivre ou au cobalt (asthmes allergiques, syndromes vasculaires), avec lesquels il agit synergiquement.

● LE NICKEL stimule les fonctions pancréatiques et se trouve donc indiqué dans le diabète.

On le rencontre dans la carotte, le cresson, le chou, l'épinard, le haricot, l'oignon, la tomate, le raisin, ...

● LE PHOSPHORE est un élément plastique et dynamique. Il entre dans de nombreuses combinaisons avec les graisses, les sucres, les protides. Il joue un rôle important dans le mécanisme de la vitamine D et contrôle l'équilibre calcique du milieu intérieur. Il participe à la formation osseuse et sanguine et joue un rôle important dans la régulation des fonctions parathyroïdiennes.

C'est un élément capital de l'énergie nerveuse, intellectuelle et sexuelle.

De nombreux végétaux en contiennent : céréales, germe de blé, ail, céleri, carotte, oignon, poireau, tomate, amande, noix, raisin. Il existe également dans le pollen.

Ses indications sont multiples : asthénie physique et intellectuelle, fatigabilité musculaire (contractures, crampes), déminéralisation, affections osseuses, tuberculose, certains syndromes nerveux, troubles parathyroïdiens, spasmophilie, certains asthmes, déficience cardiaque.

Les besoins journaliers seraient d'environ 800 mg.

• LE POTASSIUM est un des éléments prédominants du règne végétal, découvert en 1807 par Sir Humphrey Davey. Tonicardiaque et tonique musculaire, il stimule les mouvements intestinaux et intervient dans la régulation des surrénales. Il joue un grand rôle dans l'équilibre de l'eau tissulaire.

On le trouve dans de nombreux végétaux, le blé, le riz, la pomme de terre, le raisin, la poire, la banane, la datte, le chou, le haricot, le poireau, la noisette, l'amande, le pollen.

C'est la médication catalytique des troubles du métabolisme de l'eau et de la régulation de la fonction surrénalienne.

Il est indiqué dans les fatigues musculaires, les oliguries, les obésités par rétention d'eau, le rhumatisme chronique, la polyarthrite chronique évolutive, l'arthrose consécutive à la ménopause, également dans les affections pulmonaires, les myocardites séniles, la sénescence.

A lui seul, il mériterait un volume.

• LA SILICE joue un rôle important dans les domaines osseux, vasculaire, nerveux, respiratoire. Son action sur les fibres élastiques est capitale. Elle intervient dans la constitution des tendons, de la peau et des phanères. C'est un agent de reminéralisation fréquemment préconisé sous la forme de prêle considérée par Kneipp comme une panacée. C'est également un antitoxique.

Artériosclérose, hypertension, déminéralisation, rachitisme, faiblesse générale, affections dégénératives (rhumatismes, cancers), hémorragies en sont justiciables.

On la trouve dans l'enveloppe des céréales, la peau des fruits, l'ail, l'échalote, la civette, le pollen...

Voilà ce qu'à peu de choses près, on enseignait encore il y a quelques années sur l'un des éléments dont aucun organisme animal ne saurait impunément se passer.

Bien que tout se tienne en biologie, il est toutefois certaines préséances et le rôle de la silice apparaît considérablement plus important qu'on ne le pensait voilà quelques décennies. Mais les Anciens — malgré l'absence des méthodes analytiques actuelles — connaissaient le rôle capital de la silice dans le maintien de la santé et en donnaient à la presque totalité de leurs malades. Plus près de nous certains chercheurs avaient pressenti le rôle important de ce corps (13).

Une fois de plus, les recherches et connaissances modernes ont prouvé le bien fondé d'attitudes datant de millénaires.

La silice est, en effet, l'un des douze éléments majeurs de la composition élémentaire des organismes. Ce n'est pas un oligo-élément car ses concentrations ne sont pas de l'ordre du gamma mais du mg : le sang humain en contient près de 10 mg par litre (le 1/10 du calcium). L'organisme en comporte environ 7 g, plus que du fer (3 à 3,50 g), beaucoup plus que du cuivre (100 à 150 mg), encore plus que du cobalt, du nickel, du zinc...

Elle assume un rôle capital (plastique et fonctionnel) dans les phénomènes de nutrition générale. Elle est un élément général puissant de défense du terrain et joue un rôle de premier plan dans les divers processus de désintoxication.

On la rencontre, en plus ou moins grande quantité, dans tous les végétaux, et surtout dans les feuilles. Ce sont les graminées (sauf le maïs), les équisétacées (la prêle), les cryptogames vasculaires qui en sont le mieux pourvus. D'où le nom de « plantes à silice » qui a pu

---

(13) « L'action de la silice en thérapeutique est appelée à jouer un rôle grandiose », Louis Pasteur (1878).

leur être donné à côté des plantes à calcium (légumineuses) ou des plantes à potassium comme la pomme de terre.

Le pourcentage de silice dans les cendres est, pour le topinambour de 8 %, de 6,50 pour le radis, de 5,60 pour l'olive, de 2,60 pour le grain d'avoine, de 2,40 pour le pissenlit, de 2,05 pour le grain d'orge, de 1,90 pour le grain de riz.

Le silicium est d'une importance énorme pour la croissance des végétaux et leur défense contre les parasites. On a obtenu des améliorations importantes du rendement dans la culture du blé, de l'avoine, du millet, de l'orge... par addition de silicates aux sols. Ainsi explique-t-on de nos jours le caractère fertilisant des limons du Nil qui contiennent 2 à 3 % de chaux, 10 % d'alumine et 58 % de silice. De même, certains auteurs ont-ils pu attirer l'attention sur le magnifique engrais que représentent les boues du Saint-Gothard riches de 80 % de silice.

Dans les sols, la silice se trouve en plus ou moins grande abondance sous forme de silicates complexes. L'eau du sol en contient de 20 à 50 mg par litre. Un hectare de légumineuses enlève au sol dix kilogrammes de silice chaque année. Un hectare de hêtre en retire soixante trois kilogrammes et un hectare de blé cent cinq kilogrammes.

C'est grâce à la richesse des sols puis des végétaux en silice que, dans le règne animal, ce sont les herbivores qui en contiennent le plus : 150 mg par litre de sang chez les bovidés, 12,6 chez le lapin contre 9 chez l'homme et 5,5 chez le chien.

Un spécialiste du gibier fit connaître que dans les petites Vosges, au sol maigre en silice, les chevreuils sont chétifs et leurs bois lamentables tandis que dans les boqueteaux de plaine à sol siliceux, les animaux sont vigoureux et leurs bois magnifiques.

Chez l'animal, la silice se trouve surtout présente dans les surrénales, le pancréas, la rate, le tissu conjonctif dont on apprend peu à peu l'importance dans les divers phénomènes biologiques. On la rencontre dans l'émail des dents, les ongles, les cheveux, la peau dont la souplesse, comme toute souplesse tissulaire, apparaît liée à la présence de ce corps. Elle existe également dans le tissu pulmonaire et les couches élastiques des artères.

Les besoins normaux de l'organisme sont d'environ 20 à 30 mg par jour. Ce sont les légumes, les fruits, la viande qui nous la fournissent, à condition qu'il s'agisse d'aliments biologiquement sains. L'eau également, c'est-à-dire l'eau pure, l'eau du sol, l'eau siliceuse et non point les eaux calcaires qui sont pauvres en silice, encore moins l'eau des robinets des grandes villes.

Le pain blanc, les légumes décortiqués, les fruits pelés en sont dépourvus pour la majeure partie car, comme les vitamines B et C, la silice se trouve surtout dans les portions externes des végétaux. Ainsi, les enfants de nos générations — et de nombreuses antérieures — étaient-ils parfaitement inspirés lorsqu'ils se disputaient les épluchures de pommes écartées par leur mère en vue d'une compote. A cette époque, les fruits consommés par les milieux modestes provenaient de vergers campagnards vierges d'insecticides. En se gavant d'épluchures, les gosses s'amusaient fort et, du même coup, se nourrissaient.

On comprend qu'actuellement, il y a de très nombreuses carences d'apport. Ces carences disparaîtront le jour où seront remises en honneur les cultures et l'alimentation biologiques, comme nombre de spécialistes le demandent depuis longtemps.

Mais à côté de ces carences, il en est d'autres, aggravantes : les carences d'utilisation. On les rencontre, par exemple, dans les cas de pauvreté du suc gastrique en acide chlorydrique.

Les *ongles* (14) sont cassants, ce phénomène étant d'ailleurs une excellente sonnette d'alarme, car ce symptôme précède la déminéralisation osseuse. On en tiendra donc le plus grand compte dans toute thérapeutique qui conteindra, obligatoirement, de la silice.

Les pertes en silice précèdent, en effet, les pertes calciques comme celles d'autres minéraux et sont, de toutes, les plus marquées.

Il est remarquable de constater que, de tout temps, la silice fut indiquée pour reminéraliser les tuberculeux. On la donnait sous forme de prêle (15) (décoction ou poudre), et Renon, Henri Leclerc,

(14) Dans les cendres de l'ongle normal, on trouve 10 % de soufre, 12 % de calcium et 20 % *de silice*.

(15) On ne savait pas encore que la prêle contient, dans ses cendres, jusqu'à 70 % de silice. Cette plante, de la famille des équisétacées, est sans doute l'une des plantes *les plus riches du monde* en silice.

Chevalier furent, parmi les auteurs contemporains, ceux qui revinrent le plus nettement sur cette importante question.

On a d'ailleurs découvert partie des migrations curieuses existant entre le calcium et la silice dans nombre d'états pathologiques.

Etudiant expérimentalement, sur les rats blancs, la consolidation des fractures des membres, R. H. Monceaux (1959) remarqua que les progrès étaient incomparablement plus rapides lorsqu'on administrait à l'animal de la silice végétale. Ainsi la silice se trouve-t-elle indiquée dans tous les cas d'interventions chirurgicales osseuses.

On a constaté que le fœtus des mammifères est très riche en silice, cette réserve étant naturellement adaptée à la formation des os, des dents, des phanères et à leur entretien. Aussi conçoit-on que la femme enceinte doive recevoir une dose de silice supplémentaire pendant sa gestation et les mois ultérieurs.

La silice favorise, en outre, l'assimilation du phosphore. Aussi l'administrera-t-on dans les cas, de plus en plus nombreux, d'affections nerveuses et d'asthénies.

Nous savons maintenant que, chez les déminéralisés, les pertes en silice sont proportionnellement plus importantes que celles relatives aux autres éléments. Chez des sujets décédés de cachexie tuberculeuse, les os ont perdu 13 % de magnésium, 25 % de calcium et 45 % de silice.

Sur le chapitre de la tuberculose, alors que le poumon normal contient environ 0,18 % de silice, le poumon tuberculeux n'en contient que 0,009 %. Certains travaux nous ont enseigné que le lobe supérieur droit, le plus fréquemment atteint par le bacille de Koch, est le plus pauvre en silice de tous les lobes pulmonaires. Le lobe supérieur gauche, le plus atteint après son prédécesseur, contient un peu plus de silice que lui mais moins que le lobe inférieur droit qui est le moins vulnérable à la tuberculose.

Quant au pancréas, le moins tuberculinisable de tous les organes, il contient la plus forte quantité de silice reconnue dans l'organisme.

Chez les animaux prédisposés à la tuberculose (cobaye, vache) on constate une pauvreté tissulaire en silice contrairement aux moutons ou aux chèvres beaucoup moins réceptifs.

La silice est donc indiquée dans tous les états tuberculeux et pour leur prévention.

Dans le domaine du cancer, on a remarqué que cette affection s'avérait beaucoup plus rare dans les régions riches en magnésium, et aussi en silice. A l'inverse, on trouve une prolifération de cancéroses dans les régions à sols calcaires. La silice favorise l'élimination de déchets et est un puissant facteur de détoxication. Elle agit comme minéralisant général, du tissu conjonctif en particulier, élément primordial de l'opposition organique à la progression des cellules cancéreuses.

Vis-à-vis de l'athérosclérose, la silice joue un rôle capital. On sait qu'elle est facteur de souplesse et d'élasticité. Or l'épaississement artériel se fait aux dépens des tissus élastiques de l'artère. Les travaux de M. et J. Loeper ont démontré qu'il y a une baisse de la silice dans l'athérosclérose et que cette baisse est concomitante d'un défaut de l'élasticité tissulaire.

La silice, enfin, en l'état actuel de nos connaissances, améliore les états diabétiques.

Ainsi comprend-on que grâce à ce constituant, la prêle ait pu être considérée comme l'une des *panacées* des siècles précédents.

Les travaux modernes ont d'ailleurs confirmé que le meilleur traitement d'apport en silice résidait dans l'administration de silice végétale sous la forme de prêle (deux à quatre grammes par jour en moyenne, sous forme de poudre en cachets, ou telle quelle absorbée avec une gorgée d'eau à l'occasion des repas).

La silice se trouve donc indiquée dans de nombreux syndromes et particulièrement dans tous les cas de croissance difficile, retards d'ossification ou de dentition, déminéralisation, rachitisme, affections tuberculeuses,, cancérose, athérosclérose, sénescence, phénomènes arthrosiques, diabète et aussi dans toutes les asthénies. Sa valeur préventive est incontestable.

● LE SODIUM est un alcalinisant du milieu humoral. Il intervient dans de nombreux processus organiques et les récentes études n'en donnent qu'une faible idée.

Ce qu'on sait toutefois dans le public, c'est qu'il fait partie du sel, autrement nommé chlorure de sodium, et que le sel est supprimé généralement chez les cardiaques et chez les individus frappés d'excès de poids.

Or, depuis les premières prescriptions de ce genre, les médecins ont reconnu que le sel raffiné de table devait rester frappé d'interdiction quand le sel marin était autorisé. C'est que le premier est du chlorure de sodium à peu près pur, donc déséquilibré, même si — aux fins publicitaires — on lui a ajouté un peu d'iode. Quant au second, c'est un produit de la mer livré tel quel (il est gris et humide, donc beaucoup moins agréable à l'utilisation). Mais il n'est pas nocif aux malades du cœur et ce n'est sûrement pas lui le responsable de l'obésité.

Très répandu dans le règne animal et dans les végétaux (céréales, légumes, fruits), on le trouve sous de multiples combinaisons : chlorures, citrates, iodures, phosphates, bicarbonates.

• LE SOUFRE est un élément d'importance capitale pour les os, les dents, phanères, tendons, articulations. C'est aussi un dépuratif et un anti-infectieux (intestinal et général). Il joue un rôle notable dans le traitement des troubles hépato-biliaires. On constate une baisse du soufre chez les sujets âgés (L. Randoin, L. Binet, Coste et Forestier, M. Loeper, Helveke,...). On en trouve 80-100 mg pour 100 g de tissu sec de paroi artérielle.

Signalons que l'hyposulfite, en injections I.V., abaisse le cholestérol de 10 à 20 % (Emgé Lumière).

On l'emploie notamment contre les rhumatismes, l'arthritisme, l'athérosclérose, la goutte, la sénescence (J. Loeper), les dermatoses, les affections pulmonaires, les troubles hépato-biliaires, les infections diverses (intestinales, sinusites...), les artérites, l'hypertension (Schroeder), le diabète sénile, etc.

On le rencontre dans de nombreux végétaux : ail, cresson, oignon, radis, *radis noir,* pomme de terre, datte, amande, dans le pollen...

• LE ZINC (selon les auteurs : 0,002 % dans l'organisme, un individu de 70 kg en comporte 1,5 à 2 g), constituant de plusieurs enzymes, joue un rôle important dans le métabolisme. Nécessaire à la synthèse de l'A.D.N. et de l'A.R.N. (16), c'est un stimulant et un régulateur de l'hypophyse et des glandes génitales. Il joue un rôle dans le fonctionnement du pancréas et intervient dans la formation des globules sanguins.

Les besoins journaliers sont de 10-15 mg.

Sa carence résulte d'un manque d'apport alimentaire ou de certaines affections : diverses altérations cellulaires, affections rénales, cirrhose hépatique,... Elle entraîne des retards de poids et de croissance (cf. à Vitamine A), de l'hypogonadisme chez le mâle, des altérations cutanées, des modifications mentales,... (travaux de Prasad).

Les recherches poursuivies sur cet élément, comme pour l'ensemble de ce chapitre, sont d'une extrême complexité.

Les besoins journaliers sont de l'ordre de 15 mg.

On le trouve dans le blé, l'orge, la betterave, le chou, l'épinard, la tomate, la pêche, l'orange...

On le prescrit, en traitement catalytique, également dans les syndromes adiposo-génitaux, associé suivant les cas à l'hypophyse, au thymus, à la thyroïde, à l'iode... et dans l'asthénie, associé aux vitamines, naturelles cela va de soi. (Mme Randoin a montré que pour traiter certaines carences, comme pour assurer une respiration cellulaire correcte, l'association du zinc et des vitamines est indispensable).

Si, d'une façon générale, pour des individus proches de l'équilibre physiologique, une nourriture suffisamment variée en crudités peut suffire à maintenir l'équilibre souhaitable, il est des cas où un apport thérapeutique de certains oligo-éléments — administrés isolément ou en associations diverses — s'avère recommandable.

La thérapeutique catalytique par les oligo-éléments s'est donné, depuis plusieurs années, pour mission de combler un certain déficit observé jusqu'alors.

---

(16) A.D.N. : acide désoxyribonucléique, molécule géante formée de sucre, de phosphate et d'une base azotée. Constituant des chromosomes, supports des caractères héréditaires. A.R.N. : acide ribonucléique, molécule comparable, avec diverses variantes.

Cette thérapeutique s'applique, certes, aux affections organiques mais son grand domaine est, comme nous l'avons vu, la multitude des troubles fonctionnels dont la progression suit un cours sensiblement parallèle à celle des maladies dégénératives.

Ces troubles fonctionnels, au stade prélésionnel, sont tout d'abord la multitude des dystonies neuro-végétatives de plus en plus souvent rencontrées : nervosisme, irritabilité, spasmes, fatigabilité, troubles gastriques, douleurs pré-cordiales, troubles circulatoires. Egalement les syndromes allergiques, toujours plus nombreux aussi, souvent liés à la notion de terrain : certains asthmes, migraines, eczémas, urticaires, œdèmes de Quincke, certaines affections hépato-biliaires, douleurs articulaires.

Les oligo-éléments prescrits isolément ? On en a vu, plus haut, quelques exemples.

Voici quelques précisions relatives à un certain nombre d'autres oligo-éléments prescrits actuellement en thérapeutique.

- L'ALUMINIUM est, pour le moment, classique en cas d'atonie, comme régulateur du sommeil et dans le retard intellectuel de l'enfant. En réalité, on n'en sait pas grand chose.

- L'ARGENT est bactéricide. On a, depuis longtemps, étudié les propriétés bactéricides de l'eau mise en contact avec ce métal.

Indiqué dans les infections (pulmonaires, grippales, intestinales, rénales,...) sous la forme des « granions d'argent ».

- LE BORE (0,00002 % dans l'organisme) est certainement intéressant dans l'équilibre phosphoré. Serait favorisant du sommeil.

- LE LITHIUM est un équilibrant psychique, indiqué dans les insomnies, la mélancolie, l'anxiété, les obsessions, la psychasthénie, les états dépressifs. Son administration a pu éviter à certains malades la pratique des narcoses ou des électrochocs.

Il semble, par ailleurs, antagoniste du potassium dans les affections cardiaques. On sait qu'un électrocardiogramme perturbé s'accompagne quelquefois d'une augmentation du potassium sanguin.

Il serait également une médication catalytique des troubles de la fonction éliminatoire (urée, goutte).

• L'OR, enfin, est un anti-infectieux et un anti-inflammatoire bien connu depuis de nombreuses années (A. Lumière).

On conçoit que la thérapeutique catalytique par les oligo-éléments soit du domaine exclusif du médecin. D'autant plus qu'actuellement, de nombreuses associations catalytiques sont venues compléter l'arsenal des oligo-éléments prescrits individuellement.

Les plus usuelles feront l'objet d'une courte énumération :

— « *Cuivre-or-argent* » est indiqué dans tous les états infectieux aigus, les affections dégénératives, l'absence de défense organique. Sous certains de ses aspects, il se comporte comme un véritable antibiotique.

En sont justiciables notamment : la furonculose, la grippe, les angines, la tuberculose, les staphylococcies, les suppurations osseuses, la poliomyélite, les rhumatismes y compris le rhumatisme articulaire aigu, la polyarthrite chronique évolutive, les dépressions physiques et psychiques (sénescence, mélancolie, goût de l'abandon de l'existence), le déficit en globules blancs.

— « *Cuivre-nickel-cobalt* » est indiqué comme médication équilibrante endocrinienne, notamment des troubles pancréatiques.

— « *Manganèse-cobalt* » est indiqué dans les cas de dérèglement vago-sympathique, les troubles circulatoires des membres inférieurs (crampes, stases, jambes lourdes, varices, œdèmes post-phlébitiques), certains ulcères gastriques, les troubles douloureux des règles, la ménopause, les états neuro-arthritiques, les colites spasmodiques, les précordialgies, les coronarites, les artérites, les déficiences de la mémoire, l'anxiété, le pessimisme habituel.

— « *Manganèse-cuivre* » : le cuivre est un anti-infectieux et un anti-inflammatoire. Le manganèse est un remède de l'arthritisme. L'association est indiquée dans les états arthro-tuberculeux, les états tuberculiniques, certains asthmes, la coqueluche, les états infectieux chroniques pulmonaires, intestinaux (entérocolites), urinaires, la fragilité de l'arbre respiratoire, les rhinopharyngites, la fatigabilité chronique.

— « *Manganèse-cuivre-cobalt* » sera donné dans les asthénies et les anémies.

— « *Zinc-cuivre* » est le traitement catalytique des dérèglements hypophyso-ovariens et orchitiques. On le prescrit dans les troubles des règles des jeunes filles, les troubles pubertaires, les retards de développement, le syndrome adiposo-génital, la fatigue résultant de ces états.

— « *Zinc-nickel-cobalt* » est indiqué dans les troubles de l'axe hypophyso-pancréatique, et surtout le diabète.

Ainsi, les travaux modernes ont-ils mis l'accent sur les oligo-éléments dont la quantité infinitésimale, à l'état de traces, est indispensable à la construction et à la constitution de la matière vivante. On sait aussi le caractère d'interdépendance des oligo-éléments. L'intervention simultanée de plusieurs est, en effet, généralement nécessaire à l'obtention du résultat. Ainsi le fer, le cuivre et le cobalt doivent-ils intervenir dans le traitement de l'anémie. On n'en sait guère plus, toutefois, notamment pour la question des doses.

On a créé, depuis peu, le terme « bio-catalyseur » qui déborde le cadre de certains oligo-éléments. Il s'agit toujours d'éléments qui, malgré leur masse négligeable, possèdent une action indispensable dans le domaine biologique mais ce sont des vitamines, des hormones, des enzymes, des acides aminés. Seuls certains oligo-éléments, pour le Pr Caujolle, peuvent actuellement figurer sous cette terminologie : le cobalt, le cuivre, le fer, le fluor, l'iode, le manganèse, le zinc. Les autres (brome, césium, lithium, molybdène...), ne seraient, au plus, qu'utiles. Ce domaine, comme tout autre, est cependant sujet à certains remaniements et certains oligo-éléments (aluminium, bore...), ont été récemment reconnus dignes de figurer dans la famille des bio-catalyseurs.

Les nuances sont quelquefois délicates à apprécier dans ce domaine. Certains éléments plastiques (magnésium, calcium, phosphore, silice...), peuvent également intervenir dans les activités catalytiques. Ce n'est plus leur masse qui agit mais leurs traces. Il en est ainsi du calcium qui se trouve, d'une part, immobilisé en grande partie dans les os et qui, par ailleurs, grâce à des traces ionisées intervient dans la chaîne des phénomènes qui régissent la régulation neuro-endocrinienne ou la coagulation sanguine. Plastique dans le premier cas, le calcium se comporte dans le second comme un oligo-élément.

Les mécanismes d'intervention des oligo-éléments sont, en réalité, fort mal connus, ce qui ne saurait étonner en raison de la faiblesse de nos moyens d'analyse et aussi de la complexité des phénomènes biologiques. Dans ces phénomènes, tous les constituants organiques, à des degrés divers, sont interdépendants. Tout apport est susceptible de déclencher des réactions en chaîne. Bénéfiques ou néfastes, ces réactions entraînent à leur tour un état nouveau différent de l'équilibre idéal et provocateur de réactions nouvelles... Jusqu'à l'obtention espérée de l'équilibre que l'organisme sera, ou non, en mesure de réaliser. Car pour reprendre une idée ancienne : nous ne guérissons pas, nous ne pouvons qu'aider l'organisme à se guérir lui-même.

Le problème apparaît donc d'une extrême complexité, « difficile à fixer, mouvant, sans frontière, écrit J. Cotte, le thérapeute agissant bien souvent en aveugle ou... en apprenti sorcier : les résultats observés peuvent participer à divers types d'action suivant les doses administrées et aussi le degré d'absorption différent suivant les individus et les doses d'administration ». Outre l'importance des problèmes d'absorption et d'assimilation de la concentration optima, il y a celle, non moins capitale, des indications qui sont le plus souvent délicates à poser (quelques rares cas mis à part comme celui du fer dans certaines anémies ou celui de l'iode dans les goitres simples).

En attendant que nos connaissances soient plus précises sur ce sujet, je crois que les oligo-éléments ne doivent pas, pour la majorité, être prescrits inconsidérément, non plus qu'isolément. Dans l'état actuel des choses, il me paraît inconcevable, avec Cotte, de restreindre une notion ou une thérapeutique de terrain aux seuls oligo-éléments. Bien que cette thérapeutique, en effet, ne soit jamais violente et qu'elle soit atoxique, bien que, sur un diagnostic bien établi, elle puisse se prévaloir d'actions nettes, parfois spectaculaires, elle ne saurait toutefois constituer une panacée sous prétexte que les oligo-éléments participent à l'ensemble des réactions métaboliques. Leur emploi, en revanche, parfaitement compatible avec d'autres médications, est souvent indiqué en associations diverses.

L'argile, produit naturel, en contient d'innombrables, en proportions synergiques. Les aliments biologiquement sains, non dénaturés ou trafiqués, en sont richement pourvus dans leur équilibre premier. Leur usage général est susceptible, dans cette optique comme sur tant d'autres, de prévenir nombre d'affections ou d'aider à les traiter efficacement.

CHAPITRE V

CEREALES, FRUITS ET LEGUMES ETUDIES

On ne cherchera pas dans cet ouvrage certains condiments tels que le basilic, la cannelle, l'estragon, la girofle, la sarriette, etc. qui, en raison de leurs propriétés aromatiques, sont étudiés dans mon livre Aromathérapie (Maloine, édit. Paris, 1964, 10e édition, parue en 1984).

Quant aux plantes médicinales, elles font l'objet de mon livre : *Phytothérapie* (Maloine, édit. 5e édition 1983).

D'aucuns ont pu s'étonner des propriétés curieusement nombreuses de beaucoup de végétaux. De là à évoquer le charlatanisme ou l'aberration !...

L'explication est beaucoup plus simple et réside dans l'extrême richesse et la diversité des constituants des plantes, dont la composition actuellement connue est déjà suffisamment éloquente : un auteur américain ne les a-t-il pas décrites comme « les plus grands laboratoires du monde » ?

Enfin, si j'ai conservé des recettes d'apparence surannée, certaines délicates ou longues à mettre en œuvre, c'est qu'elles ont été décrites non par de vagues imaginatifs délirants mais par des hommes pondérés, observateurs et dignes de foi. De temps à autre, il est porté à ma connaissance qu'elles sont toujours effectivement suivies de bons résultats... ce qu'au demeurant je n'ignore pas, étant donné que mes ouvrages sont à la fois le résultat de mes lectures, de mes recherches, comme de mon expérience et de mes contrôles.

Nom français	Correspondance botanique
AIL	*Allium sativum*
ABRICOT	*Prunus armeniaca*
AIRELLE (voir myrtille).	
ALGUES MARINES (voir laminaires et varech vésiculeux).	
AMANDE	*Prunus Amygdalus*
ANANAS	*Ananas sativus*
ANIS DOUX (voir fenouil).	
ARACHIDE	*Arachis hypogola*
ARTICHAUT	*Cynara scolymus*
ASPERGE	*Asparagus officinalis*
AUBERGINE	*Solanum melongerra*
AVOCAT	*Persea gratissima*
AVOINE	*Avena sativa*
BANANE	*Musa sapienta et M. parasidiaca*
BETTE (ou poirée)	*Beta vulgaris cicla*
BETTERAVE	*Beta vulgaris rapa*
BLE	*Triticum vulgare*
CACAHUÈTE (voir arachide).	
CAFÉ	*Coffea arabica*
CAROTTE	*Daucus carota*
CASSIS	*Ribes nigrum*
CELERI	*Apium sativus*
	Choerophyllum sativum
CERFEUIL	*Cerefolium sativum*
CERISE	*Cerasus vulgaris*
CHAMPIGNONS	*(Nom générique)*
CHATAIGNE (ou marron)	*Castanea vulgaris*
CHICOREE SAUVAGE	*Cichorium intybus*
CHOU	*Brassica oleracea*
CIBOULE	*Allium fistulosum*

CIBOULETTE (ou civette) .... *Allium schœnoprasum*
CITRON .... *Citrus limonum*
CITROUILLE ET COURGE
MUSQUEE .... *Cucurbita pepo, c. moschata*
CIVETTE (voir ciboulette).
COING .... *Cydonia vulgaris*
CONCOMBRE .... *Cucumis sativus*
CORNICHON (voir concombre.
COURGE (voir citrouille).
CRESSON .... *Nasturtium officinale*
DATTE .... *Phœnix dactylifera*
ECHALOTE .... *Allium escalonicum*
EPINARD .... *Spinacia oleracea*
FAINE .... *Fagus sylvaticus*
Anethum fœniculum
FENOUIL (ou anis doux) .... *Fœniculum vulgare*
FIGUE .... *Ficus carica*
FIGUE DE BARBARIE .... *Cactus opuntia*
FRAISE .... *Fragaria vesca*
FRAMBOISE .... *Rubus idoeus*
FUCUS VESICULOSUS (voir varech vésiculeux).
GRENADE .... *Punica granatum*
GROSEILLE .... *Ribes rubrum*
GROSEILLIER NOIR (voir cassis).
HARICOT EN GRAINS .... *Phaseolus vulgaris et Phaseolus coccineus*
HARICOT VERT .... *Phaseolus vulgaris*
HELIANTHE (voir tournesol).
LAITUE .... *Lactuca sativa - L. Virosa*
LAMINAIRES .... *Laminaria flexicaulis, cloustoni...*
LENTILLE .... *Ervum lens*

LEVURE DE BIERE	*Saccharomyces cerevisiae*
MACHE	*Valerianella olitoria*
MAIS	*Zea maïs*
MANDARINE	*Citrus mandarina*
MARRON (voir châtaigne)	
MELON	*Cucumis melo*
MILLET	*Milium effusum, Panicum miliaceum, Setaria italica*
MURE	*Morus nigra*
MURE SAUVAGE	*Rubus fructicosus*
MYRTILLE (ou airelle)...........	*Vaccinium myrtillus*
NAVET	*Brassica napus*
NEFLIER	*Mespillus germanica*
NOISETTE	*Corylus avellana*
NOIX	*Juglans regia*
NOIX DE COCO	*Cocos nucifera*
OIGNON	*Allium cepa*
OLIVE	*Olea europa*
ORANGE	*Citrus aurantium (variétés : C. dulcis, C. amara)*
ORGE	*Hordeum vulgare*
OSEILLE	*Rumex acetosa*
PALMIER	
PANAIS	*Citrus decumana*
PAMPLEMOUSSE	*Pastinaca sativa*
PAPAYE	*Carica papaya*
PASTEQUE	*Cucurbita citrullus*
PECHE	*Amygdalus persica - Prunus persica*
PERSIL	*Petroselinum sativum - Apium petroselinum*
PIGNON DOUX	*Pinus Pinea*
PISSENTLIT	*Taraxacum dens leonis*

PISTACHE .... *Pistacia vera*
POIRE .... *Pirus communis*
POIREAU .... *Allium porum*
POIREE (voir bette).
POIS .... *Pisum sativum*
POIS CHICHE .... *Cicer arietinum*
POMME .... *Malus communis*
POMME DE TERRE .... *Solanum tuberosum*
POTIRON (voir citrouille).
POURPIER .... *Portulaca oleracea*
PRUNE ET PRUNEAU .... *Prunus domestica*
RADIS NOIR .... *Raphanus niger*
RADIS ROSE .... *Raphanus sativus*
RAISIN .... *Vitis vinifera*
RAVE (voir navet).
RHUBARBE .... *Rheum officinale, r. palmatum, rhaponticum.*
RIZ .... *Oryza sativa*
RUTABAGA .... *Brassica napus (variété de)*
SALSIFIS .... *Tragopogon pratensis*
SARRAZIN .... *Polygonum fagopyrum P. tataricum*
SEIGLE .... *Secale cereale*
SOJA .... *Soja hispida*
SOYA (voir soja).
TETRAGONE .... *Tetragonia expansa*
THE .... *Thea chinensis*
TOMATE .... *Lycopersicum*
TOPINAMBOUR .... *Helianthus tuberosus*
TOURNESOL (ou hélianthe) ..... *Helianthus annuus*
VARECH VESICULEUX .... *Fucus vesiculosus*

Nom botanique	Correspondance en français
Allium cepa	OIGNON
Allium sativum	AIL
Allium escalonicum	ECHALOTE
Allium fistulosum	CIBOULE
Allium porum	POIREAU
Allium schœnoprasum	CIBOULETTE (ou civette)
Amygdalus persica - prunus persica	PECHE
Ananas sativus	ANANAS
Anethum foeniculum (foeniculum vulgare)	FENOUIL (ou aniș doux)
Apium sativus	CELERI
Apium petroselinum	PERSIL
Arachis hypogola	ARACHIDE (ou cacahuète)
Asparagus officinalis	ASPERGE
Avena sativa	AVOINE
Beta vulgaris cicla	BETTE (ou poirée)
Beta vulgaris rapa	BETTERAVE
Brassica napus	NAVET
Brassica napus (variété de)	RUTABAGA
Brassica oleracea	CHOU
Cactus opuntia	FIGUE DE BARBARIE
Carica papaya	PAPAYE
Castanea vulgaris	CHATAIGNE (ou marron)
Cerasus vulgaris	CERISE
Choerophyllum sativum (et cerefolium sativum)	CERFEUIL
Cicer arietinum	POIS CHICHE
Cichorium intybus	CHICOREE SAUVAGE

Citrus aurantium .... ORANGE

Citrus decumana .... PAMPLEMOUSSE

Citrus limonum .... CITRON

Citrus mandarina .... MANDARINE

Cocos nucifera .... NOIX DE COCO

Coffea arabica .... CAFE

Corylus avellana .... NOISETTE

Cucumis melo .... MELON

Cucumis sativus .... CONCOMBRE (et cornichon)

Cucurbita citrullus .... PASTEQUE

Cucurbita pepo (et cucurbita moschata) .... CITROUILLE (et courge musquée, potiron)

Cydonia vulgaris .... COING

Cynara scolymus .... ARTICHAUT

Daucus carota .... CAROTTE

Ervum lens .... LENTILLE

Fagus sylvaticus .... FAINE

Ficus carica .... FIGUE

Foeniculum vulgare .... FENOUIL (ou anis doux)

Fragaria vesca .... FRAISE

Fucus vesiculosus .... VARECH VESICULEUX

Helianthus annuus .... TOURNESOL (ou hélianthe)

Helianthus tuberosus .... TOPINAMBOUR

Hordeum vulgare .... ORGE

Juglans regia .... NOIX

Lactuca sativa - L. virosa ..... LAITUE

Laminaria flexicaulis,

Laminaria flexicaulis, cloustoni LAMINAIRES

Lycopersicum .... TOMATE

Malus communis .... POMME

Mespillus germanica .... NEFLIER

Milium effusum .... MILLET

Morus nigra .... MURE

Musa sapientum et M. parasidiaca .... BANANE
Nasturtium officinale .... CRESSON
Olea europoea .... OLIVE
Oryza sativa .... RIZ
Panicum miliaceum .... MILLET
Pastinaca sativa .... PANAIS
Persea gratissima .... AVOCAT
Petroselinum sativum .... PERSIL
Phaseolus vulgaris .... HARICOT VERT
Phaseolus vulgaris (et phaseolus vulgaris coccineus) .... HARICOT EN GRAINS
Phœnix dactylifera .... DATTE
Pinus pinea .... PIGNON DOUX
Pirus communis .... POIRE
Pistacia vera .... PISTACHE
Pisum sativum .... POIS
Polygonum fagopyrum (et P. tataricum) .... SARRASIN
Portulaca oleracea .... POURPIER
Prunus amygdalus .... AMANDE
Prunus armeniaca .... ABRICOT
Prunus domestica .... PRUNE ET PRUNEAU
Punica granatum .... GRENADE
Raphanus niger .... RADIS NOIR
Raphanus sativus .... RADIS ROSE
Rheum officinale, palmatum .. RHUBARBE
Ribes nigrum .... CASSIS
Ribes rubrum .... GROSEILLE
Rubus fructicosus .... MURE SAUVAGE
Rubus idoeus .... FRAMBOISE
Rumex acetosa .... OSEILLE
Saccharomyces cerevisiae ..... LEVURE DE BIERE

Secale cereale .... SEIGLE
Setaria italica .... MILLET
Soja hispida .... SOJA
Solanum melongerra .... AUBERGINE
Solanum tuberosum .... POMME DE TERRE
Spinacia oleracea .... EPINARD
Taraxacum dens leonis .... PISSENLIT
Tetragonia expansa .... TETRAGONE
Thea chinensis .... THE
Tragopogon pratensis .... SALSIFIS
Triticum vulgare .... BLE
Vaccinium myrtillus .... MYRTILLE (ou airelle)
Valerianella olitoria .... MACHE
Vitis vinifera .... RAISIN
Zea maïs .... MAIS

CHAPITRE VI

ETUDE PARTICULIERE DES CEREALES, FRUITS ET LEGUMES

Abricot

Armeniaca vulgaris.
Rosacée.

- PRINCIPAUX CONSTITUANTS CONNUS : Vitamines A (dont il est abondamment pourvu), B, C, PP. Sucres (lévulose et glucose : 10 à 13 %) et une substance voisine de la carottine, protides (0,43 à 1 %), lipides (0,12 %). Sels minéraux et oligo-éléments : magnésium, phosphore, fer, calcium, potassium, sodium, soufre, manganèse, fluor, cobalt, brome.

- PROPRIETES :
  - — Très nutritif (énergétique et plastique), à *maturité complète,* et très digestible, sauf pour certains dyspeptiques.
  - — *Anti-anémique.*
  - — Régénérateur tissulaire et nervin (équilibrant nerveux).
  - — Augmente les réactions naturelles de défense.
  - — Apéritif.
  - — Rafraîchissant.
  - — Astringent (à l'état frais, donc antidiarrhéique).
  - — Laxatif (à l'état sec).

● INDICATIONS :

— *Asthénie* physique et intellectuelle (états dépressifs).
— *Anémie.*
— Nervosisme, insomnies.
— Inappétence.
— Convalescences.
— Recommandé aux enfants (rachitisme, retard de croissance), adolescents et vieillards.
— Diarrhées, constipation.

● MODE D'EMPLOI :

— Le fruit tel quel, très mûr.
— Compotes.
— Jus.

N. B.

(1) Dans l'anémie consécutive à une hémorragie, on a constaté expérimentalement que la cure d'abricots donne des résultats comparables à la cure de foie de veau (cf. travaux d'H. Leclerc). Et encore, à l'époque, ne s'agissait-il pas de foie de veau aux hormones, ...

	RANDOIN	WITT ET MERILL
Calories	52	51
Protides (g)	0,8	1
Lipides (g)	0,1	0,1
Glucides (g)	12	12,9
Eau (g)		85,4
Extrait sec p. 100		
Ca (mg)	15	16
K (mg)	300	
Na (mg)	5	
P (mg)	23	23
Cl (mg)	2	
Fe (mg)	0,4	0,5
S (mg)	6	
Mg (mg)	11	
Zn (mg)	0,04	
Cu (mg)	0,12	

	RANDOUIN	WITT ET MERILL
VITAMINES :		
A (mg)	1 à 7	2 790 U. I.
B1 (mg)	0,06	0,03
B2 (mg)	0,3	0,05
C (mg)	10	7
PP (mg)	6,7	

(2) En applications externes, le jus d'abricot est un tonifiant des peaux normales (soins du visage).

(3) Composition de l'abricot frais (pour 100 g de pulpe).

L'abricot fournit environ (pour 100 g) :

— 45 % de la ration quotidienne de vitamine A nécessaire à un adulte sain, 8 % de la vitamine C, 2 à 6 % de la vitamine B_1, 3 % de la vitamine B_2.

C'est donc surtout sa richesse en vitamine A qui caractérise l'abricot.

Ail

Allium sativum

Liliacée

Plante condimentaire connue depuis la plus haute Antiquité. C'était « la thériaque des paysans » de Galien. Les Egyptiens l'élevèrent au rang de divinité. Les ouvriers qui édifièrent les Pyramides recevaient chaque jour une gousse d'ail pour ses vertus tonifiantes et antiseptiques. L'ail fut considéré comme une panacée chez les Hébreux, les Grecs et les Romains.

Croît spontanément en Espagne, Sicile, Egypte, Algérie... Cultivé en France.

Parties utilisées : bulbe en cuisine et dans diverses préparations médicinales, ainsi que son *essence*... que je n'ai personnellement jamais prescrite car elle est aggressive aussi bien pour le tube digestif de l'usager que pour les rayonnages des pharmaciens (elle transmet son odeur de marque à tout ce qui l'entoure).

• PRINCIPAUX CONSTITUANTS CONNUS : glucoside sulfuré, huile *volatile* mélange de sulfure et d'oxyde d'allyle à peu près purs (Wertheim), soufre, iode, silice, fécule,... deux principes antibiotiques (allicine et garlicine, L. Binet), allistatines I et II d'action puissante sur le staphylocoque...

Composition, d'après L. Randouin et coll. (pour 100 g) :

Calories	138,00
Eau	63,00
Protides	6,70
Lipides	0,10
Glucides	28,00
Cellulose	1,00
Zinc	1,00
Manganèse	1,30
Vitamine C	18 mg
Vitamine B_1	0,18

(Curieusement, le soufre, très important, n'est pas mentionné ici).

• PROPRIETES :

Usage interne :

— *antiseptique intestinal et pulmonaire* (l'essence s'élimine partiellement par le poumon)
— bactériostatique et bactéricide (usage interne et externe : Torotsev et Filatova)
— *tonique* (comparé au quinquina)
— *stimulant* général (*cardiotonique)* et des organes *digestifs*
— stimulant opératoire
— *hypotenseur* (vaso-dilatateur des artérioles et capillaires d'après Loeper) dans les cas d'hypertension
— ralentisseur du pouls
— antispasmodique
— rééquilibrant glandulaire
— ***antiscléreux*** **(dissolvant de l'acide urique, fluidifiant sanguin)**

— *diurétique*
— anti-goutteux, anti-arthritique
— apéritif
— *stomachique* (active la digestion des aliments mucilagineux et visqueux)
— carminatif
— *vermifuge* (Hippocrate, Dioscoride, Galien, ...)
— fébrifuge
— préventif du cancer (A. Lorand)

Usage externe :

— coricide
— vulnéraire
— antiparasitaire
— antalgique
— résolutif
— tonique général.

• INDICATIONS :

Usage interne :

— prophylaxie et traitement des *maladies infectieuses* (épidémies grippales, typhoïde, diphtérie)
— diarrhées, *dysenteries* (Marcovici)
— *affections pulmonaires :* bronchites chroniques, tuberculose (Cuguillère), gangrène (Lœper et Lemaire), grippe, rhumes...
— *asthme et emphysème* (modificateur des sécrétions bronchiques)
— coqueluche (H. Leclerc)
— asthénie faiblesse générale
— spasmes intestinaux
— atonie digestive
— hypertension artérielle (Pouillard)
— fatigue cardiaque
— certaines tachycardies
— spasmes vasculaires, troubles circulatoires
— varices, hémorroïdes
— déséquilibres glandulaires
— *artériosclérose,* sénescence (Pr H. Thiersch)
— pléthore, hypercoagulabilité sanguine

— *rhumatismes, goutte,* arthritisme
— oligurie
— œdème des jambes
— hydropisie•
— *lithiase urinaire*
— blennorragie
— manque d'appétit
— digestions pénibles
— flatulences
— *parasites intestinaux (ascaris, oxyures, tœnia)*
— prévention du cancer (par son action antiputride intestinale, explication en l'état actuel de nos connaissances).

Usage externe :

— cors et verrues, durillons
— plaies, plaies infectées, ulcères
— gale, teigne
— otalgies, névralgies rhumatismales
— surdité rhumatismale
— piqûres de guêpe, d'insectes
— abcès froids, tumeurs blanches, kystes

● MODE D'EMPLOI :

Usage interne :

— ail dans la salade et l'alimentation d'une manière habituelle (de préférence cru)
— une ou deux gousses d'ail chaque matin (goutte, santé générale) et d'une manière habituelle, chaque jour aux repas
— système recommandable : le soir, hacher 2 gousses avec quelques branches de persil et ajouter quelques gouttes d'huile d'olive. Le lendemain matin, en faire une tartine pour le petit déjeuner (sur pain de seigle de préférence)
— *teinture* d'ail au 1/50 : X à XV gouttes, 2 fois par jour (XXX gouttes maximum par jour), par cures discontinues de quelques jours
— *alcoolature de bulbe frais :* XX à XXX gouttes, 2 fois par jour (bronchite chronique, emphysème, coqueluche, hypertension)
— *contre les parasites intestinaux :* 3 à 4 *gousses* râpées dans une tasse d'eau bouillante ou du lait. Laisser macérer toute la nuit.

Boire le lendemain matin à jeun, pendant 3 semaines

— ou encore : 25 g en décoction pendant 20 minutes dans un verre d'eau ou de lait. Deux verres par jour pendant 3-4 jours, à la lune descendante. Renouveler chaque mois (3 mois)
— *contre le tœnia :* râper les gousses d'une grosse tête d'ail, faire bouillir 20 minutes dans du lait. Boire chaque matin à jeun jusqu'à expulsion du ver (ne rien manger avant midi)
— suc d'ail : 20 g dans 200 g de lait tiède, à jeun *(vermifuge)*
— *sirop vermifuge :*

gousses d'ail écrasées	500 g
eau bouillante	1 litre

Laisser infuser une heure et passer. Ajouter 1 g de sucre. 30 à 60 g le matin à jeun (2 à 3 cuillerées à soupe)

● Pour neutraliser l'odeur de l'ail, mâcher 2 ou 3 grains de café, quelques grains d'anis ou de cumin, du cardamome (H. Leclerc), également une pomme ou une branche de persil.

Usage externe :

— l'ail, pilé avec de la graisse et de l'huile, donne un onguent appelé *moutarde du diable,* résolutif des *tumeurs blanches.*
— désinfection des plaies, ulcères : solution de suc d'ail à 10 % avec 1 à 2 % d'alcool — ou compresses de vinaigre d'ail : 30 g d'ail râpé macérés 10 jours dans 1/2 litre de vinaigre.
— gale, *teigne :* frictions avec le mélange : une partie d'ail et deux d'huile camphrée. Ou lavages avec une décoction d'ail (6 gousses pour un litre d'eau).
— mélange avec 2 parties d'huile camphrée et une d'ail, en frictions (rhumatismes), et le long de la colonne vertébrale contre la *faiblesse générale, l'anesthénie.*
— contre la *surdité* d'origine rhumatismale, introduire un tampon de coton imbibé de suc d'ail mélangé à de l'huile dans l'oreille, chaque soir.
— contre les *otalgies* : introduire dans l'oreille une gaze (assez longue pour pouvoir être retirée) contenant une demi-gousse d'ail râpée mélangée à de l'huile.
— *coricide* (cors, verrues, durillons) : piler une gousse d'ail, appliquer le soir en cataplasme frais, en protégeant, par un sparadrap, la peau saine. Résultats en moins de 15 jours. Ou

bien : appliquer une gousse d'ail chaude cuite au four. Renouveler plusieurs fois par jour (protéger la peau saine). Ou encore : couper une rondelle d'ail, appliquer sur le cor et maintenir. Renouveler matin et soir.

— *piqûres de guêpes,* insectes : extraire le dard et frotter avec un morceau d'ail (même chose avec oignon, poireau, sauge,...).

N.B.

1. L'ail ne convient pas aux sujets atteints de dermatoses, dartres, d'irritation de l'estomac et des intestins, ni aux nourrices (altère le lait et donne des coliques aux nourrissons). Il est contre-indiqué dans les syndromes congestifs pulmonaires : toux sanguinolentes, toux sèches et fortes, fièvres (H. Leclerc).

2. Selon une coutume ancienne, des gousses d'ail placées dans un sachet fixé au cou du patient, ou appliquées et maintenues sur le nombril, sont vermifuges et préventives des maladies infectieuses. Procédé apparemment bizarre portant toujours à sourire les pseudo-scientistes en faux-col omniscients. Mais efficace et nous en connaissons maintenant la raison : l'extraordinaire pouvoir de pénétration de l'essence à travers les téguments.

3. Quelques bulbes d'ail, pilés en *cataplasme,* peuvent remplacer la farine de moutarde. Le procédé est également utilisé, dans certains *rhumatismes,* pour obtenir une phlyctène.

4. Dans certaines régions (Midi, particulièrement) on utilise l'ail en suppositoires pour fortifier les enfants.

5. Dans la fièvre typhoïde, on a conseillé le traitement suivant : entourer les pieds du malade à l'aide d'un cataplasme d'ails râpés auxquels on ajoutera des oignons et orties pilés. Envelopper d'une couverture chaude. Renouveler toutes les heures.

6. En 1914, des essais furent entrepris au Metropolitan Hospital de New York sur plus de mille cas de tuberculose. Des 56 genres de traitements appliqués, les résultats obtenus par l'ail furent les meilleurs en tant que thérapeutique végétale.

7. *Teinture d'ail* (préparation) :

tubercules bulbeux d'ail	50 g
alcool à 60°	250 g

Débarrasser les bulbes des écailles foliacées qui les entourent, couper en morceaux et faire macérer 10 jours dans l'alcool en agitant fréquemment. Exprimer. Filtrer.

Emploi : à l'intérieur comme *antiseptique, vasodilatateur* et *hypotenseur,* antiscléreux, antirhumatismal, anti-asthmatique (dans ce dernier cas, quelques gouttes sur un morceau de sucre au moment de la crise).

8. *Quelques précisions supplémentaires :*

L'ail est certainement l'un des aliments-médicaments qui furent les plus étudiés, empiriquement, cliniquement, scientifiquement.

D'une excellente monographie du Dr G. Guierre (« Vie Naturelle »), j'ai extrait un certain nombre de notions, parfois oubliées :

A. Le Dr Cuguillère a publié, en 1929, un livre chez Maloine : « Guérison de la *tuberculose* par l'ail ». L'art médical devant obligatoirement s'assortir de nuances, il est certain qu'un praticien — sauf pour quelques syndromes bien connus — serait mal inspiré de vouloir traiter une maladie par un seul produit. Généralement, des traitements synergiques sont nécessaires. Mais ici, il est prouvé que l'ail a un grand mot à dire. J'ai sous les yeux une notice sur le « sérum végétal antituberculeux du Dr Cuguillère » remontant, selon toute vraisemblance à 40 ou 50 ans. Composé d'ail, de sels de chaux d'origine végétale à l'état colloïdal, d'un polysulfure d'allyle, de soufre extrait de plantes crucifères, le tout en solution glycérinée, ce produit est destiné à être injecté par voie hypodermique profonde mais peut être ingéré ou donné en lavements à conserver. Toutes ces attitudes sont, en effet, logiques.

De nombreuses expérimentations sur les bovidés furent effectuées, des examens anatomo-pathologiques pratiqués dès 1904. Des communications à l'Académie de Médecine furent faites dès 1908. Parmi les chercheurs, citons Dujardin-Beaumetz, Lœper, Forestier, Robin, Netter, Iscovesco, H. Martin-Roux (de Bichat), Royo de Barcelone, les vétérinaires Fauré et Guittard, etc... de grands noms que les médecins connaissent.

Dans ce domaine comme dans de nombreux autres, tous ces traitements négligés au profit de la sacro-sainte molécule nouvelle qui conduit à beaucoup plus de désastres qu'à des guérisons (cf. les statistiques... dignes de crédit) devraient d'urgence être réhabilités.

B. Effet *hypoglycémiant* de l'ail : expérimentations animales de Hoppe (1933), assez concluantes.

C. Action *anti-cancer :* les auteurs s'accordent sur l'effet préventif. Mais Nigelle fait état d'expériences pratiquées aux U.S.A. (Ohio) : des injections de cellules fraîches de sarcome ont été faites à des souris. Auparavant, les principes de l'ail avaient été administrés à un certain nombre de souris, qui résistèrent aux effets de l'inoculation, si bien qu'après 180 jours d'observation, elles étaient toujours en vie, alors que les animaux non traités à l'essence d'ail périrent dans les 16 jours.

Ces quelques notions exposées, on devra se rappeler que l'ail est d'une telle puissance qu'il doit être employé avec modération, en fonction de la tolérance personnelle. Il ne convient pas de suivre l'attitude de certaines personnes qui pensent encore « faire mieux » en multipliant les doses prescrites par 5 ou 10, et parfois plus. Les doses-matraques ne sont, en effet, pas plus indiquées en phyto-aromathérapie qu'en chimiothérapie. On se souviendra aussi qu'au-delà d'un certain seuil, les effets s'amoindrissent, deviennent nuls ou même s'inversent.

● QUELQUES RECETTES UTILES :

1. *Recette culinaire : la soupe à l'ail*

Prendre une gousse d'ail par personne et mettre dans une casserole avec un peu d'eau, de sel et de poivre. Faire bouillir à feu doux. Lorsque les gousses sont bien cuites, les écraser complètement. Prendre alors un œuf pour deux convives, les casser et les battre avec un peau d'eau. Incorporer peu à peu une partie de la purée d'ail et verser le tout dans la casserole, sur le reste, en remuant. Ajouter la quantité d'eau tiède suffisante. Couvrir et chauffer à feu doux. Mettre dans la soupière des croûtons frits au beurre blond et verser le liquide en le passant.

Cette soupe s'avère un tonique vasculaire et du système nerveux. Elle est indiquée en hiver, contre les affections respiratoires asthme, bronchites, rhumes...).

2. *La soupe aïgo-bouido :*

« Aliment composé de bouillon et de tranches de pain » (c'est la définition même du Larousse), le nom de *soupe* évoque souvent de nos jours un langage périmé, un mot de bas étage et qui, pour presque toutes les femmes horrifiées par leur ligne, porte l'étrange responsabilité de kilos superflus... dont les pâtisseries et le chocolat, l'alcool et la charcuterie comme l'habituel manque d'exercice sont, en réalité, les sûrs garants. La meilleure preuve ? C'est que les femmes (ou les hommes) qui veulent maigrir s'abstiennent de soupe. Moyennant quoi, en l'absence de toute autre attitude, elles (ou ils) n'ont jamais pu perdre un seul gramme.

On est déjà beaucoup plus dans le vent lorsqu'on parle de *potage,* qui n'est jamais d'ailleurs (le même Larousse dixit) qu'un « bouillon dans lequel on a mis du pain, ou toute autre substance alimentaire ».

Mais quand on est un vrai moderne, on ne parle plus que de *consommés* (comme les menus très distingués), qu'ils soient au porto ou aux tomates, quand il s'agit seulement — selon le Larousse encore que j'ai décidément fait travailler beaucoup ces temps derniers — d'un « bouillon riche en sucs de viande ».

Contrairement à certaines idées fausses fort soigneusement entretenues, aucune « soupe » de légumes n'a jamais fait grossir. Raisonnons quelques secondes : étant donné que le persil et le cerfeuil, l'ail et l'oignon (cf. les pages qui leur sont consacrées), le thym, le romarin, la sauge, comme la carotte, le navet, le céleri et le poireau sont de puissants diurétiques, comment une décoction de ces végétaux portant le nom de « soupe » pourrait bien faire grossir quand la même décoction étiquetée « tisane » a le pouvoir de drainer les déchets et l'eau retenue dans les tissus ?

Ceci rappelé, voici l'aïgo-bouido :

Dans 2 litres d'eau, faire infuser une dizaine de feuilles de sauge écrasées. Y ajouter sel, poivre, quelques gousses d'ail (selon les goûts) et un verre d'huile d'olive. Faire bouillir 10 minutes et verser sur des tranches fines de pain de campagne (genre pain Poilâne, ce pain au levain s'avérant — bien entendu — meilleur lorsqu'on le prend rassis).

On pourra lire au chapitre de la sauge, pourquoi l'aïgo-bouido gagne toujours plus d'adeptes.

3. *Quelques « trucs » à connaître :*

a) pour protéger les fruits de la putréfaction : disposer, dans le fruitier, des bocaux ouverts contenant des gousses d'ail coupées en deux (on peut également utiliser l'oignon) ;

b) pour remplacer la colle frotter, avec une gousse d'ail, les parties à recoller. Ajuster et maintenir ;

c) pour percer le verre : diluer 50 g d'acide oxalique dans 25 g d'essence de térébenthine. Ajouter 3 gousses d'ail râpées et laisser macérer 8 jours. Conserver dans un flacon bouché et agiter de temps en temps. A l'endroit désiré, on dépose une goutte et on opère avec un foret sans presser exagérément. Verser une goutte de temps à autre.

Airelle

(Voir myrtille)

Algues marines

Ce ne sont ni des fruits ni des céréales, mais certaines sont consommées, en place de légumes, dans l'alimentation journalière par plusieurs centaines de millions d'êtres humains. Les algues revêtent en effet, depuis toujours, une très grande importance pour les peuples orientaux et extrême-orientaux, également pour certaines populations nordiques.

Les Chinois, les Japonais, les Hawaiiens consomment de grandes quantités d'algues pour équilibrer leurs menus à base de riz et de poisson séché. Toniques généraux, les algues sont également appréciées dans ces pays pour leurs innombrables vertus. Les Japonais cultivent une algue rouge très estimée et consommée sous le nom de « *Nori* ». Les gelidium entrent dans la composition de soupes, confitures et pâtisseries.

Les Islandais mangent, depuis des siècles, certaines variétés d'algues rouges ou brunes.

En France, c'est surtout dans les restaurants chinois, japonais ou vietnamiens que les connaisseurs peuvent en bénéficier. Mais les algues sont utilisées dans certaines productions de notre industrie alimentaire. Elles font partie de petits déjeuners divers, entremets, potages ou préparations fruitées.

Les algues marines sont d'une richesse insoupçonnée, ce qui ne saurait surprendre pour qui pense, avec P. Gloess, qu'elles sont « la première manifestation de la vie sur notre globe ».

Elles contiennent des minéraux et des métalloïdes en abondance : de l'iode (jusqu'à 1 % de leur poids sec), du magnésium, du potassium, du calcium, du fer, de l'alumine, du manganèse, du phosphore, du soufre, du cuivre, du nickel, de l'or, du zinc, du cobalt, du strontium, du titane, du vanadium, de l'étain, du rubidium, du silicium. Aussi a-t-on pu les appeler des « concentrés d'eau de mer ».

Elles renferment des diastases et des vitamines (A,B,C,D_1, D_2,E,F,K,PP), des acides aminés (acide glutamique, cystine, méthionine, leucine, valine, tyrosine, lysine, acide aspartique), des glucides, des matières grasses, de la chlorophylle en quantité, des mucilages, des substances antibiotiques (1), etc.

Les *propriétés* des algues sont, de ce fait, multiples. Elles sont stimulantes, favorisent les échanges, tonifient les glandes endocrines et s'opposent ainsi au vieillissement. Rééquilibrant le terrain, elles renforcent nos défenses naturelles. Reminéralisantes, circulatoires, amaigrissantes (pour les obèses seulement), elles sont pourvues de pouvoirs antirhumatismaux, anti-infectieux, antiscrofuleux, antigoitreux.

Aussi ne sera-t-on pas surpris de leurs nombreuses *indications :*

— Adénites, lymphatisme.
— Prédisposition générale aux maladies, « patraquerie ».
— Déminéralisation, rachitisme, troubles de la croissance.
— Asthénies physique et intellectuelle.
— Anémie.
— Troubles glandulaires.
— Rhumatismes chroniques.
— Algies.

---

(1) C'est la présence de nombreuses algues microscopiques dans l'eau de mer qui, partiellement, confèrerait à cette dernière ses propriétés bactéricides et cicatrisantes.

— Troubles circulatoires.
— Prévention et traitement des affections cardio-vasculaires.
— Obésité, cellulite.
— Artériosclérose, hypertension.
— Sénescence et son cortège habituel.
— Allergies.
— Certaines affections cutanées.
— Rhinopharyngites.
— Affections pulmonaires.
— Séquelles de fractures, etc.

On comprend donc que certaines algues, comme de son côté la carotte, comme le persil, comme l'oignon et combien d'autres végétaux, puissent figurer dans la catégorie des *aliments-médicaments.*

Outre les algues vendues séchées ou en bocaux à des fins culinaires, on les trouve en compléments alimentaires dans certaines pharmacies et dans les maisons de régime sous forme de comprimés.

J'ai étudié dans cet ouvrage les laminaires et le varech vésiculeux. Beaucoup d'autres algues eussent également mérité leur propre développement. Elles seront envisagées dans un prochain ouvrage.

Si, dans nos pays, l'usage des algues par voie interne reste encore limité, en revanche la pratique des *bains* d'algues connaît depuis quelques années une vogue croissante. Les indications de ces bains sont celles qui ont été décrites dans les pages précédentes... à condition bien sûr que les algues aient été récoltées et séchées avec art, et qu'elles aient conservé l'ensemble de leurs propriétés, ce qui n'est pas toujours le cas.

Dans le but d'en augmenter l'efficacité, je me suis livré dès 1962 à une longue expérimentation portant sur quelques centaines de cas en associant dans le même bain des algues marines et un complexe d'essences aromatiques choisies. En effet, en vertu de l'exceptionnel pouvoir de pénétration des huiles essentielles à travers la peau et leur diffusion rapide dans l'organisme, les essences entraînant en outre les principes qui leur sont associés, je pensais devoir obtenir de meilleurs effets des bains d'algues en leur associant des essences aromatiques.

Un recul de vingt ans paraît avoir prouvé qu'il ne s'agissait pas d'une simple vue de l'esprit.

• *Spécialités :* compléments alimentaires, comprimés ou cachets en pharmacies et maisons de diététique. Bains *Alg-essences.* (Lab. Cosbionat - BP 38 - 78512 Rambouillet Cedex).

Amande douce

Prunus amygdalis.

Rosacée.

(*Variété :* dulcis, seule comestible.)

Fruit de l'amandier, arbre d'Afrique du Nord et de Provence.

• PRINCIPAUX CONSTITUANTS CONNUS :

		Verte	*Sèche*
Eau		88	4,40
Matières azotées		5,67	18,10
Matières grasses		2,19	54,20
Matières extractives	sucre	0,42	
	divers	2,79	18
Cellulose		0,39	2,80
Cendres		0,96	2,50

Huile : 55 à 75 % d'oléine, ferment (émulsine), peptone, sels minéraux : calcium, phosphore, potasse, soufre, magnésium. Vitamines : A (5,8 u. par g), B (0,6 u. par g).

Comparaisons :	*Amande*	*Noix*	*Noisette*	*Arachide*
Vitamine A	5,8	1,2	4,4	3,6
Vitamine B	0,6	1,4	1,4	1

Valeur calorique de l'amande sèche : 606 *calories pour 100 g.*

• PROPRIETES :

— Très nutritif, aliment équilibré.
— *Energétique* surtout nervin (séchée elle pourrait, pour certains, remplacer la viande).

— Rééquilibrant nerveux.
— Reminéralisant.
— Antiseptique intestinal.
— Plus digestible si légèrement grillée.

● INDICATIONS :

Usage interne :

— Grossesse et allaitement.
— Asthénies physique et intellectuelle.
— Pratique des sports.
— Affections nerveuses.
— Inflammations et spasmes de la gorge, des voies pulmonaires, génito-urinaires et gastro-intestinales.
— Tendance aux infections.
— Lithiase urinaire.
— Déminéralisation (tuberculose).
— Convalescence, croissance.
— Constipation et putréfaction intestinale.
— Peut être consommée par les diabétiques.

Usage externe :

— Dermatoses, brûlures, crevasses.
— Peaux sèches.
— Otalgies.

● MODE D'EMPLOI :

1) *L'amande :* en raison de son fort pouvoir nutritif, n'en manger qu'avec modération : 6 à 15 par jour, selon les sujets.

2) *Lait d'amandes :*

— Contre les spasmes et l'inflammation de l'estomac, de l'intestin, des voies urinaires.
— Les palpitations.
— Les toux quinteuses.
— Recommandé aux convalescents et aux enfants.
— Peut, pour certains, suppléer au lait maternel : 50 g d'amandes, 50 g de miel pour 1 litre d'eau.

Pour le préparer, faire tremper les amandes pendant quelques minutes dans de l'eau tiède. Les décortiquer, les piler avec un peu d'eau froide pour obtenir une pâte. Délayer la pâte dans le reste de l'eau. Dissoudre le miel. Passer à travers une gaze fine. Il est plus simple de se le procurer dans les maisons spécialisées.

3) *Huile d'amandes douces :*

— Purgatif doux : 60 g pour l'adulte (30 g comme laxatif le matin à jeun), 10 à 15 g pour l'enfant.

— Laxatif pour enfants (ou personnes fragiles) :

huile d'amandes douces
sirop de chicorée composée
ou sirop de fleurs de pêcher } à parties égales

à donner par cuillerées à café (ou à soupe pour les adultes).

— Indiquée contre l'engorgement bronchique, les toux quinteuses.

— Favorise l'élimination des *calculs urinaires* (dans un traitement ancien comprenant également huile de noix et infusion de paille d'avoine) :

huile de noix (vieille d'un an)
huile d'amandes douces } à parties égales

3 cuillerées à soupe par jour, entre les repas, avec une infusion de racine de réglisse et de paille d'avoine (20 g de racine de réglisse et une poignée de paille d'avoine pour un bol d'eau bouillante)

Bien sûr, il faut que le calcul ne soit pas trop gros et puisse s'engager dans l'uretère aux fins d'élimination par les voies naturelles. Un certain nombre de succès ont pu être ainsi enregistrés.

— Par voie externe :

Contre eczéma sec, brûlures, érysipèle, prurits, crevasses, dont elle favorise la guérison.

Contre otalgies, pour assouplir le tympan : quelques gouttes dans l'oreille, au coucher.

Pour l'entretien des peaux sèches : en application de quinze-vingt minutes, deux ou trois fois par semaine.

N. B.

(1) Avec les figues, les noisettes et les raisins secs, l'amande douce est le plus hygiénique des desserts (les quatre « mendiants », en souvenir des quatre ordres : franciscains, augustins, dominicains, carmes, qui n'acceptaient, en offrande, que ces seuls fruits).

(2) L'amande amère (*Amygdala amara),* utilisée en médecine, contient de l'acide cyanhydrique.

On peut l'utiliser sous forme de *cataplasmes* contre les migraines, les coliques hépatiques et néphrétiques, les névralgies rhumatismales.

La pâte d'amandes amères remplace le savon dans l'eczéma bénin. Elle fait disparaître les *taches de rousseur* et est un désodorisant (pieds, aisselles).

Ananas

Ananas sativus.

Bronéliacée.

● PRINCIPAUX CONSTITUANTS CONNUS (A. Balland) :

Eau	75,70
Matières azotées	0,68
Matières grasses	0,06
Matières sucrées	18,40
(Saccharose : 12,43 - glucose : 3,21)	
Matières extractives	4,35
Cellulose	0,57
Cendres	1,24

Acides citrique et malique, vitamines A, B, C (moitié du jus d'orange).

Une *levure* et un *ferment digestif* (broméline) digérant en quelques minutes 1000 *fois son poids de protéines,* et comparé à la pepsine et à la papaïne.

Egalement : iode, magnésium, manganèse, potassium, calcium, phosphore, fer, soufre.

● PROPRIETES :

— Nutritif (très digestible).
— Stomachique.
— Diurétique.
— Désintoxicant.
— Augmenterait, pour certains, les possibilités sexuelles.

● INDICATIONS :

— Anémie.
— Croissance, convalescence, déminéralisation.
— Dyspepsies.
— Intoxications.
— Artériosclérose.
— Arthrite, goutte, lithiase.
— Obésité.

● MODE D'EMPLOI :

— Tel quel (très mûr).
— En jus.

N. B.

● Le jus, en application externe, est recommandé comme tonifiant des peaux normales.

● L'ananas fut autrefois préconisé contre le rhume des foins.

● Le traitement de *l'obésité* reste un des plus délicats en médecine. Il existe de nombreuses recettes qui font plus ou moins leurs preuves, et souvent temporairement.

En voici une : Pendant 3 jours, les repas de midi et du soir seront exclusivement composés de 2 côtelettes d'agneau sur le grill et 2 grosses tranches d'ananas frais. Aucune boisson pendant les repas. Pas de petit déjeuner. Dans la journée, un à deux litres d'eau (eau distillée du pharmacien) ou une infusion légère d'Hépatoflorine, ou infusion de feuilles de cassis ou de feuilles de frêne (un à deux litres toujours).

A propos de la *papaïne,* ce ferment extrait de la papaye (le fruit comestible du papayer, un arbre de l'Amérique tropicale), j'écrivais à cette même place, dans l'édition de 1971, que « l'un de mes récents voyages aux États-Unis m'avait permis de rapporter les résultats de travaux séduisants. C'est grâce à ce ferment que de nombreux malades souffrant atrocement de leur colonne vertébrale à la suite d'une hernie discale, ont déjà pu échapper à une intervention chirurgicale exigeant généralement une longue hospitalisation et une convalescence souvent prolongée.

C'est le Dr Max Negri, chirurgien-orthopédiste qui l'a exprimé au Symposium médical du Memorial Hospital de Long Beach (U.S.A.) en avril 1970 :

« On sait que la papaïne est depuis longtemps utilisée comme attendrisseur des viandes coriaces et comme agent clarifiant de la bière. Selon le Dr Negri, la papaïne, « miracle commercial », est en voie de prendre rang parmi les miracles médicaux.

« En effet, en injectant la chymopapaïne, le principe purifié de la papaïne, dans le disque intervertébral responsable des douleurs, on agit de la même façon que pour attendrir la viande, en lysant (en dissolvant) le noyau qui comprime les nerfs. A son réveil, le malade peut être totalement guéri. L'expérience de Negri et de ses collaborateurs portait, en avril 1970, sur plus de 2 000 cas. Il admet que l'intervention chirurgicale, visant à décomprimer les nerfs en sectionnant les lames vertébrales, entraîne 70 % de succès. Les injections de chymopapaïne en ont 88 %.

Voilà de quoi satisfaire ceux qui croient aux vertus insoupçonnées du végétal, le tout étant de les découvrir ».

Depuis mon séjour aux U.S.A. en 1970, je n'avais plus eu l'occasion de lire quoi que ce soit à ce sujet et pensais que la méthode n'avait peut-être pas tenu ses promesses, à moins qu'elle ait été étouffée par un Trust ou une Ecole quelconques, procédé bien connu et non exceptionnel. Dieu merci, il n'en est rien et les orthopédistes de Boston sont revenus sur la question en décembre 1974. Voici ce qu'en a rapporté A. Dorozynski dans le « *Quotidien du médecin* » du 24 décembre 1974.

« Une nouvelle méthode de traitement de la hernie discale est prônée par les orthopédistes du Massachusetts General Hospital (Boston), un des hôpitaux de recherche les plus réputés d'outre-Atlantique : l'injection dans le disque détérioré d'une enzyme, la chymopapaïne, qui provoque la résorption de l'hernie. L'enzyme est extraite d'un fruit tropical, la papaye, et se rapproche de celle qui est fréquemment utilisée pour attendrir la viande.

L'injection enzymatique pourrait représenter, selon les spécialistes de Boston, une véritable révolution dans le traitement de la hernie discale car elle permet, dans la plupart des cas, d'éviter l'intervention chirurgicale. L'enzyme est injectée dans le disque hernié, et s'attaque de façon sélective à une partie du corps discal. La hernie se résorbe, et la substance « dissoute » par l'enzyme est graduellement résorbée par l'organisme.

UNE ETUDE PORTANT SUR 5 000 PATIENTS

L'injection est toujours faite en salle opératoire, le patient ayant été anesthésié et intubé. Ces précautions sont nécessaires car un malade sur cent environ est allergique à la chymopapaïne et il faut être prêt à intervenir en cas de choc anaphylactique. La radioscopie permet le placement précis de l'aiguille dans le disque.

L'intervention, surnommée « chymonucléolyse », a déjà été réalisée sur environ 5 000 patients depuis deux ans et demi. Dans 80 % des cas, la hernie, et la douleur, disparaissent. Selon le Dr James Huddleston, du Massachusetts General Hospital, l'intervention est beaucoup plus simple, plus rapide, moins traumatisante, et moins coûteuse que la laminectomie. Si la chymonucléolyse ne réussit pas, elle n'empêche aucunement l'intervention chirurgicale par la suite.

Le mode d'action précis de la chymopapaïne n'est pas entièrement connu, et l'utilisation généralisée de cette nouvelle technique n'a pas encore été autorisée par la Food and Drug Administration américaine. Selon le Dr Huddleston, la chymonucléolyse peut être particulièrement bien adaptée aux sujets jeunes, atteints d'un lumbago ou d'une sciatique rebelle, lorsque l'on hésite devant l'intervention chirurgicale.

On sait que la composition de la substance discale se modifie avec le vieillissement, et le Dr Huddleston a remarqué que, chez les personnes au-dessous de 30 ans, la douleur post-opératoire est plus intense que chez les personnes âgées. Le patient garde le lit quatre ou cinq jours au plus.

Le Dr Huddleston insiste sur le fait que la nouvelle technique en est encore à un stade expérimental ; elle ne doit être envisagée que lorsque la hernie est suffisamment importante pour justifier la laminectomie. Il vient de créer au Massachusetts General Hospital une clinique spécialisée dans le traitement de la hernie discale, où la chymonucléolyse sera raffinée et ses indications seront définies ».

Ainsi, selon toute apparence, de nombreux patients justiciables de ce traitement ont déjà pu en bénéficier. D'autres suivront. Mais qui empêchait les congressistes de Boston de citer le nom de Négri et ses travaux princeps ? A défaut d'une politesse élémentaire, ils auraient pu faire appel à cette notion très simple qu'il faut rendre à César... Ils se seraient incontestablement honorés.

Le point de la question en 1980

Aux « Journées du rachis » de septembre 1980 à Paris, nous avons appris que la méthode est utilisée en France depuis quatre ans à l'hôpital Foch (Suresnes) où ont été traités 120 patients, et depuis deux ans à l'hôpital Beaujon (Clichy) qui fait état de 60 cas. Les avantages et les inconvénients ont été précisés, également le risque de complications, qui n'est pas mince : incidents ou accidents anaphylactiques pouvant être très graves (la chymopapaïne est très allergisante) et, au cas où cet enzyme vorace ne serait pas injecté uniquement dans le disque mais aussi dans le sac méningé, des séquelles irréversibles (paralysie, impuissance, incontinence, ...).

On comprend que si la méthode est employée au Canada, elle soit actuellement interdite aux Etats-Unis, et qu'en France le produit ne soit pas sur le marché : c'est à la Pharmacie Centrale des Hôpitaux que les utilisateurs doivent s'adresser.

Anis doux

(voir fenouil)

Arachide

Arachis hypogoea.
Papilionacée.

Synonymes : Cacahuète, pistache de terre.

• PRINCIPAUX CONSTITUANTS CONNUS (A. Balland) :

	Arachide d'Algérie	*Arachide de Madagascar*	*Arachide de Nouvelle-Calédonie*
Eau	3,40	5,40	6,30
Matières azotées	24,24	27,24	30,27
Matières grasses	51,80	45,90	47,15
Matières amylacées	17,16	17,11	8,33
Cellulose	1,90	1,85	3,75
Cendres	1,50	2,50	4,20

Parmi les matières azotées : arachine et conarachine (6,55 % d'azote basique, pourcentage le plus élevé trouvé dans une protéine végétale), contenant les acides aminés : arginine, cystine, histidine, lysine, bétaïne, choline.

Substances minérales diverses. Diastases (amylase : 10-12 %).

• PROPRIETES :

— Très nutritive et énergétique : le tourteau fournit une farine, élément essentiellement reconstituant, plus nutritive en poids que la viande (M. Boigey).
— Aliment d'épargne.
— Astringent intestinal (pour certains sujets tout au moins).

• INDICATIONS :

— Asthénies, surmenage.
— Tuberculose (?).

• MODE D'EMPLOI :

— Grillée, beurre d'arachide, en préparations culinaires variées.

N. B. - Passe pour calmer les désirs vénériens (?).

• **L'huile d'arachide**

L'une des plus consommées, et des plus dénaturées par les traitements industriels.

On l'obtient à partir des graines broyées et chauffées avant d'être pressées. Le rendement est d'environ 40 à 50 %.

Elle contient :

— Acides gras non saturés (77 à 90 %).
  a. Monoinsaturés : surtout acide oléique (50-75 %).
  b. Polyinsaturés : acide linoléique (6 à 25 %).

— Acides gras saturés (10 à 15 %), surtout les acides arachidique, palmitique et stéarique.

La pauvreté en acides gras polyinsaturés de l'huile d'arachide courante explique sa faible action dans les cas d'hypercholestérolémie. Divers auteurs ont, toutefois, attiré l'attention sur les propriétés anticholestéroliques de l'huile d'arachide obtenue par *première pression à froid.*

Artichaut

Cynara scolymus.

Composée.

Originaire de Carthage et des régions méditerranéennes, fut développé par les horticulteurs de la jeune Renaissance italienne et introduit en France, par les guerres d'Italie.

Actuellement, ce légume croît dans presque toutes les contrées d'Europe. Les plus gros artichauts proviennent de Bretagne, cette région en produisant environ 90 000 tonnes par an ; il existe également des variétés dites de Laon, de Niort, de Provence.

• PRINCIPAUX CONSTITUANTS CONNUS : 3 à 3,15 % de protides, 0,10 à 0,30 % de lipides, 11 à 15,50 % de sucres (constitués en majorité par de l'inuline, donc autorisé aux diabétiques), 82 % d'eau.

manganèse, phosphore, fer, 300 UI de vitamine A, 120 gammas de vitamine B1, 30 gammas de vitamine B2, 10 mg de vitamine C, pour 100 gr, diastases.
(100 grammes d'artichaut fournissent 50 à 75 calories environ).

• PROPRIETES :

— Très digestible, surtout lorsqu'il est consommé cru.
— Energétique et constructeur.
— Stimulant.
— Apéritif.
— Tonique hépatique (cholagogue).
— Tonicardiaque.
— Dépuratif sanguin.
— Antitoxique.
— Diurétique (favorise l'élimination de l'urée, du cholestérol en excès et de l'acide urique).
— Entrave la sécrétion lactée des nourrices.

• INDICATIONS :

— Asthénie, surmenage.
— Croissance.
— Congestion et insuffisance hépatiques. Insuffisance rénale, oligurie, lithiase.
— Rhumatisme, goutte, arthritisme.
— Intoxications.
— Infections intestinales.

L'eau de cuisson des artichauts, très riche en sels minéraux, devra être utilisée dans les potages sauf pour les arthritiques, les goutteux et en cas d'affections urinaires (sans doute à cause de sa concentration, car c'est un excellent draineur du foie et de la vésicule biliaire : travaux d'H. Leclerc, J. Brel, L. Tixier, M. Eck, Chabrol).

N. B.

(1) Les jeunes artichauts consommés crus sont indiqués dans les diarrhées chroniques.

(2) La racine de l'artichaut est diurétique (en décoction dans du vin blanc) : contre les rhumatismes, goutte, gravelle, hydropisie, également ictère.

(3) **La feuille** d'artichaut (et non la bractée que l'on consomme aux repas), dont les extraits font partie d'innombrables médications pharmaceutiques, possède d'importantes propriétés, notamment des points de vue circulatoire et sanguin, hépatique et rénal (cf. *Phytothérapie).*

(4) Comme la plupart des légumes cultivés industriellement, les artichauts sont généralement aspergés de toxiques. Lorsqu'il pleut, ces poisons sont entraînés mais en période de sécheresse, on a pu signaler des malaises plus ou moins importants chez les consommateurs. Il sera donc toujours indiqué de laver les artichauts à grande eau avant de les faire cuire.

Dans « Vie Naturelle », le Dr G. Guierre nous donne les renseignements suivants extraits du *Dictionnaire des polluants* « relativement aux produits chimiques éventuellement autorisés sur les cultures d'artichauts : de nombreux produits sont agréés, dans le sol, sur les plants ; des fongicides, des acaricides, des insecticides divers, sans parler des produits utilisés pour les conserves... Pour nous résumer, nous dirons seulement qu'on retrouve les produits suivants, bien connus de nous comme des toxiques avérés : Parathion, Lindane, Malathion, Nicotine... et encore n'avons-nous pas fait allusion aux désherbants, si commodes, mais capables, dans certaines circonstances (chute de pluie intempestive, par exemple) de tuer la plante, donc de l'intoxiquer... et d'intoxiquer l'homme par surcroît... ».

Asperge

Asparagus officinalis.

Asparaginée.

Originaire du Sud de l'Europe, l'asperge sauvage pousse spontanément dans diverses régions de France (Rhône, Sud de la Loire par ex.). Variétés cultivées : asperges d'Argenteuil, asperges vertes, blanches à pointe violette, ... Elle était déjà cultivée chez les Grecs et les Romains.

• PRINCIPAUX CONSTITUANTS CONNUS (chiffres approximatifs selon lieu de culture et taille de la plante) : eau (90-95 %) - glucides (1,70 à 3,50 %) - lipides (0,10 à 0,15 %) - protides (1,60 à 1,90 %) - cellulose (0,65 à 0,70 %) - Vitamines A, B_1, B_2, acide folique, C - manganèse, fer, phosphore, potassium, chaux, cuivre, fluor, brome, iode, ... asparagine, méthyl-mercaptan (qui donne aux urines leur odeur caractéristique), ...

• PROPRIETES :

— Dépuratif.
— Diurétique.
— Draineur hépatique et rénal, de l'intestin, des poumons et de la peau.
— Reminéralisant.
— Fluidifiant sanguin.
— Calmant de l'éréthisme cardiaque.
— Entraîne une diminution de la glycosurie.
— Laxatif.

• INDICATIONS :

— Asthénies physique et intellectuelle, convalescences.
— Anémie.
— Déminéralisation.
— Insuffisance hépatique et rénale.
— Lithiase urinaire.
— Arthritisme, goutte, rhumatismes.
— Bronchites chroniques.
— Dermatoses (certains eczémas).
— Viscosité sanguine.
— Palpitations.
— Diabète.

• MODE D'EMPLOI :

Comme beaucoup de légumes : à l'état cru, râpée dans les hors-d'œuvre ou sous forme de jus.

N.B. - L'asperge est contre-indiquée en cas de cystite et, pour certains, dans le rhumatisme articulaire aigu.

En réalité, les auteurs ne sont pas d'accord sur tous les points : si les uns prescrivent l'asperge aux arthritiques et même pour les lithiases rénales, d'autres — semble-t-il plus nombreux — préconisent la prudence dans ces cas, l'asperge irritant l'épithélium rénal. Par ailleurs, riche en purines (24 mg pour 100 g - Lederer), ce légume doit être pris avec modération par les goutteux, et Guierre a eu raison de rappeler ces paroles de P. Oudinot : « à condition d'être déconcentrée à deux eaux, l'asperge peut être permise aux arthritiques et aux petits rénaux ».

Aubergine

Solanum melongerra.

Solanacée.

Originaire de l'Inde, introduite en Europe au XVe siècle.

- PRINCIPAUX CONSTITUANTS CONNUS :

Eau : 92 %, protides : 1,3 g, lipides : 0,2 g, glucides : 5,5 g pour 100 g. Minéraux (en mg pour 100 g) : phosphore 15, magnésium 12, calcium 10, potassium 220, soufre 15-16, sodium 5, chlore 50, fer 0,5, manganèse 0,20, zinc 0,28, cuivre 0,10, iode env. 0,002. Vitamines (en mg pour 100 g) : provitamine A 0,04, B_1, 0,04, B_2, 0,05, C 6, PP 0,6.

- PROPRIETES :

— Peu nutritive (29 calories pour 100 g).
— Anti-anémique.
— Laxatif.
— Diurétique.
— Stimulant hépatique et du pancréas.
— Calmant.

- INDICATIONS :

— Anémie.
— Scrofulose.
— Constipation.
— Oligurie.
— Eréthisme cardiaque.

● MODE D'EMPLOI :

Dans l'alimentation : elle sera avantageusement consommée crue, mélangée aux hors-d'œuvre. Elle doit être très mûre car avant maturité, elle contient un toxique, la solanine également rencontrée dans les germes et les parties vertes des pommes de terre. On n'oubliera pas les nombreuses préparations culinaires auxquelles elle se prête.

N. B. - Ses *feuilles* peuvent être utilisées en cataplasmes émollients contre les brûlures, les abcès, les dartres, les hémorroïdes.

Avocat

Persea gratissima.

Lauracée.

Fruit de l'avocatier, arbre pouvant atteindre 12 à 15 mètres. Originaire d'Amérique Latine, se trouve aux Antilles, en Californie (premier producteur mondial), en Afrique et en Israel (second producteur mondial et premier exportateur en Europe).

Trois races principales : mexicaine, guatémaltèque et antillaise. A partir des deux premières, on a créé la variété « Fuerte », la plus cultivée en Israel.

● PRINCIPAUX CONSTITUANTS CONNUS : Eau : 60,10. Protéines : 2,08. Graisses : 20,10. Hydrates de carbone : 7,40. Cendres : 1,26. Assez pauvre en minéraux.

Acides aminés : cystine, tryptophane, tyrosine, plusieurs antibiotiques dont certains récemment découverts.

Vitamines : A (200 à 300 U.I. pour 100 g), B, C (15-20 mg pour 100 g), acide folique.

100 g d'avocat fournissent 218 calories (100 g de riz cuit : 322 — 100 g d'œuf : 166).

● PROPRIETES :

— Aliment presque complet, très digestible, équilibrant nerveux.
— Anticolibacillaire (augmente l'acidité urinaire).

● INDICATIONS :

— Croissance, convalescences, grossesse.
— Surmenage, nervosisme.
— Colibacillose.
— Affections gastriques, intestinales, hépato-biliaires.

● MODE D'EMPLOI :

— Fruit nature ou préparé de diverses manières : avec du crabe, une macédoine, des fines herbes, du roquefort...
— Une salade qui plaît toujours : laitue, tomate, poivron, avocat, orange, vinaigre de vin ou de cidre, huile, sel, poivre, un peu de cerfeuil.
— Deux *bons hors-d'œuvre :* Ecraser la chair de l'avocat coupé en deux en y mélangeant soit quelques gouttes de citron, soit une demi-cuillerée à café de moutarde.
— Un *bon dessert :* Ecraser des bananes avec quantité égale de pulpe d'avocat. Y ajouter du sucre en poudre et fouetter jusqu'à obtention d'une crème homogène et onctueuse.

Avoine

Avena sativa.

Graminée.

● PRINCIPAUX CONSTITUANTS CONNUS : Sels minéraux ; potassium, calcium, magnésium, phosphore, sodium, *fer ;* hydrates de carbone, *graisses,* une hormone voisine de la folliculine ; vitamines B_1, B_2, carotène, PP, traces de vitamine D.

● PROPRIETES ET INDICATIONS :

Ses propriétés *énergétiques* — bien que légèrement excitantes — en font un aliment de base pour les populations de certaines régions froides (Scandinaves, Ecossais). Les Anglo-Saxons la consomment sous forme de « porridge » au petit déjeuner.

C'est aussi un aliment de l'enfant au cours de sa *croissance.*

Recommandée aux asthéniques physiques et intellectuels, elle convient parfaitement aux enfants.

Rafraîchissante, diurétique, elle est favorable aux azotémiques, et utile aux *diabétiques* par ses vertus hypoglycémiantes. C'est un stimulant de la *thyroïde,* indiqué comme tel aux sujets atteints d'insuffisance de cette glande.

Elle agirait sur la stérilité et l'impuissance.

Les *flocons d'avoine* permettent d'excellents potages.

D'après Mme Randoin, 100 g de flocons d'avoine contiennent : 300 mg de phosphore, 90 mg de calcium, 180 mg de magnésium et 500 mg de potassium.

Le porridge est une préparation à base de flocons d'avoine, d'eau, de lait et de sucre.

A la dose de 20 g pour 1 litre d'eau, bouillis une demi-heure, les mêmes flocons donnent une décoction laxative et diurétique.

Il est recommandé de donner aux nourrissons un biberon par jour de bouillon de légumes ou de *décoction de céréales.* Cette dernière se prépare avec de l'avoine, du blé et de l'orge, à parties égales. On moud 4 cuillerées à soupe du mélange. On fait bouillir doucement à l'air dans 1,5 litre d'eau que l'on fait réduire à 1 litre. On passe et on sucre.

La *paille* d'avoine en infusion (une poignée pour un bol d'eau bouillante) est indiquée dans la lithiase urinaire, dans un traitement comprenant, en outre, un mélange d'huiles d'amandes douces et de noix (voir amande douce).

La *teinture d'Avena sativa* est recommandée aux insomniaques. Elle a, de plus, des vertus anti-asthéniques.

Insomnie : 40 gouttes au coucher.

Asthénie : 20 gouttes, trois fois par jour, avant les repas.

N. B. - Il est préférable de ne consommer l'avoine qu'en hiver. Les enfants et les nerveux se trouveront bien de dormir sur un matelas de balle d'avoine.

Banane

Musa sapientum et musa parasidiaca.

Musacée.

● PRINCIPAUX CONSTITUANTS CONNUS :

	Banane non mûre	*Banane mûre*
Eau	70,92	67,78
Amidon	12,06	traces
Sucre de raisin	0,08	20,47
Sucre de canne	1,34	4,56
Graisse	0,21	0,58
Matières azotées	3,04	4,72
Filaments bruts	0,36	0,17
Tanin	6,53	0,34
Cendres	1,04	0,95
Autres matières	4,62	0,79
Cendres : oxyde de fer		

Vitamines : A (300 U.I.), B_1 (100,50 U.I.), B_2 (35 U.S.) ac. folique
C (20 U.I.), un peu de vitamine E.

Phosphore, magnésium, sodium, potassium, fer, zinc, tanin.
(à noter : quand la banane brunit par endroits, son sucre augmente dans des proportions considérables).

● PROPRIETES ET INDICATIONS :

— Fruit très nutritif (on le dit plus nourrissant que la pomme de terre et autant que la viande : 100 g fournissent 100 calories) et digeste à condition d'être consommé *très mûr,* et non mûri par des procédés artificiels.

— Recommandé aux travailleurs de force comme aux *intellectuels,* aux enfants comme aux vieillards.

— Favorable au système osseux, à la croissance, à *l'équilibre* nerveux. Il serait bienfaisant aux arthritiques.

— Les *asthéniques* pourront en consommer chaque jour, écrasé avec du miel.

— Sa richesse en hydrates de carbone ne le rend pas souhaitable aux diabétiques.

N. B.

(1) Au sujet de la *digestibilité,* compte tenu de « qu'il faut consommer des bananes mûres (généralement dédaignées et que les commerçants soldent à prix inférieur), voici des précisions données par R. Busson ayant vécu à Hankéou en Chine. Il faut passer le *dos* de la lame d'un couteau sur la banane pour enlever l'espèce de carapace qui, sous un microscope, fait figure de coraux. Alors, on voit la chair du fruit et, un peu plus tard, les papilles gustatives reconnaissent que c'est mieux ainsi ».

(2) La poudre de bananes non encore mûres et desséchées au soleil possède un effet protecteur et cicatrise les ulcères expérimentaux provoqués pr la phénylbutazone chez le cobaye (A. K.Sanyal et *Coll., Arch. Internat. Pharmacod, Thérap.,* 1964).

(3) Les taches d'encre sur les doigts disparaissent si on les frotte avec la face interne d'une peau de banane.

Basilic

(voir « *Aromathérapie* »)

Bette ou poirée

Beta vulgaris cicla.

Chenopodiacée.

- PRINCIPAUX CONSTITUANTS CONNUS : Vitamines A, B_9 (ac. folique), C, fer.
- PROPRIETES ET INDICATIONS :

— Légume rafraîchissant, laxatif, diurétique. On le consomme cuit, seul ou avec des tomates. On peut l'adjoindre, en petite quantité, dans les plats de crudités.
— Elle serait contre-indiquée aux diabétiques (?).
— Sa décoction : 25 à 50 g par litre d'eau, sera utile contre les inflammations de l'arbre urinaire, la constipation, les hémorroïdes, les dermatoses.
— Par voie externe, les feuilles cuites, réduites en bouillie, seront utilisées en cataplasmes sur les hémorroïdes, les brûlures, les abcès, les furoncles, les tumeurs.

Betterave potagère (rouge)
Beta rubra (ou *beta vulgaris rapa).*
Chenopodiacée.

Outre cette variété entrant dans la composition de l'alimentation humaine, il en existe deux autres : la betterave fourragère destinée au bétail et la betterave sucrière d'où on tire surcre et alcool. Elles dérivent toutes les trois, comme la bette, de la bette maritime commune sur les bords de la Méditerranée et de l'Atlantique.

- PRINCIPAUX CONSTITUANTS CONNUS : Vitamines A, B, C, PP, sucres en quantité, potassiuum, magnésium, phosphore, rubidium, silice, chaux, fer, cuivre, brome, zinc, manganèse, des acides aminés : asparagine, bétaïne, glutamine.
- PROPRIETES ET INDICATIONS :
  - — Très nutritive et énergétique, la betterave rouge est apéritive, rafraîchissante, très digestible.
  - — On la recommande aux *anémiés,* aux *déminéralisés,* aux nerveux, également contre les névrites, la tuberculose et même le cancer (Pr Perenczi-Hongrie). Très utile pendant les épidémies de grippe. Elle est contre-indiquée aux diabétiques. On la consomme généralement cuite. Mais il est préférable de l'ajouter crue, finement râpée, aux plats de crudités.
    On en prendra, avec plus de profit, un verre de jus par jour, pur ou dans un mélange, pendant un mois.
  - — Certains l'utilisent en *café hygiénique :* on racle les betteraves, on les coupe en rondelles d'environ 3 cm à 4 cm d'épaisseur, on les fait sécher au seoleil sur une claie ou dans un courant d'air, enfilées en chapelets. On les torréfie ensuite au four. Il faut alors les casser et les moudre dans un moulin à café. On conserve la poudre obtenue dans un récipient en bois. Ce « café » s'améliore en vieillissant.

N. B.

(1) La betterave rouge est le 2e aliment végétal pour sa richesse en potassium, après la levure de bière.

(2) Le « rouge de betterave » est un additif toléré sous le numéro E 162.

(3) Ces précisions sont du Dr Guierre qui aimerait, à juste titre, que certaines propriétés médicinales soient précisées par des vérifications précises et contrôlables.

Blé

Triticum vulgare.
Graminée.

- PRINCIPAUX CONSTITUANTS CONNUS : Nombreux sels minéraux et éléments catalytiques : calcium, magnésium, sodium, potassium, chlore, soufre, fluor, silicium, zinc, manganèse, cobalt, cuivre iode, arsenic ; graisse phosphorée, amidon, vitamines A, groupe B, E (germe), K, D, PP, ferments, diastases.

L'huile de germe de blé contient des vitamines A, D, E (très riche), K... 85 à 90 % d'acides gras insaturés. Difficile à obtenir par pression à froid, elle est forcément trafiquée. On l'utilise en pharmacologie.

- PROPRIETES ET INDICATIONS :

On a pu dire que le grain de blé était un véritable « œuf » végétal. Il contient tous les éléments nécessaires au bon fonctionnement de notre économie. Pendant de nombreux siècles il resta, dans nos pays, la base de l'alimentation. Mais, pour ce faire, il était utilisé intégralement ou, tout au plus, légèrement bluté (85 à 90 %). Le pain fait avec ces farines, au levain ou à la levure de boulanger (qui n'a rien de chimique) et cuit au bois apparaît, pour nombre d'auteurs et beaucoup d'usagers, comme étant le meilleur.

Le *blé germé* sera toujours administré avec profit dans tous les états de déminéralisation, anémie, asthénie physique ou intellectuelle, croissance, rachitisme, tuberculose, grossesse, allaitement. La germination entraîne, en effet, d'étonnantes trasformations dans le grain :

	Phosphore	*Magnésium*	*Calcium*
grain entier :	423 mg %	133 mg %	45 mg %
grain germé :	1 050 mg %	342 mg %	71 mg %

(A titre indicatif, le pain blanc contient environ : 86 mg de phosphore, 0,5 mg de magnésium, 14 mg de calcium pour cent grammes).

Sa préparation est facile : il suffit de laver le blé et de le placer dans un récipient rempli d'eau tiède. On l'y laissera vingt-quatre heures, on le rincera et on le mettra dans une assiette creuse en ayant soin de le maintenir toujours humide. On le rincera chaque jour. Le blé germera — apparition d'un petit point blanc — en deux jours (été), au plus quatre jours (hiver). Le blé germé ne se conserve pas : il faut donc en préparer chaque jour.

1 à 3 cuillerées à café par jour, croquées ou mélangées aux aliments, est une quantité à ne pas dépasser (quinze à vingt jours tous les deux ou trois mois). Exceptionnellement énergétique, il est déconseillé à certains hypertendus.

Pour ceux qui n'ont pas le temps de préparer leur blé germé, il existe diverses préparations dans le commerce dont l'une des plus réputées est la *Germalyne*, préparée par les Frères de l'Abbaye de N.D. de Sept-Fons (Moulin de régime de Sept-Fons - 03290 Dompierre-sur-Besbre).

Outre le *pain* de qualité et le blé germé, le blé sera consommé avec avantages sous forme de *bouillies* et de *galettes de blé.* Divers ouvrages indiquent la manière de confectionner les « escalopes » de blé.

Le retour à une alimentation plus riche en blé réduirait — selon certains auteurs — le nombre des asthéniés, des rachitiques, des colitiques, des athéroscléreux, des déprimés, qu'ils soient maigres ou pléthoriques, des anémiés, des infectés chroniques, des constipés, des impuissants. Et aussi — l'exceptionnelle richesse de ses constituants autorise les chercheurs qui se sont penchés sur les problèmes de santé à le croire — il porterait une grave atteinte au développement toujours plus marqué des diabètes, des asthmes, des névroses, des névrites, des maladies cardio-vasculaires, des cancers.

Les polémiques autour des diverses variétés de pain plongent le consommateur qui désire s'informer dans une fréquente perplexité, en fonction de ses lectures.

a) Le pain fait-il grossir ? 100 g de pain contiennent selon la variété, entre 1 g et 1,2 g de graisses dont il nous faut environ 60 g par jour. Les mêmes 100 g de pain contiennent environ 50-53 g de glucides quand notre ration journalière en demande 450.

b) Pain complet ou pain ordinaire ? Le pain dit « complet » est parfois fabriqué avec des farines blanches auxquelles on s'est contenté d'ajouter du son. Le prix du son devient dans ce cas prohibitif. De plus, les boulangers ou fabricants industriels qui se permettent cette privauté n'en sont pas à une tromperie près : ils utilisent les blés de toute provenance aspergés de pesticides. Mieux vaut alors consommer du pain blanc qui — en raison de l'élimination des enveloppes du grain — contient moins de toxiques.

Pour être certain de consommer du pain « ancestral » non chimiqué, il faudrait des farines issues de blé élevés sans usage de pesticides.

c) Pain au levain ou à la levure ? On pense trop souvent que levure = produit chimique. Or la levure de boulanger est à base de champignons microscopiques. C'est donc un produit naturel et dans les villages, comme dans certaines villes, les maîtresses de maison vont toujours chercher de la levure chez le boulanger pour faire leurs pâtisseries. Le levain qui n'est autre que de la pâte fermentée est également naturel mais il a parfois l'inconvénient de rendre certaines fournées de pain acides. La saveur plaît ou ne plaît pas. En revanche, le pain au levain se conserve infiniment plus longtemps que l'autre.

d) Pain blanc, produit mort ? une formule choc partiellement vraie... donc partiellement fausse. Le pain blanc contient, *en gros,* trois fois moins de vitamines et de certains oligo-éléments que le *bon* pain complet. Le magnésium est en revanche réduit de 5 ou 6 fois. On se rappellera qu'une alimentation équilibrée, avec des légumes et des fruits, pallie cette carence... pas tout à fait cependant en raison des modes actuels de culture. C'est pourquoi un apport supplémentaire de magnésium est actuellement — et depuis longtemps — préconisé.

Aux « Entretiens de Bichat » de 1974, plusieurs conférenciers ont rappelé l'intérêt de la cellulose dans le traitement des constipations qui atteignent la moitié du monde civilisé. Une petite ration quotidienne de pain bis, contenant du son, paraît un moyen facile et à la portée de tout le monde de favoriser le transit intestinal. En fixant les sels biliaires en excès, la cellulose s'oppose aussi à l'apparition des calculs vésiculaires.

Pour l'américain Dennis Burkitt, « l'élimination des fibres cellulosiques de l'alimentation humaine élève le taux de cholestérol du sérum et favorise notamment les affections coronariennes ». Il préconise, lui aussi, l'usage des céréales non décortiquées.

Faire son pain soi-même

Pas plus difficile que de faire une tarte.

Voici la recette que donne J. Massacrier dans son livre « SAVOIR REVIVRE » (Albin Michel).

- D'abord préparer le LEVAIN :

Mélangez une cuillerée à café de miel, une cuillerée à soupe d'huile, 2 pincées de sel, 2 tasses d'eau. Ajoutez de la farine complète jusqu'à ce que la pâte n'adhère plus aux doigts. Faites une boule et laissez reposer dans une jatte en terre recouverte d'un linge pendant trois jours à une température de 20^0.

Au bout de trois jours la pâte a gonflé, est devenue molle et a une odeur de vin. Pétrissez-là à nouveau avec deux cuillerées à soupe de farine et laissez-là reposer encore deux jours.

Au bout de deux jours, le levain est prêt pour la fabrication du pain.

En vue d'une prochaine fabrication du pain, prélevez la valeur d'un œuf, ajoutez une demi-tasse d'eau et un peu de farine pour obtenir une pâte molle.

Faites une boule que vous conservez plus de 5 jours à 10^0 et plus de 3 jours à 15^0. Si vous désirez le conserver plus longtemps, refaites la même opération en ajoutant une demi-tasse d'eau et un peu de farine.

- Ensuite le PAIN :

Pour faire trois pains de 500 g :

— 3/4 de litre d'eau,
— 1 kg et demi de farine complète,
— 1 cuillerée à soupe de sel,
— 2 cuillerées à soupe de miel,
— le levain.

Mélanger le levain, l'eau, le miel, le sel, et verser le mélange dans la farine que vous aurez préalablement mise dans un grand récipient et pétrissez-la une dizaine de minutes, remettez-la dans le récipient et laissez-la reposer toute une nuit dans un endroit chaud (vous pouvez la laisser quelques heures au soelil en couvrant le récipient avec un linge), la pâte doit avoir triplé de volume.

Ensuite pétrissez à nouveau 5 à 10 minutes avec un peu de farine, formez vos pains, faites des incisions de 2 cm de profondeur avec une lame de rasoir et mettez-les au four chaud 20 à 30 minutes.

Pour donner un aspect brillant à la croûte, passez du blanc d'œuf battu au pinceau.

N. B.

(1) En ce qui concerne le pain nutritif contenant les éléments utiles, un certain nombre de boulangers ont recommencé à en faire dans de nombreuses régions. A Paris, Poilâne qui n'a jamais cessé d'en faire depuis plus de cinquante ans, s'est attiré une juste renommée.

(2) Voir, à *avoine,* la recette du bouillon de céréales pour les *nourrissons.*

Digestions pénibles, colites et extrait de son

Les affections de l'appareil digestif (estomac, intestin grêle, gros intestin) fournissent une proportion considérable de consultants chez les médecins. 70 à 80 % de nos compatriotes ont des aigreurs d'estomac, des ballonnements, des spasmes, des alternances de diarrhée et de constipation.

Les causes peuvent être diverses : une parasitose intestinale, une insuffisance des sucs digestifs, des lésions organiques plus ou moins graves.

L'alimentation joue évidemment le plus grand rôle et l'on comprend que les excès, les menus déséquilibrés, puissent entraîner plus ou moins vite des troubles ayant toutes chances de passer à la chronicité. Surtout, si en guise de traitement, on ne leur offre que des pilules modernes, ces grands facteurs de morbidité.

Mais certains aliments incomparables pour la santé (concombres, radis, sardines, plats cuisinés — de qualité s'entend —) ne sont plus tolérés par nombre de consommateurs. Deux méthodes s'offrent à nous : ou bien ne plus rien manger — car même, et *surtout,* les nouilles à l'eau ne passent pas, phénomène amplement démontré — ou bien rétablir les fonctions digestives. Pour ce faire, certains *extraits de son* ont depuis longtemps prouvé leur efficacité quasi immédiate. De récents travaux anglais ont démontré la valeur du son comme *régulateur* dans des colites.

Du point de vue gastrique, il fallait trouver l'extrait de son *idoine,* tant pour l'estomac que pour l'intestin. Or, le produit existe depuis près de dix ans et tous les médecins soignant à notre manière l'emploient systématiquement dans ces troubles pénibles, souvent douloureux, que sont les insuffisances digestives et les colites.

Il s'agit d'un extrait de son micronisé, (Le *Réaldyme*), qui donna lieu à de nombreuses expérimentations dans les hôpitaux.

Cette poudre est mélangée aux aliments réputés indigestes ou qui « réussissent » mal à raison de 1 g *par personne* et *par repas.* Elle peut également être incorporée à la fin de la cuisson.

Sa riche composition en diastases, en vitamines, en nombreux autres constituants, en fait le prototype de *l'aliment-médicament,* le *complément* d'une alimentation habituelle privée de ses principes naturels vitaux.

Voici ce qu'il faut en savoir ; mais auparavant, rendons hommage au boulanger traditionnel Pierre Poilane (Paris), qui fut l'instigateur de longues recherches et d'expérimentations dans les milieux hospitaliers.

Il y a quelques années, en effet, un spécialiste de gastro-entérologie étudia ce problème avec la collaboration de confrères. Il parvint à prouver que l'enveloppe du grain de blé contient des substances capables d'attaquer les aliments dès leur arrivée dans l'estomac et, de ce fait, de rendre la digestion aisée et rapide. Dans un second temps, il réussit à extraire ces éléments par un procédé personnel qu'il fit breveter. Ces extraits sont vendus exclusivement en magasins de régime et de diététique ainsi que dans les rayons spécialisés des pharmacies. Il s'agit d'une sorte de condiment céréalier qui a l'avantage de ne pas dénaturer la saveur des aliments et de rendre léger le plus lourd des repas (toutes proportions gardées, cela va de soi).

On fit différents essais prolongés. Certaines personnes ne pouvaient supporter les sardines, les pommes de terre frites ou les féculents. Un simple saupoudrage avec le condiment céréalier leur a permis de digérer ces aliments. D'autres, à qui une goutte de vin blanc suffisait à donner des aigreurs, purent tolérer certains vins blancs (de qualité) et même des « piquettes » sans le moindre inconvénient.

Comme on le sait, les enveloppes des graines contiennent des éléments importants, au point de vue nutritionnel, qui demeurent emprisonnés dans les cellules fortement cutinisées.

Ces éléments sont de deux sortes :

1) Principes nutritifs divers : protéines, vitamines, sels minéraux, etc.

2) Facteurs diastasiques variés, comprenant les enzymes eux-mêmes ainsi que leurs activateurs et catalyseurs d'action.

Le procédé utilisé pour réaliser le produit a pour but l'hydrolyse enzymatique du ciment protéo-pectique, qui accole les parois cellulosiques des cellules.

De ce fait, il permet de libérer leur contenu.

Il en ressort que les possibilités d'utilisation de ce procédé couvrent un large éventail que l'on recherche soit la valeur nutritive de l'extrait obtenu, soit ses possibilités enzymatiques, soit les deux à la fois.

De plus, d'autres emplois intéressants peuvent être envisagés par son utilisation sur les aliments : poissons, viandes, légumes, laitages, etc.

Cet ensemble diastasique offre, en outre, la caractéristique d'être active en milieu acide, au moins pour un grand nombre de ses composants : protéases, galactosidases, glucosidases, etc. d'où l'avantage de déclencher des actions enzymatiques dès l'arrivée des aliments dans l'estomac.

Les protéases du son ne se contentent pas de se surajouter aux effets de la pepsine, elles dépassent les possibilités de celle-ci en poussant l'hydrolyse jusqu'au stade d'acides aminés, ce qui normalement ne s'effectue qu'après le stade de digestion gastrique par la trypsine pancréatique.

En ce qui concerne les sujets intolérants aux farines normales, l'intérêt du procédé a été démontré par une large expérimentation clinique à *l'Hôtel Dieu à Paris,* dont les résultats impressionnants (93 % de succès) ont été exposés par le Professeur Guy Albot.

La composition de cette poudre

— un grand nombre d'acides aminés et en particulier : lysine, méthionine, tryptophane, etc.,
— divers oligo-éléments,
— des vitamines, surtout du groupe B,
— des diastases en nombre important,
— un facteur antitrypsique s'opposant à la destruction des diastases.

Action :

Le produit amorce une prédigestion, ce qui le rend très utile dans tous les syndromes *d'insuffisance digestive et les colites.* Il n'existe ni contre-indication, ni accoutumance. Les enfants peuvent l'utiliser avec grand profit aussi bien que les adultes.

N. B. — Réaldyme : Société Réaldi - c/o Poilâne - 8, rue du Cherche-Midi - 75006 Paris.

Cacahuète

(voir *arachide).*

Café

Coffea arabica.

Originaire d'Abyssinie, acclimaté en Arabie, Afrique tropicale, Brésil.

Introduit et consommé en France sous Louis XIV.

● PRINCIPAUX CONSTITUANTS CONNUS (dans le café *vert)*:

Variables selon les plants et les terrains de culture.

Protides (8-14 %) contenant la plupart des amino-acides, *lipides* (12-14 %), *glucides* (6 %), *minéraux* (4-5 %): magnésium, potassium, acide phosphorique.

Oligo-éléments: manganèse (1,30-3,20 mg pour 100 g matière sèche), cuivre (1-3 mg), zinc (0,2-0,7 mg), rubidium (4 mg), fluor, iode. *Vitmaines:* PP (16 à 26 mg).

Alcaloïdes: caféine (0,7 à 3 %), trigonelline.

Substances aromatiques, dans le café *torréfié* seulement, groupées sous le nom de caféol (acides caprique, oléique, linoléique, palmitique), environ 0,05 %. La torréfaction produit aussi un élément toxique complexe : la caféo-toxine (0,07 %).

Dans le café préparé en boisson, on ne retrouve pas de lipides, et les protides comme les glucides ne sont plus qu'à l'état de traces. La vitamine PP et les oligo-éléments, la caféine (110 mg pour 100 ml) en sont les principaux composants.

Selon l'information I.E.R.A.M. de mai 1975, 468 composés étaient dénombrés à l'époque dans le café. On lui en connait actuellement plus de 600.

● PROPRIETES :

— Tonique nervin et cardiaque.
— Facilite le travail cérébral et l'activité musculaire.
— Accroît la fréquence et l'amplitude des mouvements respiratoires.
— Euphorisant.
— Diurétique.
— Valeur alimentaire pratiquement nulle, mais :
— Favorise la digestion par son action sur le péristaltisme gastro-intestinal. Pour certains auteurs chinois, permettrait une meilleure assimilation des aliments.

A doses exagérées, entraîne la confusion des idées, de l'incohérence musculaire, des troubles des sens, de l'agitation (ivresse caféique). La caféotoxine provoque à la longue une action dépressive sur le système nerveux central et sur les centres respiratoires (Perrot). Seule l'ébullition du café permet d'éliminer ce toxique.

● INDICATIONS :

— Fatigue musculaire et intellectuelle.

● MODE D'EMPLOI :

— Infusion de poudre de café.
— Caféine en thérapeutique.

N. B. — 1) La caféine, homologue supérieur de la théophylline et de la théobromine, fut étudiée en 1823 par Dumas et Pelletier, synthétisée en 1863. Dans le café vert, elle se trouve à l'état libre et partiellement associée à l'acide cofique. La torréfaction, qui se situe autour de 200-220°, détruit une partie importante de la caféine, volatile à 200°. Par la torréfaction, les protides du café vert augmentent d'environ 2 %, les minéraux marquent un léger accroissement tandis que le taux de glucides s'abaisse à environ 0,4 %.

2) Le café fut — comme le thé — longtemps proscrit aux sujets ayant trop d'acide urique. Or les méthylxantines qu'ils contiennent ne peuvent être transformés en acide urique.

Cannelle

(Voir « *Aromathérapie* »)

Carotte

Daucus carota.

Ombellifère.

Un des légumes *les plus précieux* pour l'homme.

● PARTIES UTILISEES : Pulpe, suc (jus de carottes), fanes, semences.

• PRINCIPAUX CONSTITUANTS CONNUS : Vitamines A (d'exceptionnelle richesse), B_9 (ac. folique), C, provitamine A (carotène), sucres (3 à 7 %) : levulose et dextrose directement assimilables ; nombreux sels minéraux : fer (jusqu'à 7 %), phosphore, calcium, sodium, *potassium*, magnésium, arsenic, manganèse, soufre, cuivre, brome ; une essence (carotine), asparagine, daucarine.

• PROPRIETES :

— Tonique.
— Reminéralisant.
— *Anti-anémique.* Augmente le nombre des globules rouges et l'hémoglobine (L. Binet et M. Strumza).
— Renforce les immunités naturelles.
— Facteur de croissance.
— *La grande amie de l'intestin : régulateur intestinal* (antidiarrhéique et laxatif à la fois), *antiputride* et *cicatrisant intestinal.*
— Antiputride et *cicatrisant gastrique.*
— Dépuratif.
— Fluidifiant biliaire.
— Pectoral.
— Diurétique.
— Favorisant de la lactation.
— *Vermifuge.*
— « *Rajeunissant* » *tissulaire* et cutané.
— Cicatrisant des plaies.

• INDICATIONS :

Usage interne :

— *Asthénies.*
— Troubles de la croissance, déminéralisation, rachitisme, caries dentaires.
— *Anémies.*
— Certaines insuffisances de l'acuité visuelle.
— Entérocolites, *infections intestinales.*
— *Diarrhées infantiles* et de l'adulte.
— Colibacillose.
— Ulcères gastro-duodénaux.

— Hémorragies gastro-intestinales.
— Constipation.
— *Affections pulmonaires* (tuberculose, bronchites chroniques, asthme).
— Scrofulose.
— Rhumatismes, goutte, gravelle.
— Athérosclérose.
— *Insuffisances hépato-biliaires.*
— *Ictères.*
— Insuffisance lactée des nourrices.
— *Dermatoses.*
— Parasites intestinaux (ténia).
— *Prévention des maladies* infectieuses et dégénératives.
— *Prévention du vieillissement* et des rides.

Usage externe :

— Plaies, ulcères, brûlures, furoncles.
— Dermatoses (eczéma, dartres, impétigo de la face).
— Engelures, gerçures.
— Abcès et cancers du sein (traitement d'appoint).
— Epithéliomas (traitement d'appoint).

● MODE D'EMPLOI :

Usage interne :

— *Suc de carottes crues :* De 50 à 500 g par jour (au lever et au coucher). Un verre chaque jour à jeun serait une bonne moyenne.
— Pour les bébés, couper avec de l'eau, comme pour le lait.
— Pur ou avec du lait : excellent expectorant (affections pulmonaires, asthme, extinction de voix).
— Contre la constipation : soupe faite de 1 kg de carottes bouillies deux heures dans 1 litre d'eau et passées à la moulinette.
— *Diarrhées infantiles :* soupe de carotte : gratter 1 livre de carottes et les couper en morceaux. Les faire bouillir dans 1 litre d'eau jusqu'à ramollissement complet. Les passer au presse-purée. Ajouter de l'eau bouillie pour ramener à 1 litre et ajouter 1/2 cuillerée à café de sel marin. Conserver au frais. A

absorber dans les vingt-quatre heures, pendant deux ou trois jours. Peut se donner au biberon et, pour ce qui est épais, à la cuiller. On reviendra progressivement au lait en cinq ou six jours, en diminuant la quantité de carottes utilisées de 500 g à 100 g pour 1 litre d'eau.

— Pour les nourrissons dont les intestins sont délicats, couper le lait avec la soupe de carottes préparée à 200 g par litre. On donne une partie de soupe pour une de lait jusqu'à trois mois, puis une de soupe pour deux parties de lait après cet âge.
— On peut — aux nourrissons atteint de diarrhée — donner du jus de carottes crues à la place de la soupe de carottes. On coupera d'eau le jus de carottes exactement comme on fait pour le lait et on ne reviendra à l'alimentation lactée que lorsque les troubles intestinaux auront disparu (deux ou trois jours généralement).
— Pour une meilleure minéralisation des nourrissons et des enfants, préparer des bouillies de céréales avec un *bouillon de fanes* de carottes, très riches en sels minéraux.
— *Semences :* Infusion avec 1 cuillerée à café pour une tasse d'eau bouillante : stimulant, apéritif, diurétique, emménagogue, galactogogue.
A la dose de 1 à 5 g, les semences sont *carminatives.*

Usage externe :

— Décoction de carottes ou *applications de carottes râpées,* ou cataplasmes de feuilles fraîches broyées, ou lotions de décoction de feuilles fraîches : sur abcès et cancers du sein, plaies récentes ou atones, ulcères de jambe, brûlures, furoncles, dartres, impétigo.
— Décoction de feuilles de carottes en *gargarismes :* aphtes, abcès de la bouche — en bains ou lavages : engelures, gerçures.
— *Lotions au jus de carottes :* pour les *soins du visage et du cou* (comme le concombre, laitue, tomate, fraise). Donnent souplesse et fraîcheur, s'opposent aux ravages des rides.

N. B.

(1) Ne jamais peler les carottes, mais *les gratter* ou les brosser sous un jet d'eau froide (la peau est la partie la plus riche et la plus savoureuse).

(2) Pour favoriser la sortie des dents chez les bébés, leur donner une carotte crue à mordre.

(3) Il y a quelques années, les Russes ont extrait de la carotte une substance nouvelle : la daucarine, élément fortement *vaso-dilatateur* surtout au niveau des coronaires.

(4) Selon certains auteurs, la carotte contiendrait en outre des *œstrogènes* lui permettant d'agir sur l'appareil génital féminin (L. Binet).

(5) Les partisans des soupes de légumes ont de tout temps été dans le vrai. A côté du poireau, de l'oignon, de l'ail, du thym, du romarin, du navet, du clou de girofle, du laurier, du céleri, du cerfeuil, du persil, utilisés dans la même préparation ou selon des recettes particulières, la carotte et ses *fanes* ne devront jamais être oubliées.

Tonifiantes, reminéralisantes, détoxicantes, rééquilibrantes, ces soupes (ou ces potages pour ceux que le premier terme écorche), merveilleuses *décoctions* végétales, sont vivement recommandées, même aux obèses ou aux femmes qui redoutent de grossir. Elles sont, en effet, diurétiques, pourvues de propriétés circulatoires. Leur activité se manifeste également au niveau des glandes endocrines.

(6) Il est des hommes — et parmi eux de très réfléchis — qui considèrent certains dictons anciens, même s'ils paraissent quelque peu hermétiques, comme non obligatoirement et toujours dépourvus d'intérêt.

Si nous nous rappelons que la carotte augmente le nombre des globules rouges et le taux d'hémoglobine, qu'elle renouvelle, rajeunit en somme les cellules et les tissus comme les liquides interstitiels, qu'elle stimule les fonctions hépatiques, s'opposant par ailleurs aux malveillances des gastrites ou des ulcères gastro-duodénaux, nous comprenons du même coup qu'elle représente un puissant facteur d'équilibre et qu'elle puisse, à certains redonner la joie de vivre.

Qui n'a pas entendu dire, une fois au moins, que la carotte « fait les cuisses roses et rend aimable » ?

(7) Il est évident, dans le cas de ce légume comme pour beaucoup d'autres, que les erreurs de beaucoup d'agriculteurs actuels, par

l'abus de certains engrais et surtout de pesticides, entraînent la livraison d'aliments qui deviennent des poisons. Aussi certains membres de l'Académie de Médecine se sont-ils élevés contre ces pratiques et leurs mises en garde ont été relatées par la grande Presse en 1971.

On ne saurait trop conseiller aux consommateurs de se fournir dans les maisons de diététique de qualité et surtout chez le petit paysan ou le tout petit jardinier, généralement sur les marchés. Ces hommes de bien sont finalement nos derniers protecteurs. On commence peu à peu à s'en apercevoir.

Résidus toxiques dans les carottes

La carotte est toujours très employée en pédiatrie, constituant même l'aliment exclusif et bien toléré lors de certains états pathologiques.

De nombreux auteurs se sont posés la question de savoir si ce légume n'était pas susceptible d'apporter avec lui des produits toxiques, conséquences de la technologie agricole moderne, tels que les nitrates et les nitrites (responsables de méthémoglobinémie (1) ou les résidus de pesticides.

Voici le résume et les conclusions d'un travail paru dans le Bulletin de l'Académie de Médecine.

« La carotte est largement utilisée dans l'alimentation du jeune enfant sain ou atteint de troubles digestifs. Plusieurs problèmes se posent à l'hygiéniste.

1) Une teneur trop importante en nitrates susceptibles de se transformer en nitrites, soit avant l'ingestion soit ensuite au niveau du tube digestif, peut conduire à la méthémoglobinémie, affection en voie d'extension.

« Nos analyses précisent des taux très variables de nitrates s'échelonnant de 14 à 1 200 mg NO /kg, selon les lots de carottes, et

(1) *Méthémoglobine* - pigment dérivé de l'hémoglobine, incapable de fixer l'oxygène. Les globules rouges normaux en contiennent 1 %.

Méthémoglobinémie - présence dans les globules rouges d'une quantité excessive de méthémoglobine. Caractérisée par cyanose de la peau et des muqueuses, anxiété, essoufflement...

dans un même lot selon les carottes, qu'il s'agisse du légume acheté en vrac ou en sachet plastique. Il n'a été observé de nitrites que trois fois et en sachet, traces exceptées, jusqu'à 48 mg NO /kg. Les teneurs observées dans les petits pots préparés industriellement dans l'alimentation infantile sont nettement plus faibles et nous n'y avons pas décelé de nitrites.

« Sur 22 soupes de carottes préparées, 4 fois seulement nous trouvons moins de 50 mg NO /kg, ce qui signifie que 18 % seulement répondent aux normes définies pour la teneur en nitrates de l'eau de puits. Les nitrites apparaissent quand la soupe est conservée dans des conditions anormales de durée et de température, aussi doit-elle être utilisée le jour même de sa préparation.

« La présence de nitrates apparaît liée à la fumure azotée organique ou minérale, dont il importerait de mieux définir des conditions d'emploi plus rationnel. Sans doute serait-il utile de préciser les taux admissibles de nitrates dans les légumes.

2) Des études nouvelles ont à préciser l'action de la microflore superficielle naturelle ; le nombre de germes aérobies mésophiles dans une soupe laissée à température ambiante s'élève en trente-six heures de 11 à 900 millions au gramme. Dans un sachet plastique, après plusieurs jours, il a été relevé 81,6 mg de nitrites par kilogramme. Cette présentation favorise la pullulation des germes, parmi lesquels des réducteurs de nitrates. Une fois même, a été identifiée une souche très toxigène, productrice d'aflatoxine. L'emploi de filets n'entravant pas la dessiccation au lieu de sachets plastiques apparaîtrait mieux approprié, ou bien les sachets devraient être plus ajourés. Une étude des conditions optimales d'emballage des légumes fermentescibles est à faire.

3) Un troisième aspect concerne les résidus de pesticides organochlorés. Une proportion élevée de carottes (30 % dans nos analyses) contient des résidus dosables de lindane, aldrine et dieldrine. Les doses trouvées sont dans l'ensemble faibles. Ces pesticides se concentrent surtout dans les parties périphériques de la carotte, un épluchage en élimine la majeure partie mais il s'agit d'insecticides de forte rémanence et de toxicité élevée pour lesquels les hygiénistes de tous les pays manifestent de plus en plus de réserves, allant jusqu'à demander leur interdiction totale.

De toute façon, une règlementation plus stricte s'impose. On sait que la réglementation française, contrairement à celle de certains pays, se borne à imposer des obligations au niveau des traitements agricoles. Il est urgent de prévoir également des taux maximaux admissibles pour chaque pesticide dans les denrées mises à la disposition des consommateurs, ce qui naturellement suppose un renforcement du dispositif de contrôle et notamment des laboratoires.

Tous ces faits ne doivent pas inciter le praticien à abandonner la soupe de carottes qui rend tant de services, mais susciter des recherches plus poussées. En réalité, il s'agit d'un problème d'environnement à tous les stades, depuis le milieu rural jusqu'à la distribution et la consommation (H. Gounelle et coll. Problèmes hygiéniques posés par la carotte, particulièrement dans l'alimentation du jeune enfant. *Bull. Acad. Nle de Médecine,* 1971, tome 155).

Depuis cette époque, des mesures ont sans doute été prises. Mais comme on sait avec quelle désinvolture certains détournent la loi...

Carvi

(voir « *Aromathérapie* »)

Cassis

(ou groseillier noir).

Ribes nigrum.

Ribésiacée.

● PRINCIPAUX CONSTITUANTS CONNUS : *Très riche en vitamine C :* 150 mg à 200 mg pour 100 g de fruits en moyenne (la plus forte teneur de tous les fruits courants). Cette vitamine est, contrairement à ce qui se passe pour d'autres fruits, *très stable* vis-à-vis de la température et de l'oxygène (travaux de R. Charonnat et L. Beauquesne, de L. Randoin et P. Fournier).

Un sirop de cassis ne perd que 15 % de vitamine C pendant la première année et 70 % pendant la seconde. Il faut voir là probablement l'effet de substances inhibitrices des oxydations qui anéantissent l'acide ascorbique (vitamine P (ou C_2) notamment).

Par ailleurs, pour 100 g : protides, 0,9 g ; glucides, 10 à 14 g ; phosphore, 34 mg ; chlore, 15 mg ; sodium, 3 mg ; potassium, 872 mg ; magnésium, 17 mg ; calcium, 60 mg L. Randoin). Donc, grande richesse en éléments minéraux surtout alcalinisants (potassium, magnésium, calcium) dont notre ration alimentaire « est souvent insuffisamment pourvue » (L. Binet). Egalement, 2,5 à 3,5 % d'acides libres (acide malique, émulsine, pectine) et des pigments anthocyaniques et flavoniques.

- PROPRIETES ET INDICATIONS :

— Analogues à celles de la feuille de cassis : *rhumatismes, arthritisme,* goutte, diarrhée, hépatisme.
Par ailleurs : Scorbut, fatigue générale, surmenage.
Contre l'angine : Manger des fruits et faire des gargarismes avec leur décoction (50 g par litre d'eau).

- PREPARATION DE LA LIQUEUR DE CASSIS :

1 kg de grains de cassis très mûrs, 2 g de cannelle et 12 g de girofle. Laisser macérer un mois dans 3 litres d'eau-de-vie, avec 750 g de sucre de canne. Remuer chaque jour. Puis écraser le cassis. Passer dans un linge en exprimant. Filtrer, mettre en bouteilles.

- AUTRES RECETTES UTILES ET AGREABLES :

Vin de cassis : On fait macérer les grains trois jours dans du bon vin rouge. Ensuite, on passe au tamis et on mélange à un sirop de sucre à chaud.

Crème de cassis : Elle s'obtient en mettant les baies à sec dans une bouteille, alternant avec des couches de sucre en poudre. On bouche et on laisse macérer plusieurs mois en agitant de temps en temps. On filtre et il en résulte une liqueur au parfum délicieux. Il faut compter cinq à six bouteilles remplies de grains pour obtenir une bouteille de crème de cassis.

Enfin, une année, on a eu l'idée de distiller les fruits qui donnèrent un alcool blanc de très haute qualité.

N. B.

(1) Au XVIIIe siècle, le cassis était considéré comme « un fruit favorisant la longévité humaine ». Aussi l'abbé P. Bailly de Montaran pouvait-il écrire à son sujet en 1712 : « Il n'y a personne qui, ayant des jardins, n'en doivent planter un grand nombre pour les besoins de sa famille ». Léon Binet, qui relate ce propos, n'a pas manqué de suivre ce conseil, non plus d'ailleurs que nombre d'usagers conscients. Comme on le sait il suffit, pour s'assurer une belle plantation, de faire des boutures en novembre à 1 m ou 1,50 m d'intervalle.

(2) Dans une publication consacrée au cassis, L. Binet terminait par ces mots : « A l'extrémité du verger est le secteur des abeilles, de ces merveilleux insectes qui vont à la recherche du nectar et nous fournissent le miel (en dehors de la gelée royale, du pollen et d'un venin utilisé en thérapeutique). Ce remarquable aliment permet, on le sait bien, de lutter contre les méfaits de l'âge et assure un sucrage heureux des infusions, véritables éléments de santé dont les trois suivantes sont nos préférées : infusion de feuilles de cassis le matin, infusion de menthe à midi, thé de tilleul le soir. Cure de diurèse, direz-vous ? mais cure de détoxication, cure tonique et cure calmante aussi ».

(3) La zone de culture du cassis s'étend, en Côte-d'Or, sur 70 km de longueur, avec une largeur de 3 à 6 km.

(4) *Infusion antirhumatismale :*

Feuilles de cassis	100 g
Feuilles de frêne	aa 50 g
Somnités fleuries de reine-des-prés	aa 50 g

1 cuillerée à soupe pour une tasse d'eau bouillante. Trois ou quatre tasses par jour (H. Leclerc).

(5) Contre les piqûres d'insectes, froisser des feuilles de cassis et frotter la région.

Céleri

Apium sativus.

Ombellifère.

C'est l'ache cultivée (ache : *apium graveolens).*

- PARTIES UTILISEES : Branches, rave.

- PRINCIPAUX CONSTITUANTS CONNUS : Vitamines A, B, C ; minéraux et métalloïdes : magnésium, manganèse, fer, iode, cuivre, sodium, potassium, calcium, phosphore ; une essence (anhydride sédanonique), choline, tyrosine, acide glutamique, ...

- PROPRIETES :

Usage interne :

— Apéritif.
— Stomachique.
— *Tonique* nervin et général.
— Stimulant des surrénales.
— *Réminéralisant.*
— Rafraîchissant.
— Antiscorbutique.
— Dépuratif, régénérateur sanguin.
— Antipaludéen.
— Diurétique.
— *Antirhumatismal.*
— *Draineur pulmonaire* et hépatique.
— Antiseptique.
— Amaigrissant.

Usage externe :

— Cicatrisant.

- INDICATIONS :

Usage interne :

— Inappétence.
— Digestions lentes.
— *Asthénie,* surmenage, convalescences, insuffisance surrénale.

— Nervosisme.
— *Déminéralisation* (tuberculose).
— Scrofulose.
— Impuissance.
— Fièvres intermittentes.
— *Rhumatismes, goutte.*
— *Lithiase urinaire,* coliques néphrétiques.
— *Affections pulmonaires.*
— Hépatisme, ictère.
— Obésité, pléthore.

Usage externe :

— Plaies, ulcères, cancers, angines, engelures.

● MODE D'EMPLOI :

Usage interne :

— Cru en salade, votre céleri rémoulade vous attirera des compliments si vous incluez 1/4 de pomme pour 3/4 de céleri.
— Dans les potages.
— Cuit (très digeste).
— *Jus* de céleri en branches : un demi-verre par jour pendant quinze à vingt jours, pour cures intensives (rhumatismes) ; 200 g par jour en trois fois, dans l'intervalle des accès palustres.
— Bouillon (ou décoction) de feuilles : 30 g par litre, ou de rave : 50 g par litre.

Usage externe :

— *Jus* (cicatrisant) en *lotions ou compresses* sur les plaies, ulcères, cancers, en *gargarismes et lavages de bouche,* contre les ulcérations de la bouche, angines, extinction de voix.

— Contre les engelures, *décoction* des tiges, ou rave, ou épluchures de rave à 250 g par litre d'eau. Bouillir 1 heure. Bains de pieds de dix minutes aussi chauds que possible, trois fois par jour. Essuyer et protéger de l'air. Nous avons eu l'occasion de constater à plusieurs reprises l'efficacité de ce traitement, ce que m'ont confirmé divers correspondants.

N. B.

(1) On fera sécher au four des feuilles, côtes, raves (en tranches de 1 cm) pour les utiliser l'hiver dans les potages. Mais le congélateur peut être également mis à contribution.

(2) En Franche-Comté, le céleri passe pour augmenter la vigueur sexuelle :

« Si l'homme savait l'effet du céleri
Il en remplirait son courtil » (jardin).
(Dicton franc-comtois).

Cerfeuil

Cerefolium sativum.

(ou *choerophyllum sativum)*

Ombellifère.

- Parties utilisees : Toute la plante.
- Principaux constituants connus : Vitamines, fer, essence, un principe œstrogène.
- Proprietes :

Usage interne :

— *Stimulant.*
— Dépuratif.
— *Diurétique.*
— *Apéritif.*
— *Stomachique.*
— Cholagogue.
— Laxatif.
— Antiseptique respiratoire.
Anticancer (?) : Ecole de Salerne.

Usage externe :

— *Anti-ophtalmique.*
— *Antilaiteux.*
— Résolutif.

● INDICATIONS :

Usage interne :

— Scrobut.
— Goutte, rhumatisme.
— Lithiase rénale.
— *Hépatisme.*
— Ictère.
— Engorgements lymphatiques.
— Bronchites, affections pulmonaires chroniques.
— Asthme humide.
— Laryngite.
— Hydropisie, œdèmes.
— Etats cancéreux (?).

Usage externe :

— *Dermatoses,* prurits.
— Cancers externes.
— Hémorroïdes.
— *Blépharite.*
— Affections oculaires.
— Soins du visage.

● MODE D'EMPLOI :

Usage interne :

— En user largement dans les hors-d'œuvre, les potages, les salades.
Infusion : 1 poignée par litre d'eau. Infuser dix minutes. Trois tasses par jour.
— *Bouillon aux herbes (constipation opiniâtre* et oligurie) : 1 poignée de cerfeuil, 1 d'oseille, 1 de poirée, 1 de laitue, dans 1 litred'eau. Faire cuire et ajouter 2 g de sel de cuisine et un peu de beurre frais.
Recommandé pour les diètes hydriques. Calmant de la soif.
— Le jus préparé avec cerfeuil, chicorée sauvage, laitue et pissenlit à parties égales sera donné à la dose de 100-120 g contre les coliques hépatiques.
— Suc : 60 à 80 g par jour (hydropisie).

Usage externe :

— Jus de cerfeuil frais : 2 gouttes dans chaque œil, trois fois par jour, contre les ophtalmies tenaces.
— Infusion : 1 poignée par litre d'eau, en compresses dans les *affections oculaires,* en *ablutions* pour *peaux grasses ou ridées* (retarde également l'apparition des rides), en gargarismes contre les ulcérations de la gorge.
— En cataplasmes : contre les *hémorroïdes,* sur les *plaies cancéreuses.* Chez les nourrices, sur les seins, pour faire tarir la lactation.
— Contre les contusions, engelures, plaies atones, ulcères.
— Feuilles froissées, frottées sur des piqûres d'insectes, en calment la douleur et neutralisent les réactions.

N. B.

(1) *La soupe au cerfeuil* est une bénédiction pour les connaisseurs. Voici, de plus, une recette qui nous vient de Hollande :

Pour 0,5 litre d'eau salée, il faut 50 à 60 g de fleurs de cerfeuil, 3 cuillerées à soupe de cerfeuil finement haché, 50 à 70 g de beurre et un ou deux œufs. Chauffer le beurre avec les fleurs de cerfeuil, en tournant constamment jusqu'à ce que le mélange soit sur le point de bouillir. En tournant toujours, verser l'eau salée par petites quantités. Laisser mijoter cinq minutes. Ajouter le cerfeuil haché et verser sur les œufs battus dans une soupière.

(2) La décoction de cerfeuil sera utilisée pour laver l'irritation des fesses des jeunes enfants.

(3) Pour faire fuir les fourmis, disposer des brins de cerfeuil et des feuilles de tomates dans les placards.

Cerise

Cerasus vulgaris.

Rosacée.

- PRINCIPAUX CONSTITUANTS CONNUS : Vitamine A (0,40 mg pour 100 g), vitamines B, C. Minéraux : fer, calcium, phosphore, chlore, soufre, magnésium, sodium, potassium. Oligo-éléments : zinc, cuivre, manganèse, cobalt. Sucre : lévulose *(assimilé par les diabétiques).*

Composition moyenne (voir N.B.).

● PROPRIETES :

— *Dépuratif puissant,* détoxicant.
— *Reminéralisant.*
— Energétique musculaire et nervin.
— Anti-infectieux.
— Augmente les réactions naturelles de défense.
— Rafraîchissant.
— Sédatif nervin.
— Régulateur hépatique et gastrique.
— Diurétique.
— *Anti-rhumatismal, anti-arthritique.*
— Laxatif.
— Rajeunissant tissulaire.

● INDICATIONS :

— *Pléthore,* artériosclérose, obésité.
— *Déminéralisation,* retards de croissance.
— Hépatisme.
— *Rhumatisme,* goutte.
Arthritisme.
— Lithiases urinaire et biliaire.
— Fermentations intestinales.
— *Constipation.*
— Prévention du vieillissement.

● MODE D'EMPLOI :

Usage interne :

— Une ou deux journées de cure de cerises, exclusivement, constitue une excellente dépuration organique en favorisant l'élimination des déchets et des toxines. On peut également faire une cure de jus de cerises.

Usage externe :

— *Emplâtres* de cerises écrasées sur le front contre les migraines, sur le visage et sur le cou pour *soins de la peau* (tonifiant des téguments fatigués).

N.B.

(1) La cerise étant, sauf en ce qui concerne les sucres, un fruit relativement pauvre en principes nutritifs, on peut en permettre un usage copieux. C'est un « trompe la faim » salutaire pour les *pléthoriques* et les *obèses,* même diabétiques.

(2) Pour les dyspeptiques, les organismes délicats, les vieillards, les enfants, la cerise cuite (compotes), confitures) sera plus indiquée que le fruit cru.

(3) L'huile extraite de l'amande du noyau serait active contre les algies rhumatismales, les verrues, les taches cutanées.

(4) Composition de la cerise (L. Randoin).

		g/100 g					mg/100 g																
	cal	P	G	L	eau	cel	S	P	Cl	Na	K	Mg	Ca	Fe	Zn	Cu	Mn	I	C	B1	B2	PP	A
Douce Fraiche	77	1,2	1,7	0,5	80,5	0,3		21	3	3	250	12	18	0,40	0,15	0,13	0,03	0,002	17	0,05	0,06	0,30	0,4
Conserve	54	0,6	12	0,2		0,2	9	12					12	2,30					4 à 9	0,02	0,06	0,08	0,5

Champignons

180 000 espèces connues. Au Salon des champignons qui s'est tenu en oct. 1975 au Muséum d'Histoire Naturelle de Paris, 500 espèces récoltées quotidiennement y ont été présentées. Les visiteurs ont pu y découvrir leurs utilisations en pharmacie ou dans l'alimentation.

● PRINCIPAUX CONSTITUANTS CONNUS : Protides (certains en contiennent *plus de 30 g p. 100, la viande* n'en contenant que 15 à 20 g). Aussi appelle-t-on justement les champignons « viande végétale ». Minéraux : calcium, magnésium, sodium, silice, cobalt, manganèse.

● Composition du champignon de couche (dit de Paris) d'après Mme Randoin :

Eau	88,5
Protides	4
Lipides	0,3
Glucides	6
Cellulose	0,8
Phosphore	0,130
Chlore	0,8
Sodium	0,20
Potassium	0,400
Magnésium	0,5
Calcium	0,25
Fer	0,1
Zinc	0,50
Cuivre	0,64
Manganèse	0,58
Iode	0,018

● PROPRIETES :

— Stimulants organiques et cérébraux.
— Reminéralisants.

● INDICATIONS :

— Anémie, fatigue.
— Déminéralisation.
— Régimes sans viande (urémiques par exemple).

● MODE D'EMPLOI :

— Selon les variétés : crus, en salade, cuits (sans excès de graisses).

N.B.

Il existe de nombreux ouvrages traitant des champignons (voir p. 214). Ce qui précède n'a voulu qu'attirer l'attention sur la valeur alimentaire des espèces comestibles.

A titre de curiosité, on se rappellera que dans le passé, les propriétés médicinales de certaines variétés de champignons étaient couramment mises à profit.

Ainsi l'*Amadouvier* (Fomes fomentarius) qui ne servait pas qu'à faire des mèches pour les briquets mais, appliqué sur les plaies, était un excellent hémostatique.

Ainsi le *Mousseron de printemps* (Tricholome de la Saint-Georges) conseillé aux diabétiques.

Ainsi le *Faux Mousseron* (Marasmius oreades) issu du Canada. Consommé cru, on le prenait comme fortifiant.

De nombreux champignons étaient connus pour leurs vertus sudorifiques, amaigrissantes ou laxatives. D'autres, comme le *Polypore officinal* (Fomes officinalis) s'opposaient aux sueurs nocturnes des tuberculeux. En ingestion, le *Lactaire poivré* (Lactarius piperatus) arrêtait l'écoulement blennoragique.

De longs travaux seront nécessaires pour isoler tous les principes actifs.

Mais l'amateur de champignons devra connaître aussi les *espèces vénéneuses.*

• CHAMPIGNONS MORTELS ET TOXIQUES

Selon Marcel Morlet, mycologue averti, tout amateur de champignons désirant se livrer à la cueillette en vue de la consommation *doit* absolument être capable *d'identifier* avec certitude, *à tous les stades de leur croissance,* les trois champignons mortels et les six très toxiques, en tout NEUF champignons. C'est peu mais il faut croire que c'est encore trop puisque chaque année plusieurs centaines de personnes meurent ou sont gravement intoxiquées par les champignons.

Les trois mortels (Planches I, II, III, page 224) :

— *Amanita Phalloïdes* = Amanite phalloïde

— *Amanita Virosa* = Amanite vireuse
— *Amanita Verna* = Amanite printanière

Les six toxiques (sérieusement toxiques) mais n'ayant causé la mort que rarement (Planches IV à IX, page 224) :

— *Amanita Muscaria* = A. tue-mouches (fausse oronge)
— *Amanita Panthérina* = A. panthère
— *Lepiota Helveola* = Lépiote helvéolée
— *Inocybe Patouillardi* = I. de Patouillard
— *Entoloma Lividium* = Entolome livide
— *Cortinarius Orellanus* = Cortinaire montagnard

Les signes d'intoxication

1) *Syndrome phalloïdien,* c'est-à-dire à la suite de l'ingestion de l'une des trois amanites : phalloïde, vireuse et printanière.

Début des signes *10* à *12 h* plus tard. Diarrhée, vomissements, sensation de froid, chute rapide des forces, vertiges, sueurs profuses, prostration avec maintien de la lucidité. Après une rémission trompeuse, ictère et mort.

2) *Syndrome panthérinien,* à la suite de l'ingestion de l'amanite panthère ou tue-mouches.

Début *1* à *3 h* plus tard. Troubles gastro-intestinaux, douleurs, excitation, hallucinations pupilles dilatées.
Traitement : vomitifs, lavage d'estomac, charbon, ... hôpital.

3) *Syndrome muscarinien,* pour les autres.

Début *1* à *3 h* plus tard. Hypersécrétions : salive, sueur, larmes, tremblements, hoquet, pupilles rétrécies.
Traitement : atropine,... hôpital.

Les trois champignons mortels ne seront pas étudiés ici. C'est intentionnellement que nous le décidons car l'amateur doit avoir un ouvrage spécialisé qui le renseignera dans les moindres détails (voir en fin d'article).

Voici quelques réflexions relatives aux six champignons très toxiques.

Voir page 478 la liste des centres anti-poisons pour la France.

— **Amanita Muscaria** (Amanite tue-mouches ou fausse oronge)

La réputation fâcheuse de l'Amanite tue-mouches est faite de ses propriétés, soit prétendues aphrodisiaques - en réalité elles s'appliquent à un délire gai -, soit toxiques, selon les régions et la partie du champignon consommée. (Roger Heim : « *Les champignons d'Europe* »).

Elle n'est pas très dangereuse, et est même consommée dans certaines régions (Italie) à peu près impunément ; on pense que la substance vénéneuse, la mycoatropine, est surtout concentrée dans la cuticule du chapeau. (Henri Romagnési : « *Petit Atlas des champignons* »).

— **Amanite Panthérina** (Amanite panthère)

Comme pour l'amanite tue-mouches, l'empoisonnement débute brusquement (une à trois heures d'incubation) ; troubles digestifs (brûlures à l'estomac, vomissements, diarrhée), puis troubles délirants (sorte d'ivresse, rires, hallucinations), accès de colère, marche titubante, enfin prostration momentanée. (Roger Heim : op. cit.).

— **Lepiota Helveola** (Lepiote blonde, Lepiote brune, Lepiote rougissante)

C'est un champignon très dangereux qui déclenche un syndrome presque phalloïdien. D'ailleurs, il existe plusieurs interprétations divergentes du nom de Lepiota helveola, et l'on peut dire que **toutes les petites lépiotes** rosissantes (brunneoincarnata, subincarnata, etc.) **sont toujours toxiques** (Henri Romagnési : op. cit.).

— **Inocybe Patouillardi** (Inocybe de Patouillard)

Cette espèce contient une quantité relativement élevée de muscarine et provoque de dangereuses intoxications sudoriennes (ou muscariennes). Elle est responsable d'un certain nombre d'accidents car elle est assez volumineuse et *d'aspect appétissant* (Henri Romagnési : op. cit.).

— **Rhodophyllus (entoloma) Lividum** (Entolome livide, jaunet, perfide...)

C'est une espèce toxique, causant de fortes gastro-entérites, et des expérienees sur les souris ont révélé qu'elle contenait en outre une neuro-toxine. Mais ce n'est que très rarement qu'on a pu lui attribuer une mort d'homme. (Henri Romagnési : op. cit.).

— **Cortinarius Orellanus** (Cortinaire Montagnard)

Cette espèce représente le cas, absolument extraordinaire, d'une espèce presque aussi dangereuse que l'Amanite phalloïde et dont la toxicité n'a été découverte que vers 1955 ; c'est pourquoi elle n'est décrite ni figurée dans aucun livre de vulgarisation antérieur et que tous les ouvrages de mycologie, sans exception, déclarent que le genre Cortinarius ne contient aucune espèce vénéneuse.

En 1952, en Pologne, où se produit une forte poussée de ce cortinaire, 102 personnes furent gravement intoxiquées par lui, et 11 moururent (Henri Romagnési : op. cit.).

Outre ces neuf champignons mortels ou très toxiques, il en est d'autres qu'il est indiqué de connaître en raison des inconvénients mineures dont ils peuvent être responsables.

Ils sont trop nombreux pour qu'il en soit fait ici une énumération même succincte.

Voici quelques remarques à propos de certains :

— **Boletus Satanas** (Bolet Satan)

C'est le seul bolet vraiment vénéneux mais il ne cause que des gastro-entérites, et encore, certaines personnes habituées à consommer beaucoup de champignons le mangent-elles sans inconvénient. Cependant, un fragment de chair avalée crue constitue un puissant vomitif (Henri Romagnési : op. cit.).

— **Russules**

Quand on sait reconnaître qu'un champignon est une Russule, on a franchi une étape mycologique importante : la première d'une série de sauts d'obstacles dont le terrain mycologique est hérissé.

Par contre, dans le genre, la détermination d'une Russule reste fréquemment un problème délicat de perspicacité. Chacun doit mettre au service de l'observation toutes ses qualités sensitives : l'œil, le toucher, l'odorat, le goût. L'emploi des réactifs chimiques a pu encourager les espoirs les plus téméraires.

Quant au mycophage exclusif, capable de reconnaître qu'un champignon est une Russule, qu'il se contente d'en goûter et mâchonner un petit fragment à l'état cru. Acre ? à rejeter. Douce, puis nauséeuse ? à éliminer encore. Immuablement douce ? **pas d'hésitation :** consommable. Roger Heim : op. cit.).

Un seul inconvénient : après gustation d'une espèce âcre, le sens gustatif perd de sa subtilité pour la suite de la cueillette.

Livres conseillés parmi d'autres :

• Pierre Montarnal : **« Champignons, espèces européennes ».** Collection Le petit guide (Hachette). — Petit ouvrage très bien fait, bonne reproduction des champignons, clair, facile à consulter. Il faut l'avoir dans sa poche pour aller à la récolte. Bon marché, le livre parfait du nouvellement converti.

• Lange et Duperreux : **« Guide des champignons ».** Collection Les guides du naturaliste. (Edit. Delachaux et Niestle, Neufchâtel Suisse). — Plus complet et plus important que le précédent. Il contient une clé pour la détermination des genres, la plus sûre et la plus facile à consulter de toutes celles que nous connaissons. C'est le livre idéal pour une identification plus certaine à la maison.

• Geoffrey Kibby : **« Champignons comestibles et vénéneux ».** (Maloine s.a. éditeur). — Ouvrage réalisé dans un esprit essentiellement pratique, offre en couleurs rigoureusement fidèles la représentation de plus de 400 grands champignons d'Europe. Il contient une clé qui, avec ses propres schémas, permet de suivre le chemin menant à une identification certaine parmi tous les spécimens inclus dans le livre.

• Henri Romagnési : **« Petit Atlas des champignons ».** (Bordas éditeur). Ouvrage complet que nous considérons comme indispensable à qui veut être autre chose qu'un mycophage. Les planches, abondantes, sont bien faites, les descriptions et explications claires et complètes (ne peut pas ne pas figurer dans la bibliothèque du mycologue amateur).

- Roger Heim : **« Les champignons d'Europe ».** (Edit. N. Boubées et Cie, Paris). — Ouvrage plus technique que le précédent, contient moins de planches mais va plus loin dans le détail.

Signalons le livre du Pr Becker paru chez Maloine-Doin, Paris : **« La mycologie et ses corollaires ».** C'est un ensemble d'articles publiés depuis 1938 dans la « Revue mycologique du Muséum », avec des interludes et une interrogation sur la nature de la science.

Estimant y voir à peine clair après soixante ans de pratique, le Pr Becker pense que le meilleur mycologue français est le Dr Henri, de Vesoul, par ailleurs le grand spécialiste européen des cortiliacés. Mais le savoir du Pr Becker ne pouvait qu'être lui-même très étendu dans son pays, la Franche-Comté, l'une des régions les plus riches de France en ce qui concerne les champignons. C'est ici que le Dr Quelet (mort en 1902) a découvert 400 espèces nouvelles. C'est d'ailleurs à Clerval, dans le Doubs, que se situe le seuil climatique : la fin des climats méditerranéen et du Nord.

De G. Becker aussi, paru chez Maloine début 1976 : **La vie privée des champignons.** Pour les amoureux des champignons, un livre à lire, bourré d'anecdotes.

Je ne voudrais pas terminer ce chapitre sans rendre un hommage particulier au Dr Pierre Bastien (de Remiremont) pour sa contribution *peu commune* au traitement de l'intoxication phalloïdienne. Les actes de courage ne sont pas si fréquents qu'on ne doive les distinguer et les signaler à la reconnaissance publique.

Son sens clinique et ses hautes qualités d'observation lui avaient permis de découvrir en 1957 un traitement qui avait guéri plusieurs malades intoxiqués. Comportant un antibiotique, des antiseptiques intestinaux, et de la vitamine C en injections intraveineuses, ce traitement sauve la vie à tout malade soigné dans les 24 heures suivant l'apparition des premiers symptômes.

Bien entendu, comme toujours dans notre cher pays où les principes d'égalité consistent surtout à couper les têtes qui dépassent ou, en moindre mal, à étouffer les découvreurs dont l'intelligence et l'acharnement font injure à la masse des fainéants, des imbéciles et des jaloux, le traitement révolutionnaire de P. Bastien fut superbement ignoré par la totalité du corps enseignant comme de tous les ministres de la (mauvaise) Santé publique qui ont bien d'autres préoccupations.

Aussi, dans le seul but de faire adopter sa thérapeutique sans laquelle de nombreux malades continuaient de mourir, le Dr Bastien décida-t-il de s'empoisonner volontairement et publiquement. Il le fit en 1971, en 1974, plus tard encore... et se guérit.

Depuis, son traitement a finalement été adopté mais, outre le Pr Larcan (de Nancy), *seuls* les médecins étrangers se sont prononcés officiellement en sa faveur. Quant aux journalistes, seul Philippe Bouvard donna à P. Bastien l'occasion de s'exprimer sur les ondes. Nous sommes bien d'accord, je vous entends : Vive la France !

Châtaigne

Castanea vulgaris.

Cupulifère.

Synonyme : marron.

(Planche X, page 224)

- Principaux constituants connus (travaux de Lucie Randoin).

Sa composition est voisine de celle du blé.

Pour 100 g : 52 g d'eau, 4 g de protides, 2,6 g de lipides, 40 g de glucides (amidon), 1 g de cendres avec moitié de potassium, plus du fer, zinc, cuivre, manganèse ; également : phosphore, magnésium, soufre, sodium, calcium. Vitamines *B* (surtout B_1 et B_2), *C* (50 mg pour 100 g : autant que dans le *citron*).

Fruit de grande valeur calorique : 200 calories pour 100 g. Galien, déjà, le recommandait.

- Proprietes :

— *Très nutritif.*
— Energétique.
— Reminéralisant.
— Tonique musculaire, nervin et veineux.
— Anti-anémique.
— Stomachique.
— Antiseptique.

- INDICATIONS :

— La châtaigne — fruit d'hiver par excellence — doit être consommée mûre et bien cuite. On peut en faire le plat de résistance. Elle est recommandée aux asthéniques physiques et intellectuels, aux anémiques, aux enfants, vieillards, convalescents, aux sujets prédisposés aux varices et aux hémorroïdes. C'est un aliment d'épargne qui rendra de grands services aux travailleurs de force, aux sportifs. En purée, elle est excellente pour les dyspeptiques, les convalescents, les vieillards.
Elle est *contre-indiquée aux diabétiques.*

N.B.

(1) Composition de la châtaigne (L. Randoin).

	g/100 g					mg/100 g						
	Eau	Cendres	P	L	G	P	Ca	Fe	C	BI	B2	PP
Frais	52,64	1,03	4,10	2,59	39,6	85	40	1	50	0,30	0,03	Tr

(2) Pour conserver les châtaignes fraîches pendant plusieurs mois, on les versera, au fur et à mesure de la récolte, dans des bassines remplies d'eau froide. On les y laissera environ vingt heures, puis on les laissera égoutter à l'abri du soleil. On les placera, enfin, par lits dans du sable sec.

(3) La châtaigne a fait partie autrefois de notre pharmacopée puisqu'elle figure dans la première édition de 1818. Sa production en France est en nette diminution. Elle vise surtout à la préparation des marrons glacés, des crèmes de châtaignes et des châtaignes au naturel qui sont surtout utilisées à Noel pour apprêter les dindes. A signaler que sur une production de 50 000 tonnes environ, la moitié est destinée à la nourriture des porcs et des moutons.

Ce déclin a plusieurs raisons : on mange de moins en moins de châtaignes fraîches considérées comme nourriture de pays « pauvre » et reniée dans notre pays « évolué » *.

Son prix de vente à la production est extrêmement bas.

En Dauphiné, les arbres n'ont pas été renouvelés depuis des siècles et sont fréquemment atteints de la maladie de l'encre si bien que les châtaigneraies s'éclaircissent et acquièrent un mauvais rendement. Sur les flancs de Belledonne et dans la vallée du Grésivaudan, les châtaignes sont de taille modeste mais sucrées et de saveur agréable alors que dans le Bas-Dauphiné, région des terres froides, les châtaignes, nettement plus grosses mais moins parfumées, sont souvent utilisées pour la confection des marrons glacés.

L'écorce a été utilisée autrefois comme antidiarrhéique grâce à sa richesse en tanin (Greller). Elle est encore utilisée pour la culture des myrtilles (Pr Pourrat - Pr Cœur - *Colloque sur les plantes médicinales* - Grenoble - Juin 1974).

(4) A propos de la châtaigne, les gastronomes seront certainement intéressés par ce que, en Suisse, les Valaisans appellent la *brisolée*.

Il s'agit d'un plat régional constitué de châtaignes grillées, de fromage, de vin nouveau (moût) ou, à défaut, de vin blanc du Valais : en général le *Fendant* (demandez celui d'André Savioz).

La recette est très facile à réaliser : on grille des marrons comme les marchands de « marrons chauds » ont coutume de le faire, on s'est procuré un énorme vacherin ou tout autre fromage du pays à pâte molle, le Bagnes étant le plus renommé, mais aussi le Conches, l'Orsière ou le Simplon. Le principe est que les châtaignes étant sèches par elles-mêmes, il faut les accompagner d'un fromage moelleux. On connaît la préparation des châtaignes : on les entaille avant de les griller mais en Valais on les enduit légèrement d'huile pour qu'elles soient plus craquantes. Le repas : une châtaigne avec chaque fois un morceau de fromage. Au bout d'une demi-heure, on se sent réconforté. Pour terminer, après un bon café, un verre d'abricotine ou de génépi.

* *On voit à quel point l'homme moderne a perdu la notion des valeurs essentielles. Heureusement, les petits enfants sont encore là pour réclamer des « marrons chauds ».*

Et puis aussi, cette recette des *châtaignes blanchies,* venant du Limousin.

Débarrasser les châtaignes de leur écorce et les mettre dans une marmite spéciale en fonte, dont la partie inférieure ronde et ventrue est d'un diamètre supérieur à celui du col. Recouvrir d'eau et porter prsqu'à ébullition. Retirer du feu quand l'eau « frise ». Puis avec une sorte de grand X en bois appelé *échouvadou* dont on introduit les branches inférieures dans la marmite, faire des mouvements rapides semi-circulaires pour détacher la peau des châtaignes par frottement contre la paroi inférieure du récipient. Les châtaignes remontent à la surface, toutes blanches. Les rincer abondamment et tapisser le fond de la marmite, préalablement nettoyée, de pommes de terre bien lavées avec leur peau. Placer les châtaignes pardessus. Faire cuire *sans eau* sur feu vif environ 40 minutes.

Se mange en guise d'amuse-gueule avant le repas, on verse le contenu de la marmite sur la nappe et chacun se sert.

Chicorée sauvage

Cichorium intybus.

Composée.

Synonymes : Yeux de chat, laideron.

- PARTIES UTILISÉES : feuilles, racine.

- PRINCIPAUX CONSTITUANTS CONNUS : Calcium, potassium, phosphore, sodium, fer, magnésium, manganèse, cuivre, un principe amer, matières sucrées, vitamines B, C, K, P, acides aminés libres indispensables, protides, lipides, amidon.

  La racine contient en outre de l'inuline.

- PROPRIETES :

  — *Tonique général* (F. Decaux, Muller).
  — Reminéralisant.
  — Antianémique.

— Apéritif.
— *Stomachique* (Abullani).
— *Dépuratif.*
— *Cholérétique* et cholagogue (Galien, E. Chabrol et G. Parturier).
— *Diurétique.*
— Laxatif léger.
— Vermifuge.
— Fébrifuge.

● INDICATIONS :

— Anorexie.
— Asthénies.
— Anémie.
— *Insuffisance biliaire,* hépatisme, ictère, coliques hépatiques.
— Congestions hépatique et de la rate.
— Atonie gastrique et digestive.
— *Dermatoses.*
— Goutte, gravelle, arthritisme, lithiases.
— Infections urinaires.
— Hydropisie.
— *Constipation.*
— Paludisme.

● MODE D'EMPLOI (chicorée sauvage = sang pur) :

— Feuilles en salade, seules ou mélangées à d'autres moins amères.
— Infusion de feuilles : 30 g de feuilles, de préférence fraîches, par litre d'eau. 1 tasse avant les repas, ou 2 tasses le matin (constipation).
— Décoction de racine : 15 à 30 g pour 1 litre d'eau. Bouillir cinq minutes. Infuser quinze minutes. Une tasse avant les repas.
— Suc : 50 à 250 g par jour.
— Extrait : 1 à 5 g par jour, en pilules.

— *Suc d'herbe du Codex :*

Feuilles fraîches de chicorée Feuilles fraîches de cresson Feuilles fraîches de fumeterre Feuilles fraîches de laitue	à parties égales

60 à 120 g par jour.

— La racine séchée et torréfiée est utilisée couramment en guise de café. Tonique intestinal, légèrement laxatif, relevant l'appétit, cet aliment est recommandé aux *hépatiques* (une tasse matin et soir de l'infusion à 50 g pour 1 litre d'eau).

— *Sirop de chicorée* (dépuratif des enfants et bébés) :

Jus de chicorée Sucre blanc	à parties égales

Laisser cuire jusqu'à consistance de sirop. 1 cuillerée à café deux à trois fois par jour.

N.B.

(1) « Pour me restaurer, il me faut des olives, des mauves légères et de la chicorée », aurait écrit Horace.

(2) L'usage de la chicorée sauvage est recommandé aux diabétiques : les effets hypoglycémiants se situeraient dans la proportion de 20 à 40 % (Travaux de Baelden).

(3) L'endive, la chicorée frisée, la scarole « descendent » de la chicorée sauvage. Elles ont des propriétés comparables, quoique moindres.

Chou

Brassica oleracea.

Crucifère.

Originaire d'Europe, cultivé depuis plus de 4 000 ans, ce légume a toujours eu dans le monde une telle importance qu'il est bon de rappeler un peu plus longuement ses propriétés étonnantes — par voie externe ou interne, — ses indications, ses modes d'emploi, les résultats acquis par nos prédécesseurs, nous-mêmes et par de nombreux usagers de leur propre initiative.

L'utilisation médicale du chou, empirique pendant des millénaires, repose actuellement sur un certain nombre de considérations scientifiques précises. Il ne faut pas rougir d'emprunter au peuple ce qui peut être utile à l'art de guérir, disait Hippocrate en son temps. Nous savons désormais — nombreuses preuves à l'appui — que la médecine populaire était bien, là encore, « dans le vrai ».

En guise d'introduction, il suffira de relater trois exemples parmi quelques centaines décrits par nos devanciers.

1. Environ 1880 un charretier de Mancenans, petit village du Doubs, tomba de sa voiture et — accident très fréquent à l'époque — l'une des roues lui passa sur une jambe. L'importance des lésions était telle que deux médecins s'accordèrent pour conclure à la nécessité d'une amputation. Appelé en consultation, un chirurgien de Montbéliard confirma l'indication. L'intervention fut décidée pour le lendemain.

C'est alors que le curé Loviat, de Saint-Claude, conseilla à la mère du blessé de recouvrir le membre traumatisé avec des feuilles de chou. Il était 17 heures. Calmé par ce simple pansement, le blessé s'endormit aussitôt jusqu'au lendemain matin. A son réveil, au grand étonnement de sa famille et de l'un des médecins arrivé peu après pour préparer l'opération, il était en mesure de mobiliser sa jambe. Sous les feuilles de chou imprégnées d'une abondante sérosité sanguinolente, la jambe désenflée présentait une coloration normale.

Huit jours plus tard, complètement rétabli, le blessé pouvait reprendre ses occupations (1).

2. M. Z..., horloger de son état, souffrait depuis un an d'un eczéma douloureux des deux mains qui lui interdisait toute activité. Les lésions étaient très étendues, inflammatoires, les ongles se décharnaient, prêts à tomber. Des applications biquotidiennes de feuilles de chou entraînèrent, en quelques jours, la sédation de la douleur. Une abondante sérosité imprégnait chaque pansement. Par ces soins, le malade fut guéri en deux mois (2).

---

(1) Dr Blanc : *Notice sur les propriétés médicinales de la feuille de chou et sur son mode d'emploi* (Dodivez et Cie, Besançon, 1881).

(2) C. Droz : *Le Chou* (Lausanne).

J'ai pu depuis confirmer plusieurs fois la réalité de cette médication.

3. En 1875, M. S..., agé de soixante-quinze ans, souffrait d'une gangrène artéritique du tiers inférieur de la jambe et du pied droits. Les téguments étaient de couleur noirâtre sur toute la circonférence de la jambe et sur une hauteur d'environ 20 cm. La face antérieure de la jambe était privée de son épiderme sur une surface d'environ 7 à 8 cm de côté. Sous l'influence des feuilles de chou utilisées en applications locales, les téguments passèrent du noir au brun, puis au rouge, et recouvrèrent une coloration normale.

Trois semaines plus tard, écrit le Dr Blanc, on notait une amélioration considérable.

Si nous avons l'impression d'avoir quelque peu sondé les mystères de l'action curative du chou et d'avoir ainsi trouvé par l'étude de ses constituants une explication à certaines de ses propriétés lorsqu'il est administré par voie interne, ce n'est pas dans les principes découverts que l'on peut toutefois expliquer *toute* l'étonnante efficacité de la feuille de chou dans ses applications externes.

Tout ce que l'on peut dire, c'est que le chou paraît avoir une affinité particulière pour les *humeurs viciées* qu'il oblige à sortir des tissus. Il semble même que l'application sur des points limités d'une affection étendue soit profitable à l'affection toute entière. Les toxines éloignées paraissent *attirées* par le chou.

Ainsi, dépurant l'organisme, le chou participe-t-il à l'élimination des déchets et poisons qui causent ou entretiennent la maladie. Il aide ainsi de façon puissante la *natura medicatrix* qui souvent agit seule pour peu qu'elle ne soit pas contrecarrée par des médications intempestives.

Par ailleurs, le chou procure des cicatrisations de bon aloi, prévenant ainsi les séquelles.

La découverte et le dosage des hormones végétales, des éléments catalytiques, des sels minéraux divers, des ferments, a déjà permis de trouver une explication à l'action de nombreux végétaux utilisés jusque-là empiriquement. C'est dire que, d'une manière générale, il y a lieu d'être très prudent lorsqu'il s'agit de formuler un avis péjoratif et péremptoire sur la valeur des médications naturelles consacrées par des milliers d'années d'expérimentation, sous le simple prétexte que l'état actuel de la science n'a pas encore permis de s'expliquer d'une façon nette à leur endroit.

Eu égard à l'action du chou dans les ascites lorsqu'il est administré par voie interne, les expérimentateurs du XXe siècle savent bien que nos actuels moyens d'analyse ne nous ont pas encore permis de tout découvrir ni de tout comprendre, pas plus dans ce domaine que dans d'autres. Ils continuent à parler d'un « principe qui agirait sur la perméabilité des capillaires péritonéaux », d'une « substance préservatrice » non encore isolée. Nous en savons donc tout autant — mais guère plus — que les Anciens dont la «*force vitale*» qualifiait la puissance curative étonnante de certains végétaux ou moyens naturels.

Nous n'en savons guère plus... et nous le déplorons. Mais nous connaissons bien les effets et n'est-ce pas en définitive ce qui importe aux malades comme aux médecins ?

Les guérisons obtenues depuis de nombreux siècles par le chou, ce moyen très simple, pourraient être rapportées sans fin. Elles concernent des affections très diverses: plaies simples ou compliquées, douleurs rhumatismales, névralgies faciales, céphalées, ulcères de jambe, anthrax, phlegmons et combien d'autres !

Par ailleurs, le chou absorbé cru en salade ou sous forme de jus fraîchement extrait, ou encore cuit à l'étouffé, jouit de vertus incomparables dans les affections les plus diverses.

On pourrait s'étonner que ce moyen thérapeutique exceptionnel — connu depuis l'Antiquité puisque, déclare Caton l'Ancien, les Romains lui durent de pouvoir se passer de médecins pendant six siècles — ait pu à ce point sombrer dans l'oubli. C'est que, comme l'a écrit le Dr J. Poucel, « si l'homme n'était dévoré de son incurable prurit de philosopher dans l'abstrait, l'emploi vieux comme le monde des méthodes naturelles eut vite emporté son adhésion » (3).

La feuille de chou est aussi sans doute, en matière thérapeutique, un moyen trop vulgaire. Le Dr Blanc, qui se consacra avec passion à son étude, rappelait avec raison « qu'être rare, venir d'un pays

---

(3) *Médecine officielle et médecines hérétiques* (Plon, 1951).

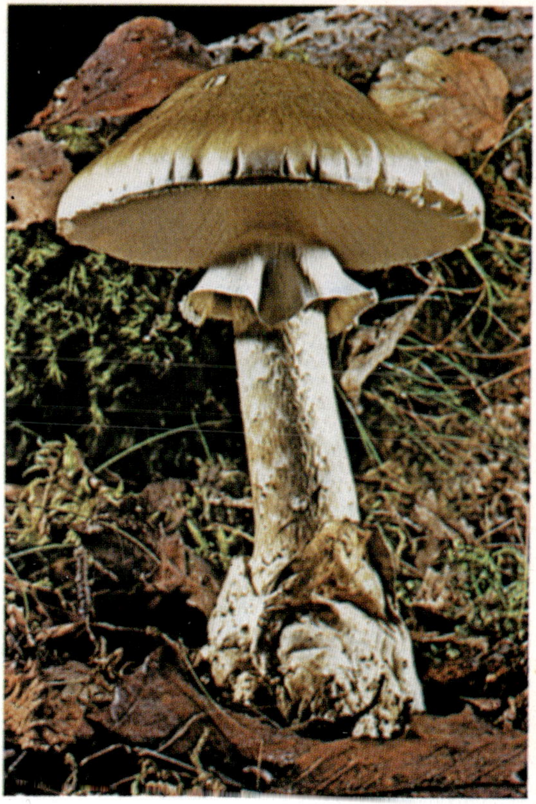

Photo Jacques SIX

Amanite phalloïde

Amanita phalloïdes

Est très commune. C'est l'« ennemi public n° 1 ». Elle cause 90 % des empoisonnements mortels chaque année. Une seule Amanite phalloïde dans un plat de champignons comestibles peut tuer une famille entière.

Chapeau : atteignant 12 cm de diamètre. Vert à vert olive foncé ou clair, ou jaunâtre, ou blanc.

Lamelles : blanches, parfois reflet verdâtre.

Pied : blanc, souvent marbré de verdâtre, portant un anneau blanc, large et une volve ample et épaisse.

Chair : blanche, à faible odeur agréable chez les jeunes exemplaires, saveur fade (on peut goûter tous les champignons, mais il faut cracher aussitôt le fragment porté en bouche).

Habitat : très commune dans les bois de feuillus (surtout chênes).

PLANCHE
II

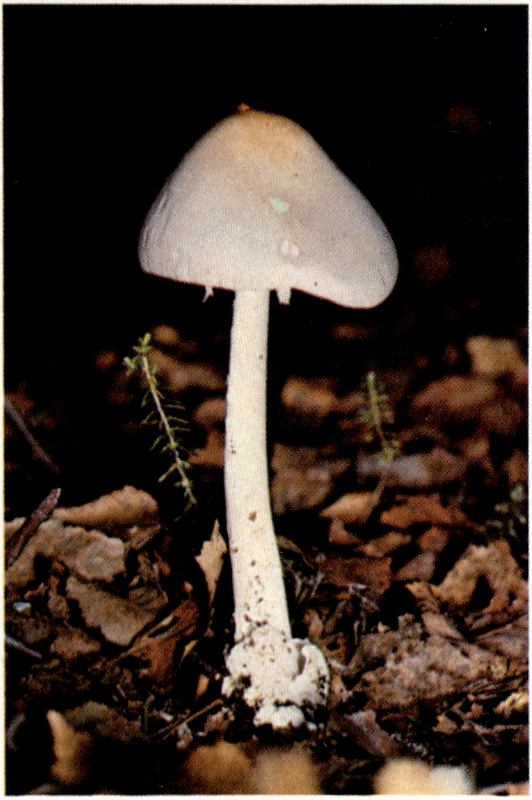

Photo Yves LANCEAU

Amanite vireuse

Amanita virosa

Chapeau : 10 cm, bossu, blanc ou ivoire.

Lamelles : blanches.

Pied : blanc, pelucheux. Anneau strié, déjeté. Volve.

Chair : blanche, à odeur de chlore ou de vieilles pommes de terre crues, saveur désagréable.

Habitat : bois siliceux, humides.

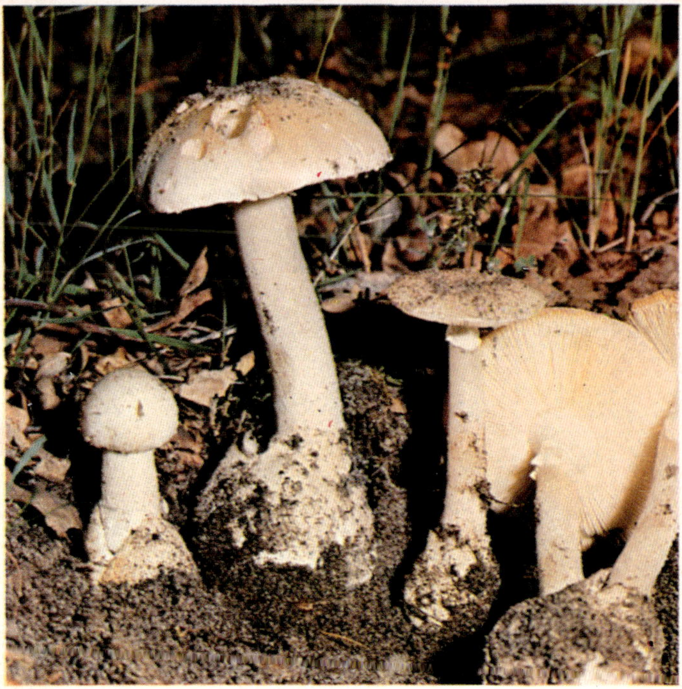

Photo Yves LANCEAU

Amanite printanière

Amanita verna

Chapeau : 10 cm, blanc ou un peu jaune au centre.
Lamelles : blanches.
Pied : svelte, blanc. Anneau. Volve fine.
Chair : blanche, odeur devenant âcre avec l'âge, saveur un peu piquante.
Habitat : bois de feuillus calcaires. Printemps, été, automne.

PLANCHE
IV

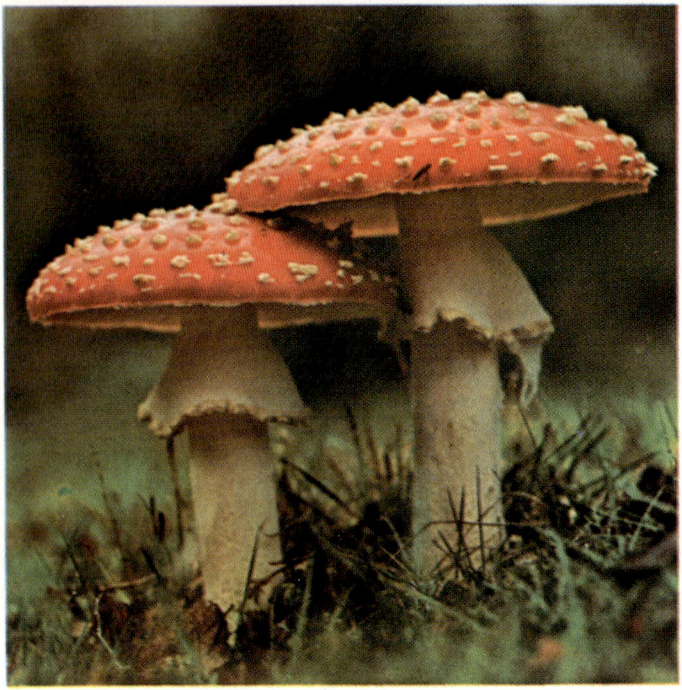

Photo JACANA

Amanite tue-mouches

Amanita muscaria

Chapeau : 10 à 20 cm. Rouge vif ou orangé, ou jaune. Portant des écailles blanches, qui peuvent disparaître.

Lamelles : blanches, parfois teintées de jaune citron clair.

Pied : blanc. Anneau blanc. Pas de volve, mais base du pied renflée et entourée de bourrelets.

Chair : blanche orangée sous la membrane externe (cuticule) du chapeau, odeur douce, saveur douce ou un peu âcre.

Habitat : dans tous les bois, très commune.

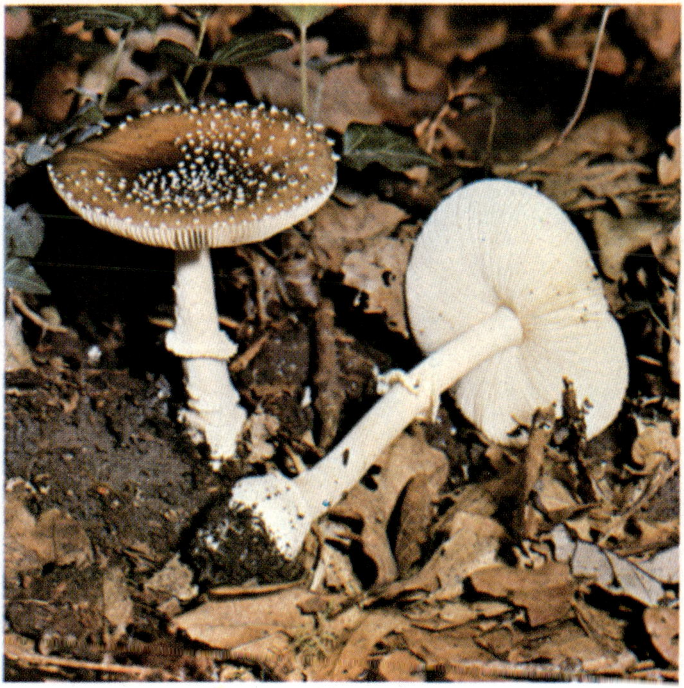

Photo Yves LANCEAU

Amanite panthère

Amanita pantherina

Chapeau : 10-12 cm, gris jaune, ou brun, centre plus foncé bord strié (caractère important), petites verrues blanches.

Lamelles : blanches.

Pied : blanc. Anneau blanc. Pas de volve, mais base du pied renflée, entourée de quelques bourrelets qui peuvent se fragmenter et disparaître.

Chair : blanche, faible odeur de rave.

Habitat : tous les bois. Assez commune.

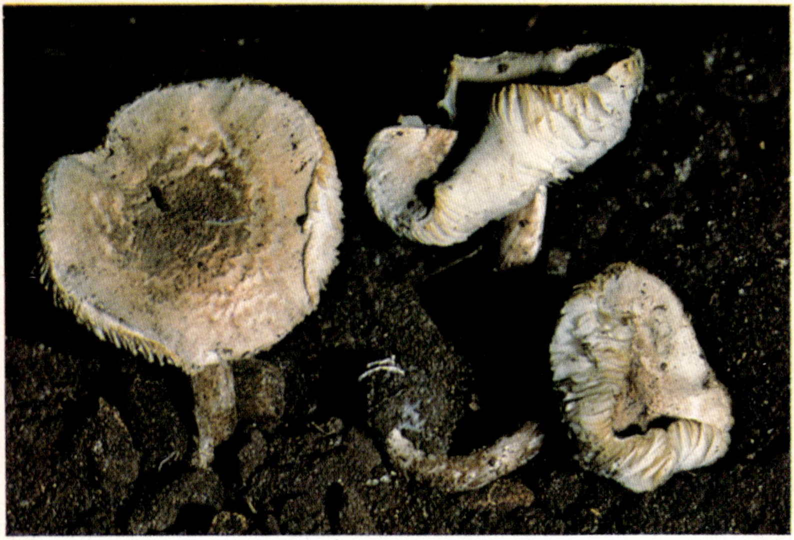

Photo Lab. de cryptogamie-Paris

Lépiote brunâtre

Lepiota helveola

Chapeau : 2 à 4 cm. Feutré, pelucheux. Ocracé. Petites écailles plus foncées.

Lamelles : blanc crème.

Pied : blanc uni. Se tachant de rose incarnat au froissement. Anneau : fragile, fugace.

Habitat : prés, parcs. Non dans les bois.

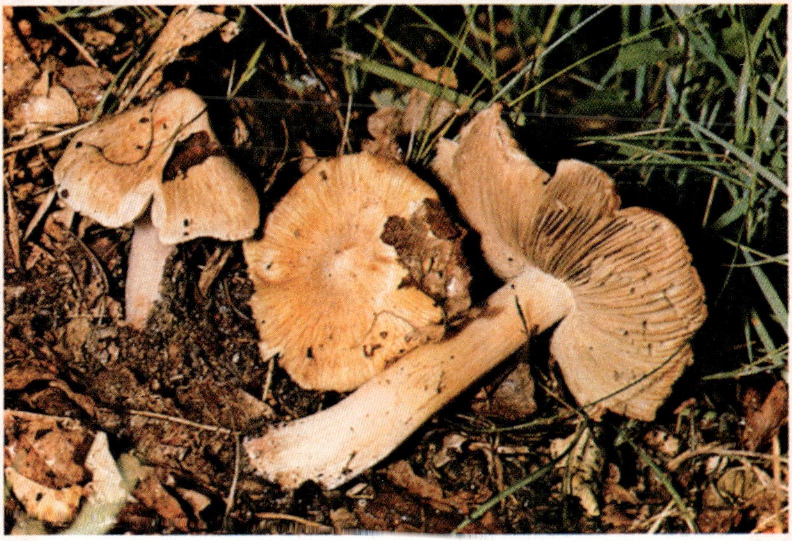

Photo Yves LANCEAU

Inocybe de Patouillard

Inocybe patouillardi

Chapeau : 9 cm. Conique puis étalé mais mamelonné. Blanchâtre puis brique. Fibrilleux et fendillé au bord.

Lamelles : blanchâtres ou gris-jaunâtre, rougissant au froissement.

Pied : blanchâtre puis rougissant, fibrilleux, base renflée.

Chair : blanche, rougissant à la cassure, odeur devenant désagréable (fruits pourris).

Habitat : dès le Printemps, le long des chemins forestiers, jardins. En groupes.

PLANCHE
VIII

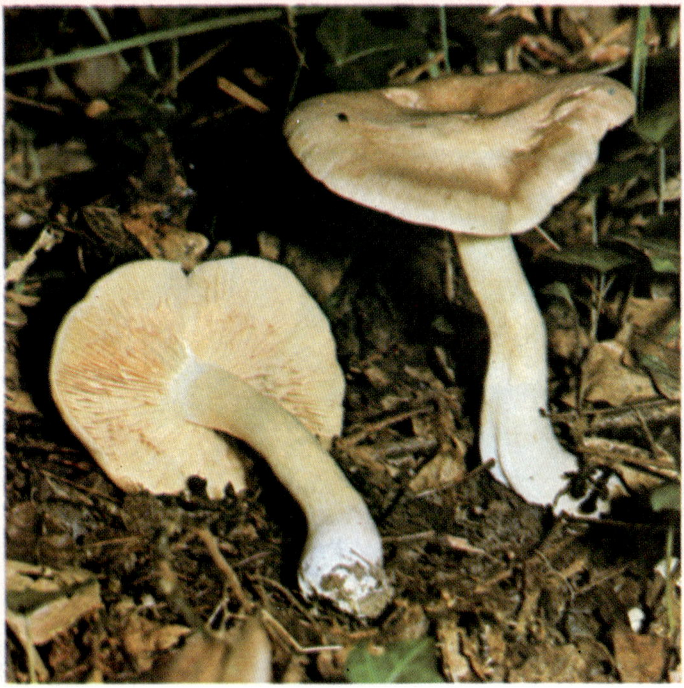

Photo Yves LANCEAU

Entolome livide

Entoloma lividum

Chapeau : 10-15 cm, gris ou brun clair, bosselé.
Lamelles : jaune pâle sur les individus jeunes, rose sale sur les adultes.
Pied : blanchâtre, rigide, à base renflée. Ni anneau, ni volve.
Chair : blanchâtre, odeur de farine ou d'huile rance.
Habitat : dès le Printemps, bois feuillus, clairières, talus, surtout sols calcaires et argileux.

PLANCHE
IX

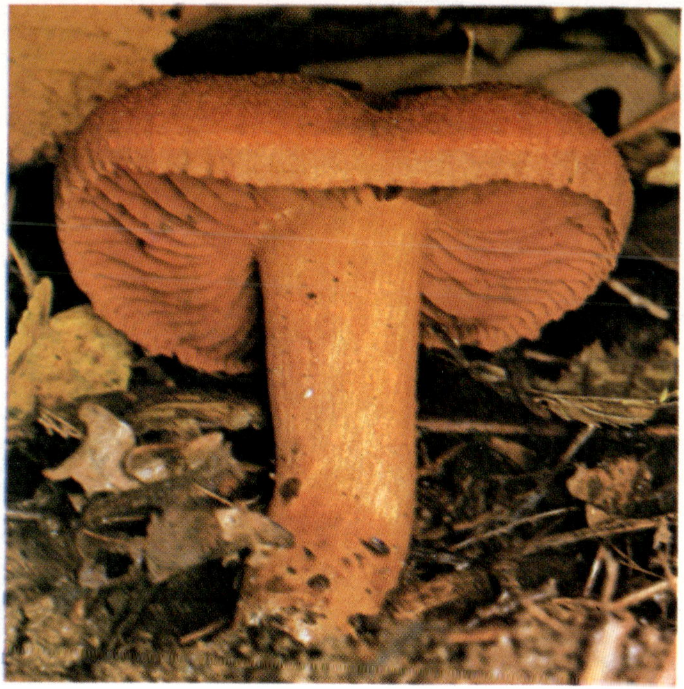

Photo JACANA

Cortinaire des montagnes

Cortinarius orellanus

Chapeau : 3-8 cm, convexe, brun, à surface finement fibrilleuse et soyeuse.

Pied : cylindrique ou atténué à la base, jaune roussâtre à jaune fauve vers le haut, finement rayé de fibrilles plus rousses.

Chair : jaune roussâtre pâle, à odeur de rave.

Lamelles : espacées, souvent un peu épaisses, de couleur fauve, quelquefois un peu rayées sur les flancs.

Habitat : terrain siliceux, aussi bien en plaine qu'en montagne.

PLANCHE
X

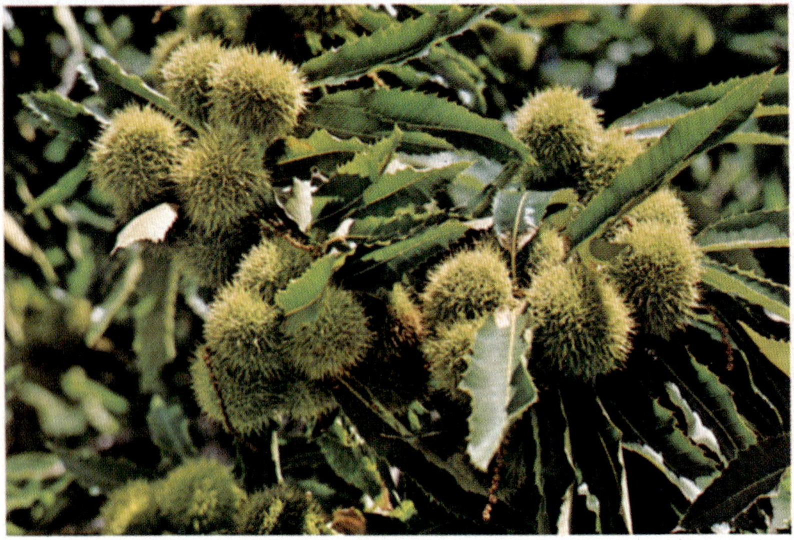

Photo Jacques SIX

Châtaignes

Castanea vulgaris

PLANCHE
XI

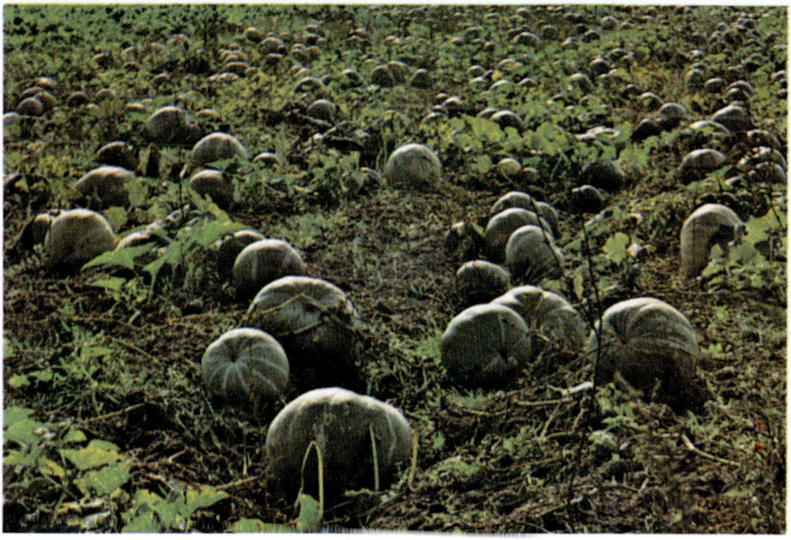

Photo Jacques SIX

Champ de courges

Cucurbita moshata

PLANCHE

XII

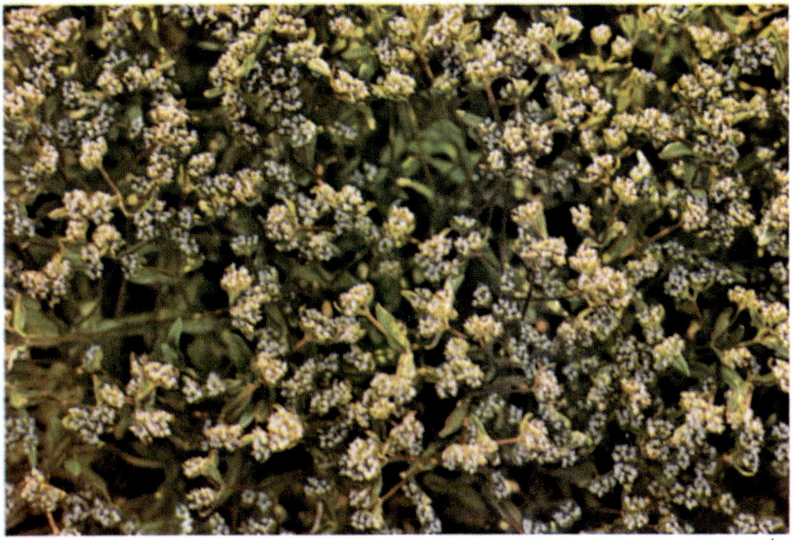

Photo Jacques SIX

Mâche

Valerianella olitoria

PLANCHE
XIII

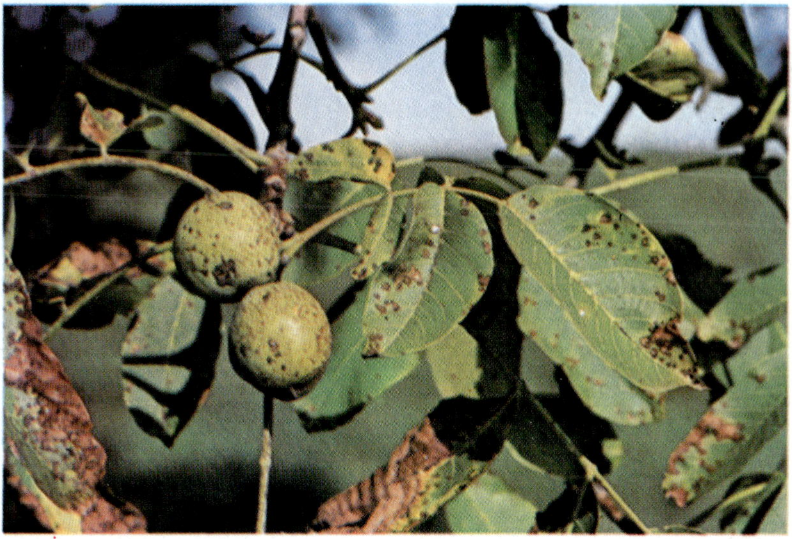

Photo Jacques SIX

Noix

Juglans regia

PLANCHE
XIV

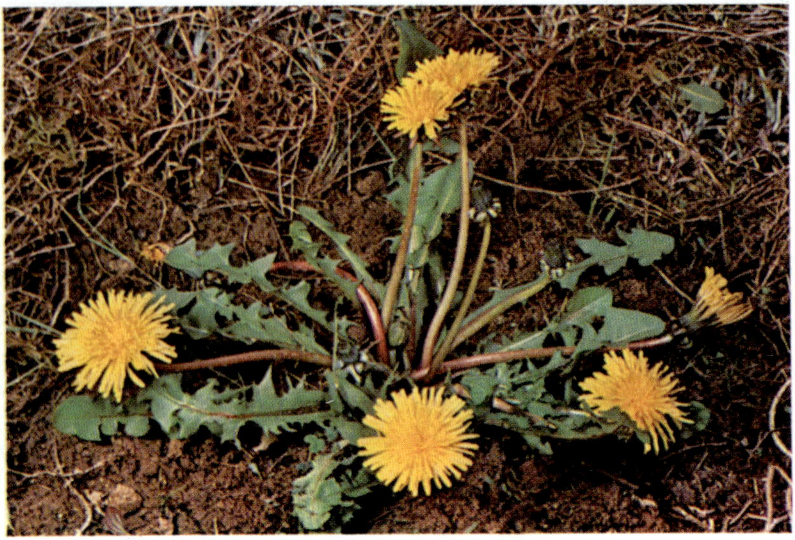

Photo Jacques SIX

Pissenlit

Taraxacum dens leonis

PLANCHE
XV

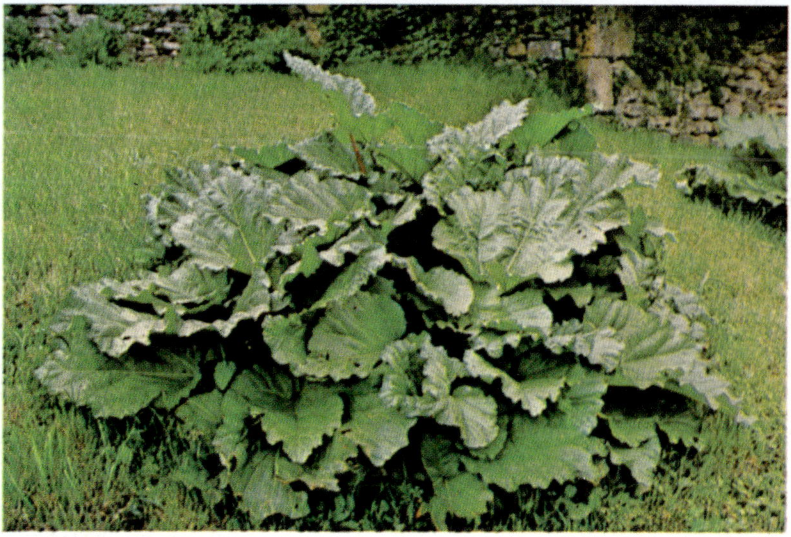

Photo Jacques SIX

Rhubarbe

Rheum officinale, R. palmatum et R. rhaponticum

PLANCHE
XVI

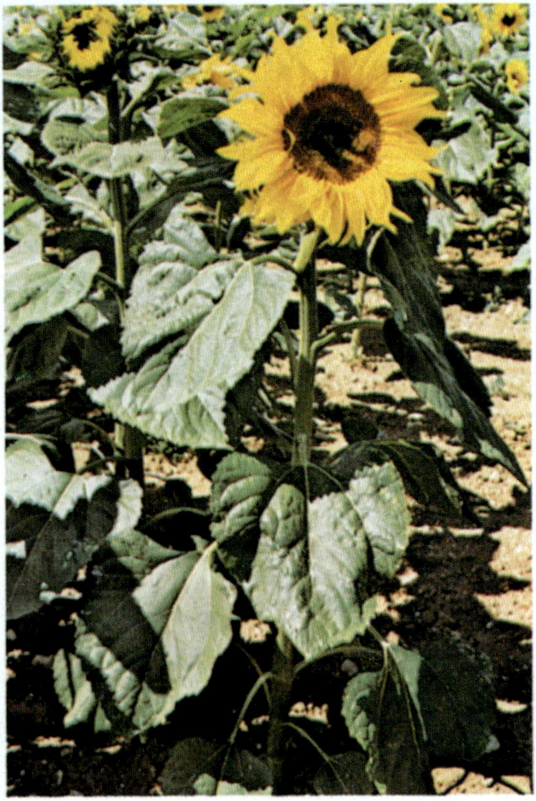

Photo Jacques SIX

Tournesol

Helianthus annuus

éloigné, porter un nom inconnu, bizarre, avoir une valeur vénale sont autant de considérations qui donnent du prix à un médicament et dont est entièrement dépourvue la feuille de chou ».

Et pourtant, le Dr H. Leclerc qui, au-delà de sa mort, demeure en la matière un maître incontesté, écrivait encore il y a quelques années que « l'emploi du chou comme topique n'est pas une invention ».

En réalité comme pour la plupart des plantes, des fruits et des légumes, les vertus curatives du chou ont été tour à tour vantées, exagérées, oubliées ou déniées.

Il est aisé pourtant de découvrir dans la littérature les innombrables preuves de son action reconnue depuis la plus haute Antiquité. Hippocrate, Chrysippe, Pline, Galien, Caton l'Ancien en ont abondamment traité. Le premier recommandait l'absorption du chou, deux fois cuit avec un peu de sel, aux cardiaques et aux dysentériques. Caton l'Ancien, « médecin ennemi farouche des médicastres », se traitait — et tous les siens — avec le chou sans distinction de maladies. Il en conseillait l'application particulièrement sur les éruptions, les blessures, les arthrites et les plaies torpides. Il l'employa contre la peste.

Pendant six siècles, les Romains se servirent du chou — par voie interne ou en application externe — pour toutes leurs maladies. Ils l'employaient comme purgatif, dépuratif, en préparaient des cataplasmes. Les soldats s'en servaient pour panser leurs blessures. En ce temps-là, c'était une panacée.

Plus près de nous, le médecin hollandais Rembert Dodens, médecin des empereurs d'Allemagne Maximilien II et Rodolphe, écrivait en 1557 dans son *Histoire des Plantes :* « Le jus de chou amollit le ventre et fait aller à la selle. Il nettoie et guérit les vieux ulcères. Le jus de chou, mélangé avec du miel, fournit un sirop qui guérit l'enrouement et la toux... Les feuilles cuites et appliquées sur les ulcères rongeants les modifient et les guérissent. Les feuilles vertes longtemps broyées et appliquées sur les plaies et les tumeurs les guérissent ».

Le Bâlois Gaspard Bauhin — qui vécut de 1550 à 1624 — nous indique, dans son *Histoire des Plantes,* que le chou modifie et nettoie, possède une action bienfaisante sur les tremblements nerveux des membres. Légèrement cuit, pris en bouillon, il relâche. Cuit longuement, il resserre. Il est également diurétique. L'application de ses feuilles est indiquée contre la goutte.

Le bénédictin Nicolas Alexandre (1654-1728) déclare que les feuilles de chou sont dessiccatives et vulnéraires, soit par leur suc utilisé dans les plaies et les ulcères, soit par elles-mêmes en applications simples. Laxatif au premier bouillon, le chou devient astringent par la suite. Le chou rouge est pectoral, indiqué dans la phtisie et les pleurésies. Le looch de chou se donne dans les cas d'asthme. La saumure de choux confits est indiquée dans les brûlures. La semence est un remède contre les vers (4).

Le Dr Lemery (5) et le Dr Gilibert (6) confirment toutes ces données. Le second assure que le chou « est une des meilleures provisions de mer pour préserver l'équipage du scorbut marin ».

Dans son *Abrégé des plantes usuelles* (1782), le Dr Chonnel recommande le bouillon de chou, additionné de miel blanc, à tous les « pulmoniques ». Les feuilles cuites dans du vin blanc adoucissent la douleur et l'inflammation goutteuses. Il indique le mode de fabrication d'un cataplasme pour les rhumatismes : il s'agit d'une sorte d'onguent préparé dans un pot de terre avec un chou blanc et de la terre à potier et une quantité d'eau suffisante pour les détremper. Après cuisson, jusqu'à ce que le chou soit réduit complètement en bouillie, on fait des applications avec cet onguent chaud.

Le *Dictionnaire botanique*, rédigé en 1802 par une société de médecins, de pharmaciens et de naturalistes, mentionne que le cataplasme préparé avec des feuilles de chou blanc est un remède familier aux habitants de la campagne dans les cas de pleurésie. On l'emploie également contre les rhumatismes. Les feuilles bouillies dans du vin sont opposées aux maladies de la peau. Des cas de scorbut putride ont été radicalement guéris par des bouillons de chou. Enfin, la décoction de la graine de chou est employée avec succès contre les vers des enfants.

---

(4) *Dictionnaire botanique et pharmaceutique.*

(5) *Dictionnaire universel des drogues simples* (1969).

(6) *Démonstration élémentaire de botanique.*

Les Drs Mérat et Lens, de la Faculté de Médecine de Paris, écrivent en 1829 (7) : « Le chou est une des plus précieuses acquisitions de l'homme... Il est antiscorburique, il prévient la goutte... Les feuilles tendres se mettent sur les plaies et sa semence est indiquée contre les vers ».

« Le chou a été traité avec une sorte de mépris par les médecins » déclare le Dr Roques en 1832 (8). Il est pourtant un des meilleurs antiscorbutiques connus : « Avec 118 hommes d'équipage, le capitaine Cook a fait, dans tous les climats, un voyage de trois ans sans perdre un seul homme de maladie. Il convient qu'il doit au chou, et à l'extrême propreté qui régnait dans son bâtiment, la santé de son équipage ». Contre les rhumes, les catarrhes et les laryngites, le Dr Roques préconise ce traitement : 1 livre de suc clarifié de chou rouge, 3 g de safran, 1 demi-livre de miel et de sucre, le tout bouilli jusqu'à l'obtention d'un sirop. On doit en prendre 1 cuillerée à soupe dans une tasse de thé pectoral, trois ou quatre fois par jour. « Morgagni, nous dit-il, se préserva, lui et les siens, pendant de nombreuses années, des formes catarrhales épidémiques qui régnaient tous les hivers à Padoue, en mangeant tous les soirs à souper une salade de chou cuit ».

Aussi l'abbé Neuens pouvait-il écrire : « Il est peu de remèdes aussi simples et à la portée de chacun, et nous pouvons affirmer qu'il est peu de remèdes aussi utiles, bienfaisants et efficaces en thérapeutiques que notre modeste chou » (9).

Dans un passé très proche, c'est le Dr Blanc, médecin de l'hospice de Romans, dans la Drôme, qui s'attacha à reprendre la question du chou dans sa totalité. Sa *Notice sur les propriétés médicinales de la feuille de chou et sur son mode d'emploi* nous relate les résultats de sa longue expérience.

« Le chou, affirme-t-il, pourrait être en thérapeutique ce qu'est le pain dans l'alimentation. C'est le médecin des pauvres, c'est un médecin providentiel ». Aussi est-ce une centaine de guérisons

---

(7) *Dictionnaire universel de matière médicale.*

(8) *Nouveau traité des plantes usuelles.*

(9) *La médecine naturelle scientifique.*

obtenues par ce moyen simple que le Dr A. Blanc rapporte dans son ouvrage, choisissant intentionnellement les affections « fort graves et que toute autre médication avait même été impuissante à guérir ». « Que l'incrédule expérimente, s'autorise-t-il à écrire, rien de plus facile. L'application du végétal est externe, elle est facile. L'action en est prompte, d'une parfaite innocuité. On peut la constater et la suivre à l'œil. Ainsi, les raisons de mettre la plante à l'épreuve sont nombreuses et je défie d'en produire une seule qui en dissuade ».

Aussi, les observations qui vont suivre, et qu'à dessein je rapporte dès maintenant, ne seront-elles plus — malgré leur caractère particulier — un sujet d'étonnement pour beaucoup. Pour ne pas alourdir ce chapitre, je me limiterai à quelques exemples significatifs (Dr Blanc).

Il s'agit d'un homme âgé, souffrant de violentes douleurs lombaires accompagnées de grandes difficultés à la miction. Le diagnostic de gravelle, puis de catarrhe de la vessie est porté (nous sommes en 1877). Le sondage est impossible en raison d'un important spasme du col et de l'inflammation prostatique. Après diverses médications restées sans effet, des applications de feuilles de chou sont faites sur les lombes et le bas-ventre.

Deux jours plus tard, apparaît une sécrétion de sérosité si abondante que les feuilles, les bandages et la literie en sont imprégnés. Sur les feuilles appliquées sur les régions lombaires, on remarque la présence d'une poudre blanchâtre analogue à un précipité de sel. L'abdomen est recouvert d'une rougeur intense comme à la suite d'une application de sinapisme. Quatre jours plus tard, la miction devient moins douloureuse et plus facile. La guérison est obtenue en trois mois.

La deuxième observation concerne une crise hémorroïdaire exceptionnellement douloureuse accompagnée d'entérite. Depuis un mois, le malade ne peut rester ni debout, ni assis, ni couché. On commence des applications de feuilles de chou sur les lombes et le fondement. Dès la première, apparition d'une abondante sécrétion nauséabonde. La guérison est obtenue en quarante-huit heures.

Il s'agit, cette fois, de phénomènes douloureux consécutifs à des déchirures vaginales après accouchement. Douze coagulations restent sans effets. Les applications de feuilles de chou entraînent une sécrétion sanguinolente et la guérison au bout de quinze jours.

Cet enfant de deux ans présentait une adénite cervicale et axillaire diagnostiquée « scrofules ». Les applications de feuilles de chou entraînèrent en trois mois la guérison sans aucune cicatrice.

De son côté, C. Droz — déjà cité — rapporte un certain nombre de cas dont j'ai extrait, en raison de leur gravité, les trois exemples suivants :

1. M. Y..., coup de pied de cheval au bas-ventre. Fistule purulente consécutive. Une intervention est envisagée. Des applications de feuilles de chou et une tisane dépurative entraînent la guérison en trois semaines.

2. Mme B..., 50 ans : affection gastro-hépatique de nature indéterminée. Malade abandonnée. Application permanente de feuilles de chou sur la région hépatique, l'estomac, les régions lombaires. Ingestion de tisanes diurétiques. Entre en convalescence trois mois plus tard.

3. Mme X..., ulcération suspecte d'un sein. Guérison en six mois par des applications quotidiennes de feuilles de chou.

J'ai, pour ma part, *fréquemment demandé au chou aide et assistance dans les affections les plus diverses.* Les résultats qu'il m'a permis d'obtenir ne m'ont jamais déçu. Un traitement qui, pendant des siècles, subit victorieusement l'épreuve du temps ne saurait être une simple vue de l'esprit.

Le chou en usage externe

Sont justiciables des applications de feuilles de chou :

— Gerçures et engelures.

— Contusions.

— Plaies diverses y compris les plus graves, plaies atones, torpides.

— Ulcères de jambes dits « variqueux ».

— Gangrènes, nécroses.

— Brûlures.

— Zona, fièvres éruptives.

— Eczémas, certaines dartres, acné.

— Adénites, syphilides, tumeurs blanches.
— Lymphangites, capillarites, affections vasculaires.
— Hémorroïdes.
— Infections de toutes natures : abcès, phlegmons, furoncles, anthrax, panaris, hygroma.
— Névralgies rhumatismales (lombalgies, sciatiques), dentaires, faciales, goutteuses.
— Coliques néphrétiques.
— Migraines, céphalées.
— Affections gastro-intestinales, vésiculaires, hépatiques.
— Affections pleuro-pulmonaires : rhumes, bronchites, pleurésies, asthme.
— Morsures d'animaux.
— Tumeurs.

Dans les cas d'ulcères de jambe, d'eczémas, de plaies torpides ou infectées, les applications de feuilles de chou provoquent parfois la recrudescence momentanée de la suppuration ou la réapparition de douleurs plus ou moins vives. Ces phénomènes attestent l'action détoxicante et régénératrice tissulaire de la thérapeutique. Dans ces cas, on adoptera pendant quelques jours le rythme des applications discontinues d'une heure ou deux, séparées par des intervalles de six à douze heures.

On a pu également constater au niveau des parties traitées certains phénomènes localisés d'intolérance. Il est alors nécessaire d'interrompre momentanément les applications de feuilles de chou et de les remplacer suivant les cas par des applications d'huile d'olive vierge, d'huile d'amandes douces ou de pâte à l'eau du Codex. L'inflammation résorbée, il sera possible de reprendre le traitement en réduisant si nécessaire la durée des applications.

Ces cas d'intolérance n'ont rien qui puisse surprendre et ne sauraient en aucun cas porter préjudice à la méthode. Car si l'on connaît de nombreux cas d'incidents ou d'accidents graves dus à certaines thérapeutiques agressives, les désagréments éventuels dus aux thérapeutiques naturelles (ne parlons pas des plantes dont la toxicité est connue comme la digitale) sont toujours exceptionnels et bénins. Ils sont dus aux susceptibilités particulières des intéressés et ne peuvent, dans l'état actuel de la science, être généralement prévus. Comment imaginer qu'une infusion de tilleul puisse entraver le sommeil d'un individu alors que des milliers d'autres au contraire bénéficient — comme il est bien connu — des vertus de cette fleur.

Cette parenthèse refermée je pense, en ce qui concerne certaines intolérances cutanées à la feuille de chou, à la responsabilité possible de certains produits chimiques répandus à tort sur les terres destinées aux cultures maraîchères.

Pour une meilleure action thérapeutique, on choisira des feuilles très colorées et charnues (de chou rouge ou mieux encore et plus simplement de chou vert, variété dite *de Milan*). Elles agiront bien entendu d'autant plus activement qu'elles seront plus fraîchement cueillies.

La préparation est d'une simplicité sans égale. Il suffit de laver les feuilles à l'eau courante (certains conseillent de les laisser tremper quelques minutes dans de l'eau additionnée de jus de citron, cette précaution n'a rien d'indispensable). On les essuiera. On enlèvera, à l'aide de ciseaux ou d'un couteau, la grosse côte centrale et, si l'application doit se faire sur un ulcère ou une plaie sensible, on enlèvera de la même manière les nervures secondaires. Il convient alors d'écraser les feuilles — une à une — à l'aide d'un rouleau à pâtisserie ou d'une bouteille. Le suc apparaît à la surface des feuilles qui sont alors prêtes à l'application. Selon les cas on utilisera une, deux, trois épaisseurs de feuilles. On recouvrira d'un tissu épais. On bandera sans comprimer à l'aide d'une bande de crêpe.

L'application sera poursuivie plusieurs heures, généralement toute la nuit (ou toute la journée si les douleurs provoquées risquent d'empêcher le sommeil).

En hiver, s'il s'agit d'un malade frileux, on peut réchauffer les feuilles en les exposant à une source de chaleur, par exemple en les plaçant quelques instants sur le couvercle d'une casserole chaude.

Pour une plaie très sensible, on plongera les feuilles au préalable pendant une ou deux secondes dans de l'eau bouillante. Le procédé assouplit les feuilles et les rend parfaitement tolérables.

Il est possible aussi et recommandable, eu égard aux ulcères dont les bords sont œdématisés, sclérosés, crevassés « à pic », de laisser macérer les feuilles de chou pendant une demi-heure à une heure dans un bain d'huile d'olive. Outre son pouvoir adoucissant, l'huile d'olive possède des vertus considérables et bien connues, antitoxiques et cicatrisantes dues à ses riches composantes.

Sur une plaie infectée ou un ulcère, un eczéma suintant, il est généralement indiqué de procéder à des applications de petites bandelettes de feuilles de chou imbriquées comme les tuiles d'un toit. Les sérosités s'écouleront facilement entre les bandelettes et ne pourront par conséquent entraver l'action permanente et directe du chou.

Après l'emploi, les feuilles sont parfois desséchées mais très souvent elles apparaissent humides, couvertes — suivant les cas — de sérosités simples ou sanguinolentes dégageant — preuve de l'absorption des toxines — une odeur forte ou franchement nauséabonde.

En cas de lombalgies, névralgies rhumatismales et diverses, affections vésiculaires ou autres douloureuses, les *cataplasmes* à base de feuilles de chou ont, de tout temps et aujourd'hui encore, apporté un rapide soulagement aux malades. Pour les préparer, il suffit de faire cuire pendant une vingtaine de minutes, deux, trois ou quatre feuilles de chou et deux oignons (le tout haché) avec trois ou quatre poignées de son et un peu d'eau. Après évaporation de l'eau, on place le cataplasme sur une gaze et on applique chaud. On laissera ainsi une ou deux heures ou toute la nuit. Ce mélange, anachronique pour notre siècle, fera selon toute probabilité s'esbaudir certaines intelligences modernes. Cet heureux résultat supplémentaire ne pourra qu'être porté à son actif déjà immense.

Que ceux qui souffrent en retiennent néanmoins les vertus décongestives, d'activation circulatoire, de révulsion douce, le pouvoir absorbant des diverses toxines et cicatrisant profond.

On se souviendra qu'en aucun cas il ne faut utiliser d'applications chaudes sur un abdomen douloureux dont on ignore la nature. Le médecin reste seul qualifié pour porter le diagnostic d'une lésion (appendicite, annexite) que la chaleur ferait dangereusement flamber.

Le chou en usage interne

En plus de son action par voie externe, le chou — nous l'avons vu — est depuis longtemps préconisé par voie interne sous forme de salades ou de jus fraîchement extrait.

Ses indications sont multiples et les auteurs anciens l'utilisaient dans des affections très diverses : affections respiratoires, gastriques, intestinales (colites ulcéreuses, parasitoses), faiblesse générale, anémie.

Plus récemment l'Américain Garnett-Cheney, Professeur à l'Ecole de Médecine de Stanford, a publié les résultats que le jus de chou lui a permis d'obtenir sur les *ulcères gastriques.* Sur 65 cas traités, 62 furent guéris en l'espace de trois semaines.

De leur côté, L. Binet, Tanret et Bour ont souligné l'intérêt des ingestions de chou dans le traitement des *cirrhoses* et de l'*ascite.* Ils conseillent l'absorption quotidienne de 400 g de chou (moitié cru, moitié cuit) et signalent une augmentation notable de la diurèse suivie d'une amélioration sensible de l'état général, résultats que confirme Henri Leclerc. Le Dr Henri Leclerc avait d'ailleurs publié en 1953, dans *La Presse Médicale,* un travail précisant que le chou était l'un des meilleurs remèdes du *scorbut.* E. B. Hart le préconisait pour guérir l'*anémie des animaux* soumis au régime exclusif du lait, action que Remington et Shiver attribuent à la teneur élevée du chou en fer, manganèse et cuivre.

Le Dr W. Shive, chercheur de l'Université du Texas, a extrait du chou un produit qu'il a appelé « glutamine » et qu'il a utilisé dans le traitement de l'*alcoolisme.* Il a également obtenu d'excellents résultats dans le traitement de certains ulcères gastriques ou duodénaux, notamment de l'*ulcère peptique.*

Le chou pourrait également se classer parmi les *antibiotiques* depuis que Paderson et Fisher ont démontré qu'il contient une substance bactéricide capable de réduire, à de faibles proportions, certains germes microbiens (Gram négatifs).

D'après S. Ederer, il y aurait par ailleurs dans l'extrait de chou un principe aqueux capable de déterminer une hyperglycémie suivie d'*hypoglycémie.* L'utilisation du chou dans le *diabète* se trouve donc indiquée.

On a, bien entendu, cherché par l'*analyse de ses constituants* à expliquer les extraordinaires et si diverses propriétés du chou.

Son *suc* contient (Schrader) : 0,63 % de fécule verte, 0,29 % d'albumine végétale, 0,05 % de résine, 2,89 % d'extrait gommeux, 2,84 % d'extrait soluble dans l'eau et dans l'alcool, du sulfate et du nitrate de potasse, des oxydes de fer, du soufre (essence sulfurée).

L'Institut national d'hygiène donne, pour 100 g de chou : 3 g de protides, 0,3 g de lipides, 6 g de glucides ; des minéraux : 50 mg de phosphore, 50 mg de calcium, 1 à 3 mg de fer ; des vitamines hydrosolubles : 80 mg de vitamine C, 0,15 mg de vitamine B_1, 0,12 mg de vitamine B_2, de l'acide folique, 0,6 mg de vitamine PP ; des vitamines liposolubles : 0,5 mg de provitamine A, 2 183 U.I. de vitamine A.

Selon certains auteurs, il renfermerait, comme tous les végétaux exposés à la lumière, de la vitamine D_2 antirachitique.

Les propriétés cicatrisantes du suc de chou mises en pratique dans le traitement des *colites ulcéreuses* paraissent dues à ses mucilages, à son soufre, à ses sels de potasse, à la vitamine U qu'il contient (protectrice des muqueuses) ainsi qu'à la vitamine K antihémorragique. La cuisson détruit la vitamine U, aussi convient-il d'absorber le chou sous forme de jus fraîchement extrait car son action semble d'affaiblir lorsqu'il est préparé trop à l'avance. On peut utiliser également le chou, coupé en lanières, sous forme de hors-d'œuvre cru.

Nous remarquons aussi que contrairement aux préjugés tenaces le chou est extrêmement précieux pour l'estomac et l'intestin, qu'il soit utilisé sous forme de jus ou cru en hors-d'œuvre, ou encore cuit à l'étouffée. Il est toléré par tous les organismes. J'en ai fait cent fois la remarque grâce à des malades, ou des bien portants, à qui j'avais recommandé le chou et qui ont été stupéfaits de l'avoir si facilement toléré. C'est la cuisson à l'eau, pratiquée à tort de façon habituelle dans nos pays, qui, en le privant de certains de ses éléments — c'est-à-dire en détruisant son harmonie — rend le chou souvent indigeste, parfois inacceptable.

De même, contrairement à ce que l'on croit habituellement, la *choucroute* obtenue par des procédés naturels est bienfaisante. Par ses ferments, qui aident à la digestion de la cellulose et des graisses, elle est d'une haute digestibilité. Ce qui dans la choucroute n'est pas digeste, c'est la charcuterie qu'on y ajoute souvent avec exagération. Les ferments lactiques de la choucroute, *désinfectants* puissants du tractus intestinal, doivent être conservés intacts. Aussi convient-il de ne pas laver la choucroute qu'il est, par ailleurs, judicieux d'ajouter crue aux hors-d'œuvre.

La richesse du chou en soufre (100 mg/%), l'arsenic, le calcium, le phosphore, le cuivre, l'iode qu'il contient peuvent expliquer ses vertus apéritives, *reminéralisantes* .et *reconstituantes*.

Abondamment pourvu en vitamines, il est antiscorbutique, revitalisant, *rééquilibrant général,* d'une incontestable utilité pour le bon fonctionnement organique.

Par sa vitamine A, il entretient la nutrition tissulaire et retarde les signes extérieurs de vieillissement.

Par sa vitamine B_1, c'est un facteur de l'*équilibre nerveux.* Il favorise l'absorption de l'oxygène par les cellules, également le *métabolisme des glucides.*

Par sa vitamine B_2, il prend part à la respiration *cellulaire.*

Il devrait à son soufre son action particulière (désinfectante et tonifiante) dans les affections de l'*appareil respiratoire,* dans certains *eczémas,* dans la séborrhée et la protection cutanée.

Son magnésium, son potassium, son clacium apparaissent comme de puissants moyens de *défense contre la maladie,* la cancérose comprise.

Sa chlorophylle, en permettant la production d'hémoglobine, s'oppose aux *états anémiques* mais la cuisson détruit cet élément. Ses propriétés antianémiques sont dues également au fer qu'il contient et à son cuivre qui, par ailleurs, intervient dans la fixation calcique normale.

Par ses protides et ses glucides, il est *énergétique* et *constructeur.*

Il est aisé de comprendre pourquoi un tel aliment représente aussi souvent un remède polyvalent d'une puissance rare. Le remède naturel, équilibré, apparaît ainsi incomparablement supérieur à certaines préparations de laboratoire souvent incomplètes : nous ne sommes pas, comme nous l'avons lu par ailleurs, à la veille de réaliser la synthèse du « vulgaire » chou.

On s'explique ainsi facilement la valeur du chou cru pour les femmes enceintes, les anémiques, les asthéniques, les infectés, les parasités intestinaux, les lithiasiques, les arthritiques, etc. Mais on conçoit du même coup les raisons pour lesquelles, si l'on veut conserver au chou son maximum de potentiel, il importe de le transformer le moins possible. Toute transformation, si minime soit-elle, ne peut que se solder par un amoindrissement, un déséquilibre qui font perdre au chou une partie de ses pouvoirs.

La meilleure façon d'utiliser le chou sera donc, répétons-le, de l'absorber en hors-d'œuvre au début des repas, assaisonné avec une bonne huile, du sel marin, du citron ou du vinaigre de vin (10), du persil, de l'ail. Il peut évidemment être adjoint à d'autres crudités.

On se trouvera bien également du jus de chou extrait à la centrifugeuse électrique au moment de l'emploi : à la dose d'un verre par jour, il entraîne une rapide amélioration de l'état général, un regain de vitalité, l'atténuation ou la disparition des troubles intestinaux, urinaires, respiratoires.

Le jus de chou n'est pas d'un goût très agréable. Aussi se trouvera-t-on bien d'y adjoindre du jus de carotte et quelques gouttes de jus de citron.

Indications et modes d'emploi — Formulaire

Un éminent confrère m'a un jour reproché de ne pas avoir sélectionné suffisamment les indications du chou, qu'il soit utilisé par voie interne ou externe. Or, en dépit de la longue liste retenue, c'est précisément ce que j'ai fait, ne conservant que les indications vérifiées soit par moi-même soit par les nombreux correspondants qui ont périodiquement à cœur de m'adresser les résultats. Il me serait dès lors bien difficile de changer quoi que ce soit. D'autant, finalement, que nous ne faisons guère, les uns comme les autres, que confirmer des faits depuis longtemps bien connus.

- *Abcès, Anthrax, Furoncles :* Applications de feuilles crues, lavées et préparées comme il a été dit, en deux ou trois épaisseurs. Le pansement sera maintenu en place deux, trois, quatre heures ou

---

(10) Le vinaigre de vin, issu d'une fabrication traditionnelle au départ d'un vin « franc et loyal », possède une action *antiseptique* dans la prophylaxie des infections typhiques et colibacillaires. Les vinaigres industriels actuels n'ont pas cette action (Pr Piéchaud).

toute la nuit. En cas de sensation de chaleur insupportable, renouveler le pansement à l'aide de feuilles fraîches. Poursuivre ainsi jusqu'à sédation complète des phénomènes inflammatoires ou totale élimination de la suppuration.

Par voie interne : chou cru ou à l'étouffée, suc frais.

Il y a une trentaine d'années, dans un petit village de Franche-Comté, on me présenta un enfant de huit ans porteur d'un important phlegmon de l'avant-bras. Température à 39°5, faciès plombé. Je fis pratiquer des applications de feuilles de chou toutes les six heures, y compris la nuit. Quarante-huit heures plus tard, le phlegmon s'était ouvert, et l'enfant n'avait plus de température. Je fis sortir par expression environ un demi-verre de pus. Des pansements simples à l'eau salée parachevèrent la guérison obtenue trois jours plus tard.

J'ai souvent l'occasion de revoir cet « enfant » âgé de 37 ans, 1,87 m, père de famille. Il n'a pas oublié que je lui ait fait « un peu mal » mais il sait que je lui ai évité des ennuis sans fin en ne le bourrant pas d'antibiotiques.

- *Acné :* Lotions avec du jus de chou fraîchement extrait. On peut au préalable faire des applications de feuilles de chou.

  Par voie interne : Chou ou son suc.

- *Adénites :* Applications de feuilles de chou (voir abcès).

  Par voie interne : Suc de chou.

- *Alcoolisme :* Ingestion de chou cru ou à l'étouffée, ou de suc de chou.

- *Angines :* Les applications de feuilles de chou calment les douleurs, aident à l'élimination des toxines. Elles sont également indiquées dans les laryngites et les inflammations diverses. On renouvellera les applications plus souvent en cas de sensation de vive chaleur locale. Les gargarismes au jus de chou ont une action détergente et cicatrisante.

  Mentionnons toutefois le traitement classique et utile par les suppositoires au bismuth. Et aussi les gargarismes avec une décoction de feuilles de ronce ou avec un mélange aromatique appelé *Tégarome* (produit hygiène) : 20 gouttes pour un verre d'eau tiède. Il est bien entendu qu'il ne s'agit que des angines banales et qu'on aura éliminé l'angine diphtérique comme d'autres variétés graves (Lab. Cosbionat - BP 38 - 78512 Rambouillet Cedex).

- *Anémie :* Suc de chou : 1 ou 2 verres par jour.
- *Anthrax* (voir abcès).
- *Aphonie :* Suc de chou additionné de miel, en gargarismes et ingestion.

  Certains comédiens et chanteurs utilisent couramment ce procédé à titre préventif, ou encore un jaune d'œuf battu dans du bouillon de chou non salé.
- *Artérite* (syndromes artéritiques) : trois ou quatre couches de feuilles de chou appliquées sur les jambes, conservées toute la nuit, calment les douleurs, favorisent le rétablissement de la circulation. Il est évident qu'aucune artérite ne saurait être guérie par ce simple traitement mais j'ai constaté que les applications de feuilles de chou avaient dans ces cas une utilité incontestable.
- *Arthritisme :* Suc de chou : 2 verres par jour.
- *Asthénite* (voir fatigue générale).
- *Ascite :* Ingestion de chou cru ou à l'étouffée, suc de chou.
- *Asthme, Bronchites :* Trois ou quatre épaisseurs de feuilles de chou appliquées sur la poitrine et la gorge, sur les bases pulmonaires ou les omoplates, selon la localisation de la gêne ou de la douleur. Laisser au moins quatre heures, toute la nuit de préférence.

  Par voie interne : décoction avec 60 g de chou cuit une heure dans 0,5 litre d'eau, additionnée de 70 g de miel (bronchites chroniques). Ou suc de chou : 1 à 2 verres par jour.
- *Blépharites* (voir yeux).
- *Blessures* (voir plaies).
- *Bronchites* (voir asthme).
- *Brûlures :* Application de feuilles de chou le plus tôt possible. Bien

écraser les feuilles au préalable. Pouvoir antalgique et cicatrisant incontestable.

On peut d'ailleurs en dire autant des cataplasmes à base de fécule de pomme de terre et des applications de carotte râpée. Il va sans dire que les brûlures graves (3e degré) et étendues sont du ressort du médecin. Mais pour les brûlures du 1er degré (genre coup de soleil) ou du 1er-2e degré limitées, nous utilisons et préconisons depuis plus de vingt ans un mélange aromatique actuellement vendu sous le nom de *Tégarome* (produit hygiène, voir page précédente à Angines). Application du produit pur sur la brûlure vue immédiatement. En compresses diluées sur une brûlure ancienne.

- *Calculs urinaires* (voir lithiase).
- *Capillarites :* Applications de feuilles de chou.
  Par voie interne : Suc de chou (1/2 à 1 verre par jour).
- *Cardiaques* (affections) : Les applications locales de feuilles de chou décongestionnent et rétablissent la circulation. Trois épaisseurs, simplement écrasées, à laisser en place quelques heures. Ce traitement, on l'a compris, ne saurait être qu'un traitement d'appoint.
- *Catarrhes* (voir asthme).
- *Céphalées* (voir tête).
- *Cirrhose :* Ingestion de chou cru ou à l'étouffée, suc de chou. (Tx du Pr L. Binet - Paris).
- *Cœur* (voir cardiaques).
- *Coliques hépatiques* (voir foie).
- *Coliques néphrétiques :* Applications de feuilles de chou sur la région douloureuse. (Parmi les plus puissants calmants de ces crises, exceptionnellement brutales, citons la belladone ou l'atropine et la khelline, tous dérivés de végétaux).
- *Colites :* ulcéreuses ou non, dont le diagnostic a été établi :

A l'extérieur, trois ou quatre épaisseurs appliquées chaque soir sur le ventre. Recouvrir d'un lainage et conserver toute la nuit.

Par voie interne, 1, 2 ou 3 verres de jus par jour entre les repas. Il faut extraire le jus de préférence au fur et à mesure de son utilisation. Poursuivre aussi longtemps que nécessaire. Si la durée du traitement dépasse un mois, marquer chaque mois quelques jours d'arrêt. Le mélange jus de chou et jus de carottes à parties égales est encore préférable.

Signalons la valeur dans ces cas de la myrtille, de la papaïne, de certaines essences aromatiques et du pollen.

- *Congestion cérébrale et insolation :* trois ou quatre épaisseurs en casque et sur la nuque, par périodes de quatre heures séparées par des intervalles de deux à trois heures. L'absence de médecin peut être ici, tragique. Raison de plus pour ne pas rester inactif... en évitant toutefois les gestes qui tuent.

- *Conjonctivite* (voir yeux).

- *Constipation :* Premier bouillon du chou cuit (2 à 4 verres par jour).

- *Contusions :* Applications locales de feuilles de chou.

  Un de mes malades, victime d'un accident de voiture en 1961, présentait une énorme ecchymose occupant toute la jambe droite. La marche lui était bien entendu impossible. Le repos et les applications renouvelées de feuilles de chou entraînèrent la guérison en une semaine.

- *Coryza* (voir sinusite).

- *Coqueluche :* Procéder comme pour l'asthme.

- *Crevasses :* Applications locales de feuilles de chou imbibées d'huile d'olive.

- *Cystites* (voir vessie).

- *Dartres :* Application de feuilles de chou pour la nuit. Lotion de suc le matin (consultation souvent nécessaire).

- *Déminéralisation :* Suc de chou, 1 ou 2 verres par jour.

- *Dépressifs* (état) : Suc de chou, 2 verres par jour.

- *Dermatoses* (voir dartres, eczémas, impétigo).

- *Diabète :* Suc de chou : 1 ou 2 verres par jour. Traitement qui n'exclut pas le régime, l'eucalyptus, le géranium, l'oignon... diverses autres médications, ni la surveillance médicale.

- *Diarrhées, Dysenteries :* Applications de feuilles de chou sur tout l'abdomen, y compris la région hépatique. Pendant la journée, une ou deux couches pour ne pas gêner les activités. Le soir, trois à quatre couches. Conserver toute la nuit.
Voie interne : Chou cuit longuement dans l'eau (boire également l'eau de cuisson).
Penser aussi à la myrtille, à la salicaire, au simarouba, à l'holarrhène, à nombre d'autres plantes et au pollen.

- *Digestions pénibles :* Choucroute crue en hors-d'œuvre (2 ou 3 cuillerées à soupe par jour).

- *Douleurs musculaires, rhumatismales, goutte :* Applications de trois ou quatre épaisseurs de feuilles. Couvrir d'un lainage. Renouveler trois fois par jour.
Ou cataplasmes de feuilles cuites dans du vin blanc.
Par voie interne : Chou cru ou suc de chou (1 à 2 verres par jour).

- *Douleurs gastriques ou intestinales :* Comme pour les diarrhées. L'application de feuilles après les repas n'entrave pas la digestion.

- *Dysenteries* (voir diarrhées).

- *Eczémas :* Commencer par des applications de courte durée (une heure). Continuer si elles sont bien supportées. Pour un eczéma sec, huiler la feuille en contact (huile d'olive).
Mais toutes les formes d'eczéma ne sont pas également influencées par les applications de feuilles de chou. Par voie interne : chou cru ou à l'étouffée, suc frais.

- *Engelures :* Applications de feuilles de chou.

- *Entérite :* Suc de chou (voir colites, diarrhées).

- *Entorses :* Applications de trois ou quatre épaisseurs de feuilles. Recouvrir de coton et faire un bandage moyennement serré. Renouveler matin et soir. Ce traitement décongestionne et facilite l'élimination de l'épanchement.

Il convient de mentionner à ce sujet, parmi les divers traitements possibles de l'entorse, celui qui consiste en injections intramusculaires quotidiennes de Scopolamine-Lévogyre (1/8 de mg) pendant trois ou quatre jours (11).

- *Estomac* (voir ulcère gastrique).
- *Fatigue générale :* Suc de chou, 1 ou 2 verres par jour. Ajoutons la valeur d'une bonne alimentation, d'une hygiène bien comprise et, par ailleurs, dans la genèse et l'entretien de ce syndrome, la nocivité des soucis répétés.
- *Foie :* Les feuilles de chou ont une action révulsive, décongestionnante. Elles contribuent à la sédation de la douleur et à l'élimination. A utiliser dans les cas de colique hépatique, de congestion du foie, dans les affections de la vésicule biliaire, l'insuffisance hépatique. Deux ou trois épaisseurs dans la journée, trois ou quatre pour la nuit. A renouveler toutes les quatre heures dans la journée, à conserver toute la nuit.
  Il est rare qu'on ne possède pas, en même temps que des choux, un certain nombre de plantes « hépatiques » : radis noir, verge d'or, boldo, feuilles d'artichaut, etc. Il convient alors d'y penser.
- *Furoncles* (voir abcès,et applications de *Tégarome*).
- *Gangrène* (voir plaies et nécroses).
- *Gastrites* (voir ulcère gastrique).
- *Gerçures :* Applications de feuilles de chou imbibées d'huile d'olive.
- *Goutte* (voir douleurs rhumatismales).
- *Grippe :* Suc de chou, 1 à 2 verres par jour. Important comme préventif. Ne pas oublier les essences aromatiques (*Climarome*, produit hygiène).
- *Hygroma :* Un homme de 50 ans souffrait d'hygroma, c'est-à-dire d'une inflammation des bourses séreuses au niveau des deux

---

(11) Dr J. Valnet : « la scopolamine-lévogyre dans le traitement des entorses et de certaines lésions traumatiques » (*L'Hôpital*, avril 1954).

coudes. Rendez-vous fut pris avec un chirurgien, mais l'intervention dut être différée en raison d'une brusque montée de la tension artérielle à 24. Un de ses amis lui conseilla alors de faire des applications de feuilles de chou passées quelques minutes à l'eau bouillante (3 ou 4 épaisseurs). Quatre jours plus tard, l'inflammation était résorbée. Cinq ans plus tard (1979), elle ne s'était pas reproduite.

Ces résultats n'ont, en fait, compte tenu de nos connaissances en la matière, rien qui puisse étonner et de nombreux malades ont pu en faire la même et heureuse expérience.

A noter, pour ce patient, que sa tension passa de 24 à 14 à la suite d'une cure de jus de pamplemousse. A une époque où, chez les Occidentaux, l'hypertension pose de graves problèmes, la recette pourrait être reprise dans les services hospitaliers... et en pratique de ville.

- *Hémorroïdes :* Applications simples de feuilles de chou.
- *Hépatisme* (voir foie).
- *Hypoacousie* (voir surdités).
- *Impétigo :* Lotions de jus de chou.
- *Infections intestinales :* Suc de chou, choucroute crue : 2 cuillerées à soupe chaque matin. (Voir entérites, colites, diarrhées).
- *Insomnies :* Au coucher, trois ou quatre épaisseurs sur la nuque, parfois sur les jambes.
- *Ivresse :* Bouillon de chou (ou soupe à l'oignon, bouillon de poireau).
- *Jambes* (affections des), *varices, phlébites, artérites :* Bénéficient de l'action décongestionnante des feuilles de chou. Egalement les jambes lourdes, la cyanose des téguments.
  Appliquer deux ou trois épaisseurs au coucher et garder toute la nuit. Il faut déborder largement la limite des lésions. On recouvre de coton. On fait le pansement sans trop serrer. Ce traitement décongestionne, active la circulation, revitalise les tissus, absorbe les impuretés qui bloquent les capillaires. Il est nécessaire de

poursuivre ce traitement avec persévérance, mais les varices importantes relèvent du traitement chirurgical.

- *Laryngites* (voir aphonie et formule à : rhume).

- *Lithiase urinaire :* Suc de chou, 1 ou 2 verres par jour.

- *Lumbago :* Applications de trois ou quatre épaisseurs de feuilles de chou. Conserver quatre à cinq heures ou toute la nuit. Prolonger jusqu'à sédation complète de la douleur. S'il se trouve un médecin dans les parages, le consulter rapidement car les lombalgies peuvent, selon les cas, demander des soins spéciaux (12).

- *Lymphangite :* Applications de feuilles de chou.

- *Masques de beauté :* Les feuilles revitalisent les tissus et absorbent les impuretés. Les applications, même courtes (une demi-heure), contribuent à la régénération du derme. Il est recommandé de faire des applications toute la nuit : elles détergent, rétablissent la circulation, résorbent les amas graisseux ou cellulitiques, tonifient les tissus. Penser aussi aux applications de pêche, fraise, concombre, argile, etc.

- *Métrite :* Les applications de feuilles de chou sur le bas-ventre contribuent à la sédation des douleurs et à la décongestion pelvienne. Elles sont recommandées en cas de règles douloureuses.
  De nombreuses plantes sont recommandées pour des injections vaginales dans le traitement de ces affections. Il en est de même de certaines huiles essentielles. Mais voir un médecin le plus tôt possible.

- *Migraines :* Deux ou trois épaisseurs appliquées sur la région douloureuse. Applications également sur le foie ou le bas-ventre selon l'origine de la migraine.

---

(12) Depuis la première édition de ce livre, en 1967, de nombreux malades m'ont fait part de leurs résultats par l'usage externe du chou. Certains n'ont connu aucune récidive depuis plus de dix ans.

- *Morsures :* Applications de feuilles de chou (13).
- *Nécroses :* Applications de feuilles de chou (13).
- *Nervosisme :* Suc de chou, 2 verres par jour.
- *Névralgies* (dentaires, faciales, rhumatismales), *sciatiques :* Les applications de feuilles de chou sur le trajet des nerfs douloureux calment progressivement la douleur. Dans ces cas, ne jamais chauffer les feuilles. En mettre trois épaisseurs et les laisser en place de quatre heures à toute la journée ou toute la nuit.

  Il convient dans ces cas d'avoir la persévérance nécessaire à l'obtention du résultat... loin d'être toujours acquis complètement.
- *Œdèmes :* Voie interne, 1 à 2 verres de suc par jour. Les applications de feuilles de chou ne sont qu'un traitement d'appoint, mais efficace. Les renouveler aussi souvent qu'il est nécessaire.
- *Oliguries :* Suc de chou, 2 verres par jour.
- *Panaris* (voir abcès).
- *Parasites intestinaux* (voir vers).
- *Peau* (affections de la peau) : Les applications de feuilles et les lotions de suc de chou présenteront toujours un intérêt certain pour la revitalisation des tissus et l'élimination des parties nécrosées.
- *Piqûres d'insectes :* Frotter le plus rapidement possible après la piqûre avec une feuille de chou froissée. Appliquer ensuite une feuille en pansement.

  Rappelons que l'utilisation dans de tels cas du poireau, de l'oignon, de l'ail, de la sauge ou de la lavande, pour ne parler que de quelques végétaux, est — dans de nombreuses contrées — depuis longtemps classique. Il est plus commode d'avoir un flacon

---

(13) De nombreuses plantes et certaines essences aromatiques sont, dans ces cas, également indiquées.

de *Tégarome* qui, bien que produit hygiène, est un excellent traitement des piqûres d'insectes par sa composition en essences aromatiques (Lab. Cosbionat - BP 38 - 78512 Rambouillet Cedex).

- *Plaies* (banales, atones, gangrèneuses) : Les applications de feuille de chou attirent les impuretés et provoquent au début une suppuration très favorable. Il convient alors de nettoyer le pus et le sang noir attirés à la surface de la plaie avec de l'eau bouillie additionnée de sel marin (une cuillerée à café pour un verre d'eau).

  Les pansements doivent déborder les limites de la plaie et être répétés jusqu'à cicatrisation complète. Au début, on renouvellera les applications toutes les deux heures, puis toutes les quatre heures. Le pansement du soir sera laissé toute la nuit, sauf dans les cas graves où on le renouvellera plus souvent.

- *Pleurésie, pleurite :* La révulsion douce de la feuille de chou est très utile dans ces cas. On utilisera trois ou quatre épaisseurs débordant largement la région affectée. La période critique passée, poursuivre les applications pendant la nuit jusqu'à complète disparition de toute gêne et en prévention des séquelles douloureuses.

  Voie interne : 1 à 2 verres de suc de chou par jour. (Traitement d'appoint toutefois, ou de « dénument », on l'a compris).

- *Prostatisme :* Applications de feuilles de chou, un soir sur deux sur le bas-ventre, un soir sur deux sur le périnée, jour et nuit s'il le faut. Il s'agit d'un traitement d'appoint très appréciable dans certains cas, je puis faire état de nombreuses observations.

- *Rachitisme :* Suc de chou, 1 ou 2 verres par jour.

- *Règles douloureuses :* Applications de feuilles de chou sur le bas-ventre pendant deux-trois heures ou plus.

- *Rein* (affections du) : Coliques néphrétiques, rétention d'urine, lithiase, inflammations diverses sont justiciables des applications de feuilles de chou. Garder quatre heures environ et toute la nuit pour les applications du soir.

- *Rhumatismes* (voir douleurs rhumatismales).

• *Rhume* (voir asthme) et :

Suc de chou rouge	500 g
Safran	3 g
Miel	250 g

Bouillir jusqu'à obtention d'un sirop. 1 cuillerée à soupe dans une infusion pectorale, trois à quatre fois par jour. Egalement sirop de radis noir, et *Climarome* (produit hygiène) en inhalations sur le mouchoir (Lab. Cosbionat - BP 38 - 78512 Rambouillet Cedex).

• *Rhume des foins* (voir asthme).

• *Salpingite* (voir névralgies).

• *Scorbut :* Suc de chou par voie interne (1 à 2 verres par jour), chou cru en salades.

• *Séborrhée :* Suc de chou par voie interne et externe.

• *Sénescence :* Suc de chou, chou cru ou à l'étouffée, parmi beaucoup d'autres médications.

• *Sinusites :* Applications de trois épaisseurs sur les sinus frontaux ou maxillaires. Laisser quelques heures et toute la nuit pour les applications du soir. Matin et soir, introduire 1/2 cuillerée à café de suc de chou fraîchement exprimé dans chaque narine. Egalement, inhalations avec une solution d'un mélange d'essences aromatiques naturelles : aiguilles de pin, thym, lavande, eucalyptus, ou avec *Climarome* aux essences aromatiques naturelles (produit hygiène) : 20 gouttes pour un bol d'eau très chaude. Entre temps, respirer à sec sur un mouchoir ou une compresse.

• *Surdités :* Certaines sont influencées par le mélange : suc de chou et jus de citron à parties égales, en instillations renouvelées dans les oreilles.

• *Tension artérielle :* En traitement d'appoint des soins médicaux, on fera des applications de feuilles de chou sur les mollets, sur la région lombaire, sur la nuque. Conserver deux ou trois heures et toute la nuit pour les applications du soir.

- *Tête* (céphalées) : une ou deux épaisseurs sur le front et trois ou quatre sur la nuque. Laisser quelques heures ou toute la nuit. Traiter le foie en même temps (applications sur la région hépatique).

- *Toux* (voir asthme).

- *Tuberculose* (voir pleurésie).

- *Tumeurs :* Applications de feuilles de chou.
Par voie interne : Suc de chou.

- *Tumeurs blanches :* Applications de feuilles de chou.
Voie interne : Suc de chou (1 à 2 verres par jour).

- *Ulcère gastrique :* Suc de chou, 2 à 3 verres par jour, entre les repas. Résultats pour 80 % en 3 semaines.
Egalement décoction de racine de réglisse ou jus de pomme de terre, traitements bien connus des médecins familiarisés avec les thérapeutiques naturelles.

- *Ulcère de jambe :* Le chou est un remède de choix, comme pour toute plaie atone. Dans la plupart des cas, quelle que soit l'étendue ou la profondeur, des applications *prolongées* de feuilles de chou aboutissent à la cicatrisation.
Applications répétées de feuilles de chou pendant trois à quatre heures, ou toute la nuit s'il n'en résulte pas de douleurs excessives empêchant le sommeil. Traitement général indiqué.

- *Varices* (voir jambes).

- *Veines* (voir jambes).

- *Vers :* 1/2 verre ou 1 verre de jus de chou, trois matins de suite, en commençant à la lune descendante, constitue depuis longtemps un traitement classique des parasites intestinaux (20 à 30 g pour les enfants). On complètera si besoin par des applications de feuilles de chou sur le bas-ventre pendant la nuit.

Il est recommandé de répéter le traitement chaque mois, pendant trois ou quatre mois ou plus.

Egalement : décoction de semences de chou, et voir citrouille et ail.

- *Vésicule biliaire* (voir foie).

- *Vessie :* Trois épaisseurs sur le bas-ventre la nuit, et le jour si besoin (rétention d'urine par spasmes).

- *Vieillesse* (voir sénescence).

- *Yeux :* Pour les yeux irrités, larmoyants, rouges, quelques gouttes de jus de chou fraîchement exprimé, le soir au coucher, constituent un remède facile et très actif.

  Signalons aussi les lavages et collyres à base de camomille, bleuet, plantain, pétales de roses, d'eau salée (1 cuillerée à café de sel marin pour 500 g d'eau), et le citron : 1 goutte dans chaque œil deux ou trois fois par semaine.

- *Zona :* Les applications de feuilles de chou atténuent les douleurs. Les renouveler trois ou quatre fois par vingt-quatre heures.

Cette attitude a déjà permis maintes guérisons de zona. Je ne la cite toutefois que par seul souci de vérité scientifique car, depuis plus de vingt ans, le traitement est devenu pour moi d'une simplicité exemplaire : applications biquotidiennes d'un complexe d'huiles essentielles, soit à l'état pur, soit en compresses (*). Pour compléter, je donne du magnésium, lui-même anti-viral. Tout zona — corporel ou ophtalmique — vu dans les trois premières semaines, est guéri en 5 à 7 jours dans la proportion de 95 % selon mes statistiques s'appuyant, depuis 1954, sur des centaines de cas. J'ai pu en présenter en Congrès un certain nombre de diapositives relatives à des zonas ophtalmiques parmi les plus monstrueux.

A la fin de ce panégyrique, mérité évidemment si nous en jugeons par les observations de tout temps et confirmé par tout ce que nous avons pu colliger de notre part, il me faut ajouter *une fois de plus* cette notion : si toutes les indications citées sont réelles, cela ne veut pas dire que le chou sera, *à lui seul et toujours* suffisant. Qui en douterait ?

(*) *Tégarome* (Lab. Cosbionat - BP 38 - 78512 Rambouillet Cedex).

Mais de là à commettre le mensonge délibéré d'un certain médecin suisse qui osa dire au micro de Radio Suisse Romande à Genève que nous prétendions guérir la tuberculose par des légumes !... Le pauvre homme avait bien mon livre dans les mains mais n'avait rien compris. Cela se passait le 7 octobre 1976, en direct, pendant une heure et demie. La relation intégrale de l'émission fut faite avec la participation du Pr Geisendorf — ancien doyen de la Faculté de médecine de Genève — de deux médecins français dont l'auteur de ce livre. Le confrère imprudent dut ravaler ses arguties devant le micro.

Ciboule

Allium fistulosum.

Liliacée.

La ciboule est une liliacée, comme l'ail, l'oignon, le poireau, ... et on remarquera qu'elles contiennent toutes une essence sulfurée, comme nombre d'autres constituants sans doute. Ainsi peut-on concevoir des propriétés analogues ou comparables.

● PRINCIPAUX CONSTITUANTS CONNUS : Silice, essence sulfurée.

● PROPRIÉTÉS :

— Antiputride.
— Digestif.
— Anticancer (?).

● INDICATIONS : Non précisées. Ce condiment paraît utile en cas de dyspepsies et de fermentations intestinales.

● MODE D'EMPLOI :

— Dans les salades, les hors-d'œuvre.

Ciboulette

(ou civette).

Allium schœnoprasum.

Liliacée.

Mêmes propriétés que la ciboule.

Citron

Citrus limonum.

Rutacée

Synonyme : limonier.

Serait originaire de l'Inde. Croît dans le Midi de l'Europe, surtout en Espagne et au Portugal.

On utilise le fruit sous diverses formes de préparation, ou l'essence obtenue par expression de la partie externe du péricarpe frais du citron (le citron renferme de nombreuses et grosses poches à essence dans le parenchyme sous-épidermique). Les fruits verts fournissent plus d'essence que les citrons mûrs. Il faut environ 3 000 citrons pour obtenir 1 kg d'essence. La pulpe du fruit sert à préparer l'acide citrique.

● PRINCIPAUX CONSTITUANTS CONNUS :

— 30 % de suc contenant lui-même 6 à 8 % d'acide citrique, de l'acide malique, des citrates de chaux, de potasse...
— Glucides : glucose, fructose directement assimilables, saccharose.
— Sels minéraux et oligo-éléments : calcium, fer, silice, phosphore, manganèse, cuivre.
— Gommes - mucilage - albumines.
— Vitamines, surtout B (B_1, B_2, B_3), également vitamines A, C, PP.
Les vitamines B_1, B_2, B_3, ont un rôle important dans la nutrition, l'équilibre nerveux.

Le carotène (provitamine A) est surtout dans la peau, la vitamine A dans la pulpe fraîche et le jus. Ils ont une grande importance dans les phénomènes de croissance, le maintien de la jeunesse tissulaire.
La vitamine C (40 à 50 mg par 100 g de fruit) a un rôle primordial dans les phénomènes d'oxydo-réduction. Elle influe sur les glandes endocrines.
La vitamine PP est un facteur de protection vasculaire.
— *L'essence* contient environ 95 % de terpènes (pinène, limonène, phellandrène, camphène, des sesquiterpènes), du linalol, les acétates de linalyle et de géranyle, citral et citronellal (6 à 8 %), des aldéhydes, un camphre de citron...

● PROPRIÉTÉS :

Très nombreuses. En Espagne et dans certains pays, le citron est utilisé — systématiquement et avec de réels succès — dans une infinité d'affections.

Usage interne :
— *bactéricide* (voir *N. B.), antiseptique*
— activateur des globules blancs dans la défense organique
— rafraîchissant
— fébrifuge
— tonique du système nerveux et du sympathique
— tonicardiaque
— alcalinisant (Rancoule — voir *N.B.)*
— diurétique
— *antirhumatismal, antigoutteux* (labbé), anti-arthritique
— calmant, anti-acide gastrique (voir *N.B.)*
— *antiscléreux* (prévention de la sénescence)
— *antiscorbutique*
— *tonique veineux*
— abaisse l'hyperviscosité sanguine (fluidifiant sanguin)
— hypotenseur par retour de l'équilibre biologique
— dépuratif
— reminéralisant
— anti-anémique (hématopoïétique)
— favorise les *sécrétions gastro-hépatiques* et pancréatiques
— hémostatique

— carminatif
— vermifuge
— *antivenimeux*
— antiprurigineux
— *l'écorce* est tonique, carminative
— les semences sont anti-helminthiques, fébrifuges.

Usage externe :

— *antiseptique,* antitoxique
— cicatrisant
— antiprugineux
— antivenimeux (piqûres d'insectes)
— cytophylactique (entretien de la peau)
— éloigne les mites et les fourmis.

● INDICATIONS :

Usage interne :

— *infections* diverses (pulmonaires, intestinales...)
— maladies infectieuses (stimule la « leucocytose curative »)
— paludisme, états fiévreux (Cazin)
— prévention des épidémies
— asthénie, inappétence
— ascites (L. Binet et Tanret)
— *rhumatismes,* arthritisme, goutte
— lithiase urinaire et biliaire
— hyper-acidité gastrique, ulcères d'estomac
— dyspepsies (digestions pénibles), aérophagie
— *scrobut*
— *artériosclérose*
— *varices,* phlébites, fragilité capillaire
— *pléthore, hyperviscosité sanguine* (une cure de citron « remplace la saignée »)
— obésité
— hypertension
— tuberculose pulmonaire et osseuse (mal de Pott)
— déminéralisation, croissance, convalescence
— anémie
— *ictère, vomissements* (Avicenne)
— insuffisances hépatique et pancréatique

— congestion hépatique
— hémophilie
— hémorragies (épistaxis, gastrorragies, entérorragies, hématuries)
— météorisme
— dysenterie, diarrhées, typhoïde
— parasites intestinaux (oxyures)
— également : asthme, bronchite, grippe, blennorragie, syphilis, sénescence, céphalées.

Usage externe :

— rhumes de cerveau, sinusites, angines, otites
— hémorragies nasales
— stomatites, glossites, aphtes (Leven)
— syphilides buccales (Caussade et Goubeau)
— blépharites
— éruptions, furoncles, dartres
— migraines
— verrues
— herpès (Berlureaux)
— engelures
— plaies infectées, putrides
— piqûres d'insectes
— teigne, gale
— entretien de la peau et soins de beauté
— séborrhée du visage, taches de rousseur
— prévention des rides, soins des mains
— ongles cassants
— pieds sensibles
— pour éloigner les mites et les fourmis.

● MODE D'EMPLOI :

Usage interne :

— citronnade (citron frais en tranches dans de l'eau — ou le jus d'un citron dans 1/2 verre d'eau sucrée) : la citronnade est la boisson de choix des fiévreux, des vomisseurs, hémorragiques
— jus de citron : faire des cures en montant progressivement de 1/2 à 10, 12 citrons par jour — descendre progressivement —

étaler sur 4 à 5 semaines, et poursuivre à 1, 2 citrons par jour (utiliser des fruits très mûrs)
— *vermifuge :* écraser l'écorce, la pulpe et les pépins d'un citron. Faire macérer pendant 2 heures dans de l'eau additionnée de miel. Passer avec expression. Boire au coucher
— la décoction de tout le fruit est également indiquée contre les *vers intestinaux*
— contre les oxyures : pépins broyés avec du miel, chaque matin, à jeun
— contre l'*engorgement hépatique :* verser, le soir, de l'eau bouillante sur 3 citrons coupés, et boire le lendemain, à jeun
— contre l'*embonpoint :* verser, le soir, une tasse d'eau bouillante sur 2 têtes de camomille et un citron coupé en rondelles. Laisser macérer la nuit. Passer le matin et boire à jeun jeun
— infusion indiquée également contre l'*aérophagie*
— *l'essence :* 5 à 10 gouttes dans du miel ou en potion.

Usage externe :

— contre les *rhumes de cerveau, sinusites :* quelques gouttes de *suc* dans les narines plusieurs fois par jour
— contre les *hémorragies nasales :* tampon de coton imbibé de jus de citron
— contre les *aphtes, stomatites :* citron + miel + eau : en bains de bouche prolongés
— contre les *angines :* gargarismes avec un jus de citron dans un verre d'eau tiède
— dans les *yeux de snouveau-nés* et contre les *blépharites :* une ou deux gouttes de jus de citron
— sur le front des *migraineux :* compresses de jus de citron ou tranches de citron sur les tempes
— sur les *blessures,* les *plaies infectées* (antiseptique, hémostatique) : jus de citron pur ou dilué
— contre les *engelures :* frictions au jus de citron (également préventif)
— contre les *otites :* jus de citron dans les oreilles
— contre les *verrues :* badigeons 2 fois par jour avec un vinaigre fort dans lequel on a fait macérer pendant 8 jours l'écorce de 2 citrons

— contre les *ongles cassants :* matin et soir, pendant une semaine, applications de jus de citron
— sur les peaux grasses : lotion du visage matin et soir avec un coton imbibé de jus de citron (laisser sécher 20 minutes avant crème ou poudrage)
— contre les *taches de rousseur :* jus de citron légèrement salé en lotions du visage
— pour *éviter les rides :* lotions du visage, 2 fois par semaine avec du jus de citron (éclaircit également le teint)
— pour entretenir la *douceur des mains :* les enduire d'un mélange :

jus de citron glycérine eau de Cologne	parties égales

— pour *conserver les dents blanches :* brossage hebdomadaire avec du jus de citron
— *pieds sensibles :* bains de tilleul suivis de frictions au jus de citron
— sur les *piqûres d'insectes :* frotter avec un tranche de citron. Contre morsures de serpents : traitement d'appoint
— *l'envers de la peau :* frottée sur les gencives, les tonifie ; sur le visage, les mains : constitue un traitement d'entretien des téguments.

N. B. - 1 - Les travaux de Morel et Rochaix sur l'*action bactéricide de l'essence de citron* ont démontré que :

a) Les vapeurs d'essence de citron neutralisent le méningocoque en 15 minutes, le bacille d'Eberth (typhoïde) en moins d'une heure, le pneumocoque en 1 à 3 heures, le staphylocoque doré en 2 heures, le streptocoque hémolytique en 3 à 12 heures.

b) L'essence neutralise le bacille d'Eberth en 5 minutes, le staphylocoque en 5 minutes, le bacille de Lœffler (diphtérie) en 20 minutes. Elle est infertilisante pour le bacille de la tuberculose à la dose de 0,2 %.

Charles Richet : quelques gouttes de citron dans les huîtres les débarrassent, en 15 minutes, de 92 % de leurs bactéries.

2 - Le jus de citron sera utilisé largement pour la désinfection d'une eau de table suspecte (le jus d'un citron pour un litre) et des viandes et poissons de fraîcheur douteuse.

3 - Pour préparer le *lait caillé* avec le jus de citron, on procèdera de la manière suivante : verser un citron, goutte à goutte, sur 1/2 litre de lait en tournant avec une cuillère. Le résultat est obtenu lorsque l'aspect devient granuleux. Le produit obtenu est très riche en vitamines.

4 - Fabrication de la limonade : dans un tonnelet contenant 5 litres d'eau, mettre un citron coupé en rondelles avec son écorce. Remuer 2 fois par jour. Passer 8 jours plus tard et mettre en bouteilles. Boucher, ficeler et coucher les bouteilles.

5 - L'infusion avec la peau de 2 à 3 citrons pour un litre d'eau forme une excellente *boisson courante* (y ajouter quelques gouttes de suc frais).

6 - *Limonade purgative :*

carbonate de magnésie	11 g
acide citrique	18 g
eau	300 g

aromatiser avec teinture de citron.

7 - Le citron entre dans la composition de l'alcoolat de mélisse composé.

8 - *Sur l'acidité du citron :* il paraît étonnant de lire que le citron est un alcalinisant et un anti-acide gastrique. Les travaux de Rancoule, Labbé... en ont traité. La saveur acide n'implique pas, en effet, que le citron soit acide pour l'organisme, car le goût est dû à des acides organiques qui ne restent pas à l'état d'acides dans les cellules. Des expériences ont prouvé que l'usage prolongé du citron entraîne, dans l'organisme, la production de carbonate de potasse permettant de neutraliser l'excès d'acidité du milieu humoral. On neutralise également l'hyperacidité gastrique par du jus de citron étendu d'eau (le citron est d'ailleurs classé parmi les aliments basiques).

L'acide citrique naturel est oxydé pendant la digestion. Les sels restant donnent des carbonates et bicarbonates de calcium, potassium... lesquels maintiennent l'alcalinité du sang.

Ainsi une substance peut-elle donner à l'extérieur une réaction acide et, dans l'organisme, être génératrice d'alcalinité.

9 - Les citrons rendent beaucoup plus de jus si on les fait auparavant tremper pendant 5 minutes dans de l'eau chaude.

• QUELQUES RECETTES UTILES :

— Pour nettoyer les cuivres noircis, les frotter avec 1/2 citron dont on a recouvert la section avec du gros sel.

— Pour nettoyer les bijoux d'argent, les frotter avec une tranche de citron, rincer à l'eau chaude et sécher à la peau de chamois.

— Pour nettoyer une cheminée de marbre blanc : la frotter avec 1/2 citron en insistant sur les taches. Passer ensuite un linge fin légèrement huilé.

— Pour enlever la rouille sur un linge blanc : placer une rondelle de citron entre 2 couches de tissus. Poser sur la tache et appuyer un fer à repasser très chaud. Recommencer si besoin.

— Pour nettoyer un lavabo taché : frotter avec le mélange 1/2 tasse de jus de citron + une grosse pincée de sel.

— Les taches de légumes, de fruits ou d'encre sur les doigts s'enlèvent avec du jus de citron.

— Pour éloigner les *mites,* pendre dans les placards des sachets contenant des écorces de citron séchées.

— Pour éloigner les fourmis, déposer un citron pourri.

Citrouille et courge musquée.

Cucurbita pepo, C. moschata

Cucurbitacée.

(Planche XI, page 224)

Comme chez tous les végétaux, il en existe de nombreuses espèces et variétés parmi lesquelles la courge du Brésil, la courge musquée de Marseille, le potiron jaune qui peut peser 30-35 kg, le potiron rouge d'Etampes dont le poids peut dépasser 50 kg, le potiron gris de Boulogne, le vert, le potiron à turban, le giraumon, le patisson, la courgette, la coloquinte, ...

- PARTIES UTILISÉES : la chair, les semences (pépins).

- PRINCIPAUX CONSTITUANTS CONNUS : Leucine, tyrosine, péporésine, vitamine B, provitamine A, phosphore, ...

- PROPRIÉTÉS :

  — Nutritif.
  — Sédatif.
  — Rafraîchissant.
  — Emollient.
  — Pectoral.
  — Laxatif.
  — Diurétique.

- INDICATIONS :

  — Asthénies.
  — Inflammations urinaires.
  — Insuffisance rénale.
  — Hémorroïdes.
  — Dyspepsies.
  — Entérites, dysenterie.
  — Constipation.
  — Affections cardiaques.
  — Insomnies.
  — Diabète.

- MODE D'EMPLOI :

Usage interne :

  — Cru mélangé aux hors-d'œuvre, en soupes, à l'étouffée.
  — Un verre de suc, chaque matin à jeun, est un laxatif très efficace.

Usage externe :

— En cataplasmes, contre les brûlures et les inflammations, abcès, gangrène sénile.
On utilise, par ailleurs, les **semences.**

● PROPRIÉTÉ :

— *Anthelmintique* non irritant et non toxique.

● INDICATIONS :

— *Ténia,* bothriocéphale.
— *Ascaris.*

● MODE D'EMPLOI :

— Piler 30 à 50 g de semences. Mélanger à du miel. Absorber en trois fois, toutes les 1/2 heures. Une heure après, prendre une tisane purgative préparée de la façon suivante : 1 cuillerée à soupe ou à dessert d'écorce de bourdaine pour une grande tasse d'eau. Bouillir deux à trois minutes. Ajouter alors 1 cuillerée à dessert ou à soupe de folioles de séné. Infuser dix minutes.
Pour les enfants, réduire les doses en conséquence et faire absorber le mélange en plusieurs jours avant de donner la purge.

N. B.

(1) Les semences servent à la fabrication de l'orgeat de santé. Elles font partie, avec celles du concombre, du melon et du potiron, des « quatre semences froides » auxquelles les Anciens attribuaient des vertus anaphrodisiaques.

(2) L'émulsion obtenue en faisant cuire dans de l'eau ou du lait des semences décortiquées et broyées est calmante et rafraîchissante (insomnie, douleurs des inflammations urinaires).

(3) Les semences ont la propriété d'enivrer les canards, qui en sont très friands.

Civette

(voir ciboulette)

Coing

Cydonia vulgaris.

Rosacée.

- PRINCIPAUX CONSTITUANTS CONNUS : Pour 100 g, eau : 71 g, glucides : 7,5 g, protides : 0,5 g, lipides : 0,2 g, magnésium, phosphore, calcium, potassium, fer, cuivre, soufre, tanin, pectine (l'association tanin-pectine rend le coing précieux quand il convient d'exercer sur les muqueuses digestives une action émolliente et astringente). Vitamines B_1, B_2, C, PP, provitamine A.

- PROPRIÉTÉS :

— *Astringent.*
— Stomachique.
— Apéritif et fortifiant.
— Hépatique.

- INDICATIONS :

Usage interne :

— *Diarrhées,* dysenteries (surtout des sujets délicats, convalescents, enfants, vieillards).
— Vomissements.
— *Tuberculose (hémoptysies).*
— *Sialorrhée.*
— Catarrhes.
— *Leucorrhées.*
— Inappétence.
— Insuffisance hépatique.

Usage externe :

— Prolapsus rectal et utérin, fissures anales.
— Gerçures des seins, crevasses, irritations.

● MODE D'EMPLOI :

Usage interne :

— *Compotes.*
— *Pâtes.*
— *Gelée :* Enfants débiles, entérites, affections pulmonaires, tuberculose.
— Suc en *sirop* (50 à 100 g dans une infusion de menthe ou de sauge).
— *Apozème :* Couper un coing non pelé en tranches minces que l'on fait bouillir dans 1 litre d'eau à réduction de moitié. Passer avec expression. Ajouter 50 g de sucre. En boissons contre les entérites aigues, les digestions difficiles, dans la *tuberculose* pulmonaire (tanin).
— Fruit desséché : 40 g pour 1 litre d'eau. Bouillir dix minutes. A volonté.
— *Ratafia :*

jus de coing	1,500	litre
eau-de-vie	0,500	litre
cannelle	2	g
clous de girofle	0,80	g
amandes amères	0,50	g
macis en poudre	1	pincée

Laisser macérer deux mois. Faire un sirop de sucre, le laisser refroidir et l'ajouter. Filtrer, mettre en bouteille. Contre indigestions, flatulences, aigreurs d'estomac.

Usage externe :

— L'*apozème* précédent en *injections vaginales* (prolapsus utérin), en *lavements* (prolapsus rectal).
— *Emulsion mucilagineuse calmante :* Une poignée de pépins de coings pilés, macérés dans 1/2 verre d'eau tiède. En applications contre les *engelures,* hémorroïdes, *gerçures des*

seins, crevasses, *brûlures, irritations* diverses. (Ce mucilage était utilisé jadis pour plaquer les cheveux).

— Soins du visage (contre les *rides) :* Faire macérer pendant quinze jours des pelures de coing dans un peu d'eau-de-vie. En lotions du visage.

N. B. — L'infusion de fleurs : 30 g par litre (ou de feuilles : 50 g par litre) calme la toux *(coqueluche).* Avec un peu d'eau de fleurs d'oranger, favorise le sommeil. Utile aux névropathes.

Concombre

Cucumis sativus.

Cucurbitacée.

- PRINCIPAUX CONSTITUANTS CONNUS : Vitamines A, B, C, soufre, manganèse, chaux, mucilages.

- PROPRIÉTÉS :

— Rafraîchissant.
— Dépuratif.
— Dissolvant de l'acide urique et des urates, diurétique.
— Hypnotique léger.

- INDICATIONS :

Usage interne :

— Etats subfébriles.
— Intoxications.
— Coliques et irritations intestinales.
— Tempéraments bilieux et sanguins.
— Goutte, arthritisme.
— Gravelle.
— Colibacillose.

Usage externe :

— Prurit, dartres.
— Soins de la peau.

● MODE D'EMPLOI :

Usage interne :

— Cuit : Indiqué contre les irritations intestinales, favorable aux tempéraments bilieux et sanguins.
— Cru : Il est, pour certains, assez indigeste.

Si besoin, le faire dégorger pendant vingt-quatre heures à l'aide de sel marin (ce procédé a toutefois pour inconvénient de faire perdre le suc précieux du concombre).

Usage externe :

— *Peaux grasses :* Lotions du visage avec l'eau de cuisson non salée.
— *Rides :* Applications de rondelles de concombre.
— *Taches de rousseur :* Lotions avec du lait cru dans lequel on a fait macérer des rondelles de concombre.
— *Pores dilatés du visage :* Prendre une quantité égale de graines de concombre, de potiron et de melon. Les pulvériser séparément dans un moulin à poivre. Délayer 1 cuillerée à soupe de chaque poudre dans du lait ou de la crème. Mélanger pour obtenir un masque qu'on appliquera pendant trente minutes. Se laver ensuite à l'eau de rose tiédie.
— *Soins du visage :* Lait de concombre. Ecraser dans un mortier 50 g d'amandes douces décortiquées. Verser lentement 250 g de jus de concombre bouilli et refroidi. Passer à travers une mousseline. Ajouter 250 g d'alcool + 1 g d'essence de roses. En lotions.
— *Pommade adoucissante* (dermatoses superficielles, gerçures des lèvres, soins du visage, échauffement des pieds) :

jus de concombre filtré	300 g
saindoux non salé	250 g
graisse de veau	150 g
eau de rose	3 g
baume de Tolu	0,50 g

Triturer dans un mortier. En application locales.

Cornichon

(voir concombre)

Courge

(voir citrouille)

Cresson

Nasturtium officinalis, Sisymbrium nasturtium
Crucifère.

(on l'a appelé : « santé du corps »).

- PRINCIPAUX CONSTITUANTS CONNUS : Fer, phosphore, manganèse, arsenic, cuivre, zinc, iode (15 à 45 mg p. 100 g), calcium (200 mg p. 100 g) huile sulfo-azotée, vitamines : C (140 mg p. 100 g), A, B, PP, E, carotène, extrait amer.

- PROPRIÉTÉS :
  — *Apéritif.*
  — *Tonique.*
  — *Reminéralisant.*
  — *Anti-anémique.*
  — *Antiscorbutique* (comme cochléaria et raifort, etc.).
  — Stomachique.
  — *Dépuratif.*
  — *Diurétique.*
  — *Hypoglycémiant.*
  — Expectorant.
  — Sudorifique.
  — Vermifuge.
  — Anticancer (les injections d'extrait de cresson freinent les cancers expérimentaux : L. Binet).

— Antidote de la nicotine.
— Stimulant de la vitalité du bulbe pileux (Dr H. Brel).

● INDICATIONS :

Usage interne :

— Inappétence.
— *Asthénie.*
— *Lymphatisme.*
— Scorbut.
— Anémie.
— *Tuberculose.*
— *Bronchites,* affections pulmonaires.
— Dermatoses (eczéma, gale, dartres).
— *Lithiases biliaires,* affections hépatiques.
— Lithiases urinaires, affections urinaires (rétention d'urine).
— Rhumatisme.
— Parasites intestinaux.
— Hydropisie.
— *Diabète.*
— *Cancers.*

Usage externe :

— Alopécies, affections du cuir chevelu.
— Plaies atones, ulcères.

● MODE D'EMPLOI (doit être employé frais) :

Usage interne :

— Suc de cresson : 60 à 150 g par jour, dans de l'eau ou un bouillon *froid.* Un verre à Bordeaux au réveil : vermifuge. Cure de désintoxication et de beauté.

— *Rétention d'urine :* 1/2 verre de suc + huile d'amandes douces ou huile d'olives à parties égales.

— *Décoction diurétique :* 1 poignée de cresson, 3 oignons, 2 navets pour 1 litre d'eau. 3 verres par jour entre les repas.

Usage externe :

— *Alopécie :* Frictions avec le suc (fortifie, arrête la chute des cheveux).

— *Plaies atones :* Applications de feuilles fraîches broyées (cicatrisant). Egalement pour abcès, phlegmons, anthrax.

— *Taches de rousseur :* Trois parties de suc et une partie de miel. Agiter. Lotions avec un tampon de coton matin et soir. Laisser sécher. Laver à l'eau.

N. B.

(1) La riche composition du cresson rend compte aisément de ses diverses propriétés et indications.

Il sera également facile de constater que cet aliment-médicament a des propriétés communes à d'autres végétaux en raison des mêmes constituants. Ainsi son essence sulfo-azotée, qu'il partage avec d'autres crucifères (radis noir, raifort, chou, ...), lui confère une action comparable notamment au niveau du foie, de l'intestin, de l'appareil pulmonaire, des téguments et phanères, des articulations... (on connaît depuis longtemps l'activité du soufre assimilable).

Pour Rancoule, en cultivant le cresson dans une eau enrichie en fer et en iode, on devrait pouvoir en augmenter ces éléments dans sa constitution et, par là même, son efficacité dans certains syndromes. Il est à peu près certain que c'est effectivement ce qui se passerait, comme pour nombre de végétaux.

On notera, par ailleurs, que le cresson — à doses trop fortes — peut être difficilement toléré par certains estomacs, et aussi provoquer des phénomènes de cystite. Dans ces cas, réduire les doses.

(2) Le cresson sauvage — infecté par les déjections de moutons — peut transmettre la *douve du foie :* se méfier du cresson des ruisseaux qui traversent les pâtures.

Datte

Phœnix dactylifera.

Palmier.

On en connaît plus de 200 variétés.

● PRINCIPAUX CONSTITUANTS CONNUS (A. Balland) :

	Datte d'Algérie	*Datte de Tunisie*
Eau	24,50	33
Matières azotées	1,96	2,06
Matières grasses	0,06	0,34
Matières sucrées	51,30	55,35
Matières extractives	20,86	7,43
Matières minérales	1,32	1,62

coumarine, vitamines A, D, B_1, B_2, C, phosphore (50 mg p. 100), calcium (71 mg p. 100), fer (3,6 à 5 mg p. 100), magnésium (63 mg p. 100).

● PROPRIÉTÉS :

— *Très nutritif* et énergétique (350 calories p. 100 g).
— *Tonique* musculaire et nervin.
— *Reminéralisant.*
— Préventif du vieillissement et de la cancérose (?).

● INDICATIONS :

— Croissance, convalescence, grossesse.
— *Asthénie* physique et intellectuelle.
— Entraînement *sportif.*
— *Déminéralisation.*
— *Tuberculose.*
— *Anémies.*
— Prévention du *cancer* (1 livre de dattes = 300 mg de magnésium pour un besoin journalier de 250 mg). (?)
— Sénescence.

● MODE D'EMPLOI :

— Fruit tel quel.
— Poudre de noyaux en cachets à 0,50 g : 8 à 10 par jour (H. Leclerc, qui conseille de formuler « poudre d'endocarpe de *Phœnix dactylifera* »).

N. B.

(1) L'un des « quatre fruits pectoraux » avec la figue, le raisin sec et le jujube.

(2) La poudre de dattes donne une farine utilisée par les nomades. Le jus, ou miel de dattes, remplace le beurre et le sucre dans les préparations culinaires.

(3) Le noyau, concassé et ramolli à l'eau bouillante, sert de nourriture aux chevaux, chameaux, ânes, chèvres.

Echalote

Allium escalonicum.

Liliacée.

Comparable à l'oignon.

● PROPRIÉTÉS :

— Légume sain et léger.
— Apéritif.
— Légèrement hypnotique.

Epinard

Spinacia oleracea.

Chénopodiacée.

● PRINCIPAUX CONSTITUANTS CONNUS : *Sels minéraux* en abondance. Pour cent g : 510 mg de sodium, 375 de potassium, 49 de calcium, 37 de phosphore, 37 de magnésium, 29 de soufre, 0,60 de manganèse, 0,45 de zinc, 0,13 de cuivre, iode, arsenic. Vitamines B, C, carotène, B_9 *(acide folique)*, B_{12}, chlorophylle, spinacine (arginine, lysine), mucilages, glucides (7 g), protides (2 g), lipides (moins de 0,50 g). Quant au fer, sa teneur est — contrairement à ce qu'on a souvent dit — assez moyenne : 2 à 5 mg pour 100 g, alors que d'autres aliments en contiennent jusqu'à 15 mg (Dr M. Astier-Dumas).

• PROPRIÉTÉS :

— *Reminéralisant* de grande valeur.
— Anti-anémique, antiscorbutique.
— Tonicardiaque.
— Activateur de la sécrétion pancréatique (spinach sekretin).
— Anticancer (?).
— Balai des voies digestives.
(Pour le docteur Ch. Davenport, qui vécut 111 ans : « De la bonne humeur, une respiration profonde et des épinards en quantité »).

• INDICATIONS :

Usage interne :

— Anémie.
— Convalescence.
— Scorbut.
— Sénescence.
— Rachitisme, croissance.
— Asthénie physique et nerveuse.
— Cancers (?).

Usage externe :

— Brûlures, dartres, plaies atones.

• MODE D'EMPLOI :

Usage interne :

— *Cru* de préférence, en salade et dans les crudités.
— Un verre à bordeaux de vin + 1/5 de suc d'épinards (convalescences, sénescence).

— 1 verre de suc (une poignée d'épinards + une poignée de cresson) chaque matin, dans les dépressions physiques et nerveuses.
— *Semences* en infusion : 5 à 10 g par tasse (constipation).

Usage externe :

— Feuilles cuites dans de l'huile d'olive : en cataplasmes contre brûlures, dartres, plaies atones.

● CONTRE-INDICATIONS : Hépatisme, rhumatisme, arthritisme, gravelle, inflammations gastriques ou intestinales (à cause des oxalates de potasse et de chaux dont on débarrasse l'épinard en le « blanchissant »).

A noter que l'épinard contient 700 mg d'acide urique pour cent grammes. Ce qui l'autorise, en quantités raisonnables, aux hyperuricémiques.

N. B. — L'eau de cuisson des épinards remplace le bois de Panama pour le nettoyage des lainages noirs.

Estragon

(voir « *Aromathérapie* »)

Faine

Fagus sylvaticus.

Cupulifère.

Fruit du hêtre.

● PRINCIPAUX CONSTITUANTS CONNUS de l'amande : eau : 4,74, protéine brute : 14,34, matières grasses : 23,08, matières extractives non azotées : 32,27, fibres : 21,99, cendres : 3,58.

Elles fournissent une huile très fine (contenant : oléine, un peu de stéarine et palmitine) qui peut remplacer l'huile d'olive ou de noix.

L'enveloppe de la graine contient la fagine, substance modérément toxique.

La faine est très nutritive. On la mange grillée, comme les marrons.

Fenouil

(ou anis doux).

Fœniculum vulgare (anethum fœniculum).

Ombellifère.

• PARTIES UTILISEES : Bulbe, feuilles, semences, racines.

• PRINCIPAUX CONSTITUANTS CONNUS : Vitamines A, complexe B (B_8 - B_9), C, calcium, phosphore, potassium, soufre, fer, essence aromatique (anéthol, dérivés terpéniques, ...).

• PROPRIÉTÉS :

— Tonique.
— Antispasmodique.
— Diurétique.
— Apéritif.
— Vermifuge.
— Emménagogue.
— Galactogène.

• INDICATIONS :

— Asthénie.
— Rhumatismes.
— Migraines.
— Vertiges.
— Toux (asthme, coqueluche).
— Vomissements nerveux.
— Douleurs gastriques, digestions lentes.

— Flatulences, spasmes intestinaux.
— Règles insuffisantes et douloureuses.

• MODE D'EMPLOI :

— Bulbe cru, en hors-d'œuvre, au printemps (fenouil doux).
— Cru ou cuit, dès l'été, comme le céleri en branches (fenouil sucré).
L'addition de feuilles passées à la moulinette dans certains aliments lourds (haricots, fèves) en facilite la digestion.
— infusion de feuilles (30 g pour un litre d'eau) : une tasse après les repas ;
— infusion de semences (1 cuillerée à café pour une tasse, bouillir trente secondes, infuser 10 minutes) : une tasse après les repas (asthme, coqueluche, digestions lentes, spasmes intestinaux).
— *décoction de racines (30 g pour un litre d'eau) : mêmes doses* (règles douloureuses).

N. B.

Paupières gonflées au réveil : selon une recette ancienne, fumigations avec une décoction de graines de fenouil moulues.

Figue

Ficus carica.

Urticacée.

L'un des fruits le plus anciennement connus : on en parle dans la Bible, et les Egyptiens l'utilisaient en thérapeutique.

Principaux pays producteurs : Asie Mineure (Smyrne), Irak, Afrique du Nord, Dalmatie, Italie, Espagne, Sud de la France.

Commercialement, on distingue les jaunes ou figues *grasses,* les blanches ou *marseillaises,* et les violettes ou médicinales.

En France, il existe de nombreuses espèces : figue d'Argenteuil, de Marseille, figue noire (de Bordeaux), Bellonnes violettes, Coucourelles...

	Fraîche	Sèche
Eau	84,8	
Matières azotées	0,79 — 1	4 — 5,20
Matières grasses	0,10 — 0,30	1 — 2,10
Glucides	15,70 — 18	62 — 79,94
Cellulose	1,23	8,06
Cendres	0,71	4,70

— Fer, manganèse, calcium, brome.
— Vitamines A, B_1, B_2, PP, C.
— *Latex* contenant une lipo-diastase (analogue au suc pancréatique), une amylase et une protéase.
— Acides, un principe irritant à l'état vert.
100 g de figues fraîches donnent 100 calories — 100 g de figues sèches : 250 calories.

● PROPRIÉTÉS :

— *Très nutritif* et digestible.
— Tonifiant (recommandé aux sportifs).
— *Laxatif.*
— Diurétique.
— Pectoral.
— Topique émollient.

● INDICATIONS :

Usage interne :

— Recommandé aux enfants, adolescents, convalescents, vieillards, sportifs, femmes enceintes.
— *Asthénie* physique et nerveuse.
— Irritations gastro-intestinales (gastrites, colites).
— Constipation.
— Etats aigus fébriles.
— *Inflammations* pulmonaires et urinaires.

Usage externe :

— Angines, inflammations de la bouche (stomatites, gingivites).
— Abcès, furoncles, plaies atones.

● MODE D'EMPLOI : le *fruit :*

Usage interne :

— *Décoction :* 40 à 120 g de figues par litre d'eau. Contre bronchites chroniques, rhumes traînants, laryngites, trachéites. Recommandée comme diète hydrique dans les états fébriles.
— *Confitures, compotes :* Excellent pour les dyspeptiques, les constipés.

Remèdes contre la *constipation :*

— 1. - Faire cuire dans un bol de lait trois ou quatre figues fraîches coupées en quatre avec une douzaine de raisins secs. Absorber l'ensemble le matin à jeun.

2. - Faire tremper toute la nuit dans un peu d'eau six figues préalablement lavées à l'eau tiède. Les manger le lendemain matin à jeun.
— En jus ou broyée chez les nourrissons.
— *Boisson de ménage* (très usitée dans les campagnes il y a une cinquantaine d'années) : mettre dans un tonnelet 1 kg de figues, quelques grains de genièvre et 10 litres d'eau. Laisser macérer une semaine. Mettre en bouteilles à fermeture mécanique. La boisson est prête en 5-6 jours.

En outre :

— *Jeunes rameaux* en décoction : laxatif pour enfants et diurétiques.
— *Infusion de feuilles* à 25-30 g par litre d'eau : contre la toux, les troubles circulatoires. Emménagogue quelques jours avant la date des règles.

Usage externe :

— La *décoction* vue plus haut en gargarismes (angines) et lavages de bouche (inflammation des gencives).
— *Cataplasmes* maturatifs : Figues cuites dans de l'eau ou du lait, coupées en deux et appliquées : furoncles, abcès, brûlures, *abcès dentaires.*

— Contre *verrues et cors :* Couper de jeunes rameaux et toucher les verrues et cors, matin et soir, avec le suc laiteux qui s'en échappe. Le suc des feuilles a les mêmes propriétés.

N. B.

(1) Chez les Anciens, le latex du figuier était utilisé pour la préparation des fromages. On l'employait également pour attendrir la viande (comme le papayer d'Afrique).

(2) La figue fait partie, avec l'amande, le raisin sec et la noisette, des « quatre mendiants » (voir amande, *N. B.).*

(3) Les feuilles du figuier nettoient parfaitement les casseroles et ustensiles divers.

(4) Composition de la figue (p. 100 g).

	cal	eau	P	L	G	sel	S	P	Cl	Na	K	Mg	Ca	Fe	Zn	Cu	Mn	C	B 1	B 2	PP	A
Fraîche	80	79	1	0,1	18	1	10	30	16	5	285	21	38	1,5	0,25	0,06		5	0,06	0,05	0,50	0,03
Sèche	275		4,2	1	62		34	116	55	17	983	72	170	3	0,86	0,35	0,35		0,16	0,12	1,70	0,09

Figue de Barbarie

Cactus opuntia.

Cactacée.

Appelée aussi *figue d'Espagne.* Nourriture principale des Africains du Nord en été.

- Principaux constituants connus : Sucre (mélange de glucose et lévulose) : 12,8 p. 100, acides malique et tartrique, mucilage, pectine, tanin.

• Propriétés :

— Nutritif.
— Astringent.

• Indications :

— Diarrhées, dysenteries.

• Mode d'emploi :

Usage interne :

— Le fruit. Mais pour éviter l'action constipante des graines, il est recommandé de ne consommer que le *suc*.

Usage externe :

— Les feuilles de cactus : topique, en cataplasmes (broyées et débarrassées de leurs épines), contre algies rhumatismales, abcès, dysenteries.

N. B. — La figue de Barbarie colore les urines en rouge.

Fraise

Fragaria vesca.

Rosacée.

• Principaux constituants connus : Eau : 89,500 ; sels solubles : 1,146 ; chaux, et fer : 0,137 ; subtances protéiques : 0,800 ; sucre : 5,800 ; cellulose et graisse : 2,463 ; matière huileuse : 0,152 ; *acide salicylique :* 0,01 g par kilo.
Les sels minéraux : *fer, sodium,* phosphore, magnésium, potassium, soufre, *calcium, silice,* iode, brome.
Les vitamines : B, C (60 à 80 mg p. 100 g), E, K.
Le sucre de la fraise est du lévulose, ce qui en fait un fruit *permis aux diabétiques.*

● Propriétés :

Usage interne :

— Nutritif.
— Tonique.
— *Reminéralisant.*
— Rafraîchissant.
— Diurétique.
— *Antigoutteux* (éliminateur urique).
— Hypotenseur.
— *Dépuratif,* détoxicant.
— Favorise les défenses naturelles.
— Laxatif.
— Régulateur hépatique, du système nerveux, des glandes endocrines.
— Bactéricide.

Usage externe :

— Astringent, revitalisant.

N. B. — La fraise peut, pour certains, être indigeste. Elle est déconseillée en cas de dermatoses et peut provoquer de l'urticaire.

● Indications :

Usage interne :

— Asthénie.
— Déminéralisation (tuberculose).
— *Arthritisme, rhumatismes, goutte* (Linné).
— Lithiase urinaire.
— *Athérosclérose,* pléthore, hypertension (Gley).
— *Auto-intoxication.*
— Constipation.
— *Hépatisme,* lithiase biliaire.
— Tempéraments bilieux et sanguins.

Usage externe :

— Soins du visage.

● MODE D'EMPLOI :

Usage interne :

— Les fraises doivent être mangées à jeun, à l'apéritif. Pendant la saison, il est recommandé d'en consommer 250 à 500 g par jour (Fontenelle, qui mourut centenaire, attribuait sa longévité à sa grande consommation de fraises).
Le suc de la fraise est *bactéricide :* avec une partie de suc pour 19 de bouillon de culture, le bacille de la typhoïde ne pousse pas. Le bacille d'Eberth versé dans le suc de fraise dilué au 1/4 disparaît en quelques heures. Pour stériliser les fraises, il suffit de les laver et de les faire tremper dans du vin rouge pendant une heure. Le vin lui-même peut-être consommé sans danger (expériences d'E. Sacquépée).

Contre les oxyures : manger 500 g de fraises le matin à jeun. Ne rien absorber d'autre jusqu'à midi.

Les feuilles et la racine du fraisier sont également pourvues de propriétés utiles sous forme d'infusions (astringentes, antirhumatismales et goutteuses, indiquées en cas d'insuffisance hépatique).

Usage externe :

— *Entretien de la peau du visage.*

1. Ecraser, le soir au coucher, quelques fraises sur le visage et s'en barbouiller abondamment. Laisser sécher pendant la nuit et laver, le lendemain matin, à l'eau de cerfeuil (voir ce mot). Repose les traits, s'oppose aux rides, éclaircit le teint.

2. Exprimer le suc de cinq grosses fraises à travers un linge fin et mélanger à un blanc d'œuf battu en neige. Ajouter 20 gouttes d'eau de roses et 10 gouttes de teinture de benjoin. Remuer. Appliquer sur le visage à l'aide d'un pinceau ou un tampon de coton. Conserver une heure et laver à l'eau bicarbonatée (15 g de bicarbonate de soude pour 1 litre d'eau).

N. B.

Recette de la marmelade des quatre fruits : Prendre 1 kg de fraises, 1 kg de cerises, 1 kg de framboises, 1 kg de groseilles et 5 kg de sucre en poudre. Ebullition douce de cinq à six minutes. Emplir des pots et les couvrir. Les placer dans une étuve ou un four doux pendant trois à quatre heures. Ranger dans un endroit sec.

Framboise

Rubus idoeus.

Rosacée.

- PRINCIPAUX CONSTITUANTS CONNUS : Eau : 84,50 ; matières azotées : 1,07, matières grasses : 1,12, matières extractives = sucres : 4,98 + divers : 5,70, cellulose : 3,30, cendres : 0,34 (A. Balland), acides citrique, malique, salicylique, fragarine, Vitamine C.

  Son sucre, le levulose, fait de la framboise un fruit *autorisé aux diabétiques.*

- PROPRIÉTÉS :

— *Tonique.*
— Stomachique.
— Apéritif.
— Dépuratif.
— *Diurétique.*
— Laxatif.
— *Sudorifique.*
— Rafraîchissant.

- INDICATIONS :

— Asthénie.
— Embarras gastro-intestinaux, dyspepsies.
— *Dermatoses.*
— *Rhumatismes, goutte.*
— Constipation.
— Insuffisance de la transpiration.
— Affections fébriles.
— Tempéraments bilieux.

• Mode d'emploi :

— Le fruit tel quel. Peu nutritif, il est favorable aux diabétiques, azotémiques, dyspeptiques, rhumatisants (comme cerise, groseille, myrtille).

— Le suc de framboise + suc de groseille donnent un sirop que l'on peut couper d'eau, très rafraîchissant dans les pyrexies, rougeole, scarlatine, embarras gastro-intestinaux, inflammations urinaires, fièvres bilieuses.

Les *feuilles* de framboisier sont douées de propriétés astringentes, diurétiques, emménagogues et laxatives. En Grande-Bretagne, on en fait une infusion qu'on donne au moment de l'accouchement.

Pour certains auteurs, l'infusion des feuilles serait favorable aux prostatiques.

Par voie externe, elles peuvent rendre des services en cas d'angines, stomatites et certaines affections oculaires.

— *Deux recettes agréables :*

1. La macédoine de framboises, fraises et groseilles. Sucrée, champagnisée et frappée.

2. Recette due à Huysmans : Beurrer deux fines tranches de pain d'épices, y étendre de la gelée de framboise et appliquer les faces garnies l'une contre l'autre (« harmonieuse alliance de la pourpre et de la bure »).

Fucus vesiculosus

(voir varech vésiculeux).

Girofle

(voir « *Aromathérapie* »)

Grenade

Punica granatum.

Myrtacée.

● PRINCIPAUX CONSTITUANTS CONNUS : Eau : 84,20, matières azotées : 0,59, matières grasses : 0,15, matières sucrées : 10,10, matières extractives : 1,76, cellulose : 2,91, cendres : 0,29, tanins, principes amers.

● PROPRIÉTÉS :

— Tonicardiaque.
— Ténifuge.
— Astringent.

● INDICATIONS :

— Asthénie.
— Ténia.
— Dysenteries.

N. B. — Le suc additionné de miel, instillé dans les narines, s'opposerait au développement des polypes.

Groseilles

Ribes uva-crispa (ou grossularia)

Ribes rubrum.

Grossulariée.

1. GROSEILLE A MAQUEREAU

(Ribes uva-crispa).

● PRINCIPAUX CONSTITUANTS CONNUS (M. A. Balland) : Eau : 92,90 ; matières azotées : 0,31 ; matières grasses : 0,65 ; matières extractives : 5,946, dont 4,9 de sucre ; cellulose : 1,43 ; cendres : 8,15 ; pectine : 1,06 ; acides malique, citrique, tartrique ; vitamines C (27,3 mg), A, B. Potassium, calcium, phosphore, fer, brome.

• PROPRIÉTÉS :

— *Apéritif.*
— Reminéralisant.
— Digestif.
— *Laxatif.*
— Diurétique.
— *Dépuratif.*
— *Décongestionnant* hépatique.

• INDICATIONS :

— Inappétence, déminéralisation.
— *Constipation.*
— *Pléthore.*
— Hépatisme.
— *Arthristisme,* rhumatisme, goutte.
— Inflammations digestives et urinaires.
— *Affections fébriles.*

• MODE D'EMPLOI :

— En jus : 100 à 300 g par jour, en deux ou trois fois, dont une fois le matin à jeun, pur ou étendu d'eau.

2. GROSEILLE ROUGE

(Ribes rubrum).

• PRINCIPAUX CONSTITUANTS CONNUS : Eau : 87,40 matières azotées : 0,88, matières grasses : 0,53, matières extractives : sucre : 6,80, diverses : 1,05, cellulose : 2,71, cendres : 0,63, vitamine C : 44 mg, acides malique, citrique, tartrique (2,50 %).

• PROPRIÉTÉS :

— *Apéritif* (à jeun).
— *Digestif* (à la fin des repas).
— Tonique.
— Rafraîchissant.
— Laxatif.
— *Diurétique.*
— *Dépuratif.*
— Hémostatique.

• INDICATIONS :

— Inappétence.
— Dyspepsies (insuffisance de suc gastrique).
— Constipation.
— Pléthore.
— Arthritisme, rhumatisme, goutte.
— Hydropisie.
— Lithiase urinaire.
— *Affections fébriles.*
— Dartres.
— Insuffisance et congestion hépatique, ictère.
— Inflammations digestives et urinaires.
— Tempérament bilieux.

• MODE D'EMPLOI :

— En jus, pur ou étendu d'eau : 100 à 500 g par jour, en trois ou quatre fois.

— Gelée de groseilles (possède les mêmes vertus que le jus). *Sa fabrication :* Exprimer le jus des groseilles et le mettre à feu doux avec un poids égal de sucre. Porter lentement à ébullition. Ecumer cinq à six minutes plus tard. Mettre en pots lorsque la consistance est suffisante.
On améliore la gelée en ajoutant 100 g de framboises par kilo de groseilles.

Groseille noire

(voir cassis).

Haricot vert

Phaseolus vulgaris.

Légumineuse (papilionacée).

● PRINCIPAUX CONSTITUANTS CONNUS : Vitamines A, B_9 (ac. folique), C, inosite surtout dans les « fils », sels minéraux (phosphore, silice, calcium), chlorophylle, hydrates de carbone, oligo-éléments (nickel, cuivre, cobalt).

● PROPRIÉTÉS :

— Reconstituant, stimulant nerveux.
— Diurétique.
— Dépuratif.
— Anti-infectieux.
— Tonique hépatique et du pancréas.

● INDICATIONS :

— Convalescences, croissance, surmenage.
— Lithiase rénale.
— Oliguries.
— Albuminurie.
— Rhumatisme, goutte.
— Diabète.
— Carences.

● MODE D'EMPLOI :

— Jus des gousses vertes : 1/2 verre par jour.

N. B.

(1) A. Brissemoret étudia les propriétés *tonicardiaques* de l'inosite contenue dans les *fils* du haricot vert. H. Leclerc prescrivait l'alcoolature à la dose de 70 à 120 gouttes par jour, en quatre fois, dans l'intervalle des cures digitaliques ou de strophantus.

(2) Il y a quelques années, un laboratoire renommé a commercialisé un produit extrait du haricot vert ayant le pouvoir de s'opposer *aux chutes de globules blancs* si souvent rencontrées en pratique médicale (surtout après l'administration de certains produits toxiques).

Haricots en grains

Phaseolus vulgaris et Ph. coccineus.

Légumineuse (papilionacée).

● PARTIES UTILISÉES : Grain, cosse.

● PRINCIPAUX CONSTITUANTS CONNUS : Protides, phosphore, potassium, fer, calcium, vitamines B, C. Acide urique : 45 mg pour cent grammes, ce qui ne doit pas l'interdire, en quantités raisonnables, aux goutteux.

● PROPRIÉTÉS :

— Nutritif.
— Energétique.
— Reconstituant.
— Réparateur du système nerveux.

Il faut le manger avec sa peau (qui contient des ferments), soit frais, soit dans l'année. Il est plus digeste lorsqu'on le mélange avec le haricot vert et qu'on l'agrémente d'aromates (persil, cerfeuil, ail, thym, romarin, sarriette, basilic, laurier, sauge).

En phytothérapie, on utilise les *cosses* contre :

— *Certaines albuminuries* (contrôlé par mes soins).
— *Diabète.*
— Insuffisance hépatique.

● MODE D'EMPLOI :

— 1 poignée ou 2 de cosses fraîches pour 1 litre d'eau. Bouillir deux minutes, laisser macérer toute la nuit. A volonté. Ou

1 poignée de cosses sèches à laisser tremper six heures avant de faire la décoction.

N. B.

(1) Gélules à base de poudre de cosses de haricots : amaigrissantes ou nouveau gadget ? Les avis sont partagés.

(2) Les grains cuits et écrasés peuvent être utilisés contre les brûlures, l'érysipèle, les dartres.

(3) L'eau de cuisson des haricots écossés sert au lavage des cotonnades teintes ou imprimées, dont elle n'altère pas les couleurs.

Hélianthe

(voir Tournesol)

Laitue

Lactuca sativa, et lactuca virosa.

Composée.

Il y en aurait plus de cent variétés.

Synonymes : Herbe des sages, herbe des philosophes.

Lactuca sativa est la variété cultivée. *Lactuca virosa* est la variété sauvage, plus active mais, à doses élevées, toxique.

- PARTIES UTILISÉES : Tiges, feuilles, semences.

- PRINCIPAUX CONSTITUANTS CONNUS : *Lactucarium,* dont les effets sont comparables à ceux de l'opium, lactucérine, lactucine, acide lactucique, asparagine, hyoscyamine. Chlorophylle, vitamines A, B_9 (ac. folique), C, D, E ; fer, calcium, phosphore, iode, manganèse, zinc, cuivre, sodium, chlore, potassium, cobalt, arsenic, phosphates, sulfates, stérols, carotène.

  On trouve 2 unités de Vit. E et 17,7 mg de Vit. C pour 100 g de laitue fraîche. En 3 jours la quantité de Vit. C tombe à 4 mg si on ne prend pas la précaution de maintenir les racines dans l'eau.

● PROPRIÉTÉS :

— Rafraîchissant.
— Dépuratif.
— Apéritif (au début des repas, stimule les glandes digestives).
— Reminéralisant.
— *Analgésique.*
— *Sédatif* y compris, a-t-on dit, dans la sphère sexuelle (« la plante des eunuques » pour les Pythagoriciens).
— *Hypnotique.*
— Béchique.
— Hypoglycémiant (J. Laurin).
— Emollient.
— Laxatif, antiputrescible.
— Draineur hépatique.

● INDICATIONS :

— *Eréthisme nerveux,* psychasténie.
— Palpitations, spasmes viscéraux, gastralgies.
— Spermatorrhée, excitation sexuelle.
— Priapisme de la blennorragie (Pouchet).
— *Insomnies.*
— Déminéralisation.
— Bronchite, *coqueluche,* toux nerveuses.
— Asthme.
— Diabète.
— Pléthore.
— Goutte, arthrite, lithiases, néphrite.
— Règles douloureuses.
— Ictère, congestion hépatique.
— Constipation.

● MODE D'EMPLOI :

Usage interne :

— Suc : lactucarium brut : 0,10 à 1 g par jour, en pilules.
— Extrait hydro-alcoolique de lactucarium : 0,05 à 0,30 g par jour, en pilules de 0,05 g.
— Alcoolature : 60 gouttes avant les trois repas (diabète).

— Sirop de lactucarium simple du Codex : 20 à 100 g par jour (0,01 g de lactucarium par 20 g, soit 1 cuillerée à soupe).

— *Extait fluide de laitue :* 2 à 3 cuillerées à café, en potion (dysménorrhées, calmant chez les femmes « gênées par une excitation sexuelle involontaire et pénible » : H. Vignes).

— Décoction des feuilles : 75 g de laitue pour 1 litre d'eau. Faire cuire à feu doux 30 mn. 3 verres par jour, entre les repas.

— *Pilules sédatives* (spermatorrhées) :

Extrait de lactucarium	0,05 g
Lupulin	0,10 g

pour une pilule.

De 2 à 6 au coucher.

— Semences : 4 à 5 g (calmant) et décoction : 1 cuillerée à café par tasse. 2 à 3 tasses par jour (asthme, pleurésie).

— Hydrolat antispasmodique composé (insomnie nerveuse).

Hydrolat de laitue	aa 20 g
Hydrolat de valériane	aa 20 g
Hydrolat de tilleul	aa 20 g
Hydrolat de marjolaine	

1 ou 2 cuillerées à soupe au coucher (surtout utilisé chez les enfants et les vieillards).

Usage externe :

— La décoction des feuilles : en lotions contre l'*acné*.

— Feuilles cuites avec un peu d'huile d'olives, en *cataplasmes* contre furoncles, abcès, brûlures.

— Semences : 1 cuillerée à café par tasse, en décoction. En lotions ou bains d'yeux contre l'ophtalmie.

N. B.

(1) La laitue « montée » (à graines) est à son maximum de vertus thérapeutiques. Son goût, en salades, est simplement un peu plus fort.

(2) Les propriétés *sédatives* de la laitue y compris dans la sphère sexuelle, citées plus haut, ne doivent pas empêcher les ménagères en mal d'amour d'en donner à leur partenaire. Car dans la salade, le lactucarium responsable voit ses effets compensés par de nombreux constituants *énergétiques*. Par ailleurs, des expériences d.H.M. Evans (de l'université de Californie) ont démontré que la laitue favorisait la *reproduction*. Des rates de 20 jours nourries d'un mélange synthétique se développent parfaitement et parviennent à une maturité sexuelle à 80 jours. Mais, fécondées, les embryons ne vivent pas. Ces animaux retrouvent la capacité de mener leur gestation à terme par simple addition de laitue dans leur ration alimentaire.

(3) Contrairement à l'opium, le lactucarium calme l'éréthisme nerveux sans provoquer une excitation au début de son action. Il n'entraîne pas de constipation ni d'inappétence, est sans action nocive sur les appareils circulatoire et digestif.

Laminaires

Laminaria flexicaulis.

Laminaria cloustoni.

Laminaria saccharina.

Laminariacées.

Il s'agit d'algues brunes fixées aux rochers. Abondantes sur les côtes de l'Atlantique et de la Manche, certaines atteignent 4 m de long. Voir aussi *Algues marines*.

- PARTIES UTILISÉES : Stipe et thalle desséchés et réduits en poudre.

- PRINCIPAUX CONSTITUANTS CONNUS : Iode (0,25 à 0,30 % du produit sec), sels minéraux : sodium, potassium, calcium, silice, magnésium, oligo-éléments en quantité ; glucides, mucilages, alcools, vitamines A, B, C, D, E...

• PROPRIÉTÉS :

— Tonifiant.
— Stimulant des échanges et des glandes endocrines.
— Correcteur du terrain.
— Reminéralisant.
— Antigoitreux.
— Antiscrofuleux.
— Amaigrissant (pour les obèses).
— Stimulant circulatoire.
— Antilipémique, antiartérioscléreux (voir *N. B.).*

• INDICATIONS :

Usage interne :

— Asthénie, surmenage.
— Troubles glandulaires.
— Déminéralisation, tuberculose, rachitisme.
— Troubles de la croissance.
— Hypothyroïde, myxœdème.
— Goitres.
— Obésité.
— Hypercholestérolémie.
— Artériosclérose, coronarites, hypertension.
— Lymphatisme, adénites, scrofulose.
— Rhumatismes chroniques.
— Asthme.
— Colites.

Usage externe :

— Mêmes indications sous forme de bains dont les *contre-indications* sont précisées à « varech vésiculeux ».
Séquelles de contusions et de fractures.

• MODE D'EMPLOI :

Usage interne :

— *Décoction* avec une partie de laminaire pour dix parties d'eau. Laisser macérer quatre heures. Faire bouillir et filtrer.

— *Poudre :* En comprimés ou cachets, de 0,50 g à 5 g par jour, aux repas comme complément alimentaire ou en traitement.

Enfants de 1 à 3 ans ...	0,50 g par jour
Enfants de 3 à 7 ans ...	1 à 2 g par jour
Enfants de 7 à 11 ans ..	2 à 3 g par jour
Adultes	3 à 5 g par jour

Usage externe :

— Cataplasmes émollients.
— Bains généraux ou locaux.

J'ai préconisé, en 1964, l'association dans les bains, d'algues et d'un complexe d'essences aromatiques naturelles et totales. Les huiles essentielles, véritables hormones végétales, sont douées de propriétés particulières qui les rendent complémentaires des algues utilisées par voie externe. Par ailleurs, en raison de leur exceptionnel pouvoir de diffusion à travers les téguments, elles jouent le rôle de support, de vecteur pour les algues dont elles favorisent la pénétration des principes dans l'économie. (Bains *Alg-Essences*).

N. B. — Besterman et Evansjohn ont révélé les propriétés mobilisatrices des lipides du sulfate de laminarine (extrait de L. Cloustoni) chez des malades atteints de lésions coronariennes *(British Medical Journal,* 1957).

Lentille

Ervum lens.

Légumineuse.

● PRINCIPAUX CONSTITUANTS CONNUS : Amidon, fer, calcium, soude et potasse (qui favorisent l'assimilation des graisses), vitamines B_9 (acide folique) et C, manganèse. Eau : 11,5, protides : 23, hydrates de carbone : 59, lipides : 1. Sels minéraux : 2,5, cellulose : 1.

- **PROPRIÉTÉS :**

— Très nutritif et des plus digestibles.
— Galactogène.

- **MODE D'EMPLOI :**

La lentille est un aliment complet, véritable plat de résistance pour les travailleurs de force (par exemple, en salade avec huile d'olives, vinaigre de vin ou citron). En farine, recommandée aux intellectuels et dyspeptiques. En raison de la concentration de ses principes nutritifs, n'en consommer qu'avec modération, et l'agrémenter d'aromates (voir *haricots en grains).*

La lentille contient 162 mg de purines pour cent grammes. A ce titre, les hyperuricémiques (excès d'acide urique dans le sang) pourraient la redouter. Or on n'a jamais fait la preuve qu'elle leur était défavorable.

Usage externe :

— Cuite à l'eau et écrasée : en cataplasmes sur les abcès.

Levure de bière

Saccharomyces cerevisiae.

Saccharomycétacée.

Il s'agit d'un champignon microscopique dont le thalle est constitué par des cellules ovoïdes de 8 à 10/1 000 de millimètre isolées ou disposées en chapelets.

On distingue les levures *hautes,* appelées également levures de panification, dont l'optimum d'activité se situe entre 15° et 20°, et par ailleurs, les levures *basses,* avec un optimum d'activité entre 5° et 6°, servant à la fabrication des bières légères. Ces dernières sont les seules à être utilisées en thérapeutique.

A l'état frais, la levure est une pâte jaune clair, de conservation limitée. A l'état sec, il s'agit d'une poudre grisâtre que l'on peut conserver un an dans des flacons bien bouchés, à l'abri de la chaleur et de la lumière.

• PRINCIPAUX CONSTITUANTS CONNUS : Produit d'une richesse considérable. 100 g de levure fournissent environ 12 g de cendres dont les éléments principaux sont le phosphore, le potassium et le magnésium. En outre, sucres, lipides (5 à 20 %), protides très riches en acides aminés indispensables, diastases, vitamines (dont la levure de bière est la meilleure source) : complexe B (*ac. folique*), provitamine D, vit. E, H, BX, X, des facteurs anti-anémiques.

• PROPRIÉTÉS :

— Reconstituant général.
— Favorise l'assimilation alimentaire.
— Equilibrant et protecteur du système nerveux.
— Stimulant des endocrines.
— Anti-anémique.
— Antitoxique.
— Anti-athéroscléreux.
— Stomachique.

• INDICATIONS :

— Déminéralisation, croissance, rachitisme.
— Avitaminoses.
— Asthénie, nervosisme.
— Intoxications alimentaires.
— Infections intestinales.
— Athérosclérose.
— Diabète.
— Furonculose, dermatoses.
— Névrites.

• MODE D'EMPLOI :

Usage interne :

2 ou 3 cuillerées à soupe de levure fraîche par jour ou 4 à 10 g en cachets, comprimés, ampoules.

Usage externe :

Sous forme de lavements dans les gastro-entérites aigues infantiles, les entérites muco-membraneuses.

Incompatibilités :

— Antiseptiques chimiques.
— Chaleur supérieure à 45°.
— Lumière.

N.B.

(1) La levure de bière semble ne pas devoir être administrée trop longtemps et sans interruption : des rats nourris avec une alimentation constamment enrichie en levure de bière sont devenus stériles (Osborne et Mendel).

(2) Depuis la fin de la dernière guerre mondiale, des essais d'apport de protéines par des levures lactiques sèches furent entrepris aux Indes et en Algérie en particulier. Il est apparu que les enfants ayant le plus besoin de ce supplément nutritif étaient ceux d'âge préscolaire et que de nombreux enfants avaient pu être sauvés grâce à un apport protidique précoce. L'éducation, qui est également un facteur essentiel de développement, est conditionnée aussi par la nutrition. De la conception à la troisième année de la vie, la malnutrition peut affecter de façon irréversible le développement du cerveau.

Mâche

Valerianella olitoria.

Valérianacée.

(Planche XII, page 224)

- PRINCIPAUX CONSTITUANTS CONNUS : Chlorophylle, mucilage, sels minéraux, vitamines A, B, C.

- PROPRIÉTÉS :

— Revitalisant.
— Emollient.
— Laxatif.
— Pectoral.
— Diurétique.
— Dépuratif.

● INDICATIONS :

— Affections respiratoires.
— Affections intestinales, entérites, constipation.
— Arthritisme, athérosclérose.
— Colibacillose.
— Anémie.
— Lithiase urinaire.
— Pléthore.

● MODE D'EMPLOI : En salades.

Maïs

Zea maïs.

Graminée.

Son nom vient de Zea Francisco, Antonio, botaniste d'origine basque né à Médellin en Colombie en 1766 († en 1822). Il fut, entre autre, Directeur du jardin botanique de Madrid et titulaire de la chaire de botanique en 1805. Sa carrière politique en fit le Vice-Président de la Grande Colombie, le second de Bolivar.

Originaire d'Amérique centrale, est également appelé blé de Turquie. Cultivé dans le monde entier, il est consommé abondamment dans les pays méridionaux. Contient des matières azotées, grasses, des hydrates de carbone, des sels minéraux, calcium, phosphore, du fer, des vitamines B, E.

Très nutritif, énergétique, reconstituant.
Modérateur de la thyroïde.
La décoction des grains : 50 g par litre d'eau (bouillir une heure) est très nourrissante.
La farine de maïs servait autrefois en Franche-Comté à préparer les « gaudes », sorte de soupe à laquelle nous ne sommes plus habitués.

N.B. - L'enveloppe des épis est utilisée pour faire des paillasses.

L'huile de maïs.

C'est une huile de germe qui doit être obtenue par simple pression : rendement 15 à 40 %. Elle est malheureusement généralement raffinée.

Elle contient :

— Acides gras insaturés (80-90 %).
Mono-insaturés : surtout oléique.
Poly-insaturé : acide linoléique (environ 50 %).

— Acides gras saturés (10-12 %), surtout palmitique et stéarique, avec des traces d'acides arachidique et myriotique.

— Vitamine E.

— Riche en acides gras poly-insaturés, l'huile de maïs s'oppose à l'excès de cholestérol dans le sang.

Dose moyenne : 2 cuillerées à soupe au lever et avant le repas du soir, pendant quelques semaines ou quelques mois.

Mandarine

Citrus mandarina.

Rutacée.

Comparable à l'orange, mais moins riche en minéraux. Sédatif du système nerveux grâce à son brome.

Marron

(Voir châtaigne).

Melon

Cucumis melo

Cucurbitacée.

● PRINCIPAUX CONSTITUANTS CONNUS : Eau : 95, matières azotées : 0,60, matières grasses : 0,11, matières extractives : 3,72, cellulose : 0,33, cendres : 0,24, sucre : 1,05 à 6 %, vitamines A, B , C.

● PROPRIÉTÉS (de valeur alimentaire à peu près nulle) :

— *Rafraîchissant.*
— Apéritif.
— *Laxatif.*
— *Diurétique.*
— Rajeunissant tissulaire.

● INDICATIONS :

— Anémies.
— Tuberculose pulmonaire.
— *Constipation,* hémorroïdes.
— *Oliguries.*
— Lithiase urinaire.
— *Goutte,* rhumatisme.
— *Tempéraments bilieux.*
— Soins du visage.

● CONTRE-INDIQUÉ aux diabétiques, aux entéritiques, aux dyspeptiques.

● MODE D'EMPLOI :

Usage interne :

— Le fruit tel quel, au début du repas. Le sel et le poivre le rendent plus digeste et moins laxatif.

Usage externe :

— Cataplasme de pulpe sur les brûlures légères et les inflammations.
— Soins du visage pour *peaux sèches :* Se laver le visage chaque soir avec le mélange

Eau distillée	}	à parties égales.
Lait frais non bouilli		
Jus de melon		

N.B.

(1) Les fruits enlevés à l'éclaircissage, lorsqu'ils ont la taille d'une noix, se mangent confits dans du vinaigre, comme les cornichons.

(2) Les graines font partie, avec celles de courge, de citrouille et de concombre, des *quatre grandes semences froides*. On en préparait des émulsions adoucissantes, calmantes et pectorales.

(3) Composition du melon (L. Randoin).

Eau	95 %
P (g)	0,60
L (g)	0,11
G (g)	3,72
Calories	30
Vit. A	25 à 3 000 U.I.
B (mg)	0,03
C (mg)	1,5 à 2
P (mg)	30
Ca (mg)	20
Fe (mg)	0,4

(P = protides — L = lipides — G = glucides)

Millet

Milium effusum, Setaria italica, Parnicum miliaceum.

Graminée.

Millet commun, rond, long, « à chandelles » des Africains.

- PRINCIPAUX CONSTITUANTS CONNUS : lipides, protides, acides aminés indispensables, *acide silicique, phosphore, magnésium,* fer, vitamine A.

- PROPRIÉTÉS :

— Nutritif.
— Vitalisant.
— Equilibrant nerveux.

- INDICATIONS :

— Asthénie physique et intellectuelle, convalescences.
— Grossesse.

Considéré longtemps comme ayant une importance alimentaire comparable à celle du blé sur nos continents, le millet est toujours cultivé dans l'est de l'Europe et constitue l'aliment de base de nombreuses populations.

● MODE D'EMPLOI :

— Utilisé en galettes, à l'étouffée mélangé à des légumes, ou cru, trempé.

Mûre

Morus nigra.

Morée.

● PRINCIPAUX CONSTITUANTS CONNUS (Van Hees) :
Eau : 84,75, glucose et sucre interverti : 9,19, acide libre : 1,86, matières albuminoïdes : 0,39, matières pectiques, grasses, sels, gomme : 20, 30, cendres : 0,57, matières insolubles : 1,25, tanin, cyanine (matière colorante), acide succinique, vitamines A et C.

● PROPRIÉTÉS :

— Tonique.
— Rafraîchissant.
— Dépuratif.
— Laxatif (à maturité).
— Astringent (fruit vert).
— Antiscorbutique.

● INDICATIONS :

Usage interne :

— Asthénie.
— Diathèse hémorragique.
— Constipation, entérite.
— Affections pulmonaires.

Usage externe :

— Angines, stomatites, aphtes.

● MODE D'EMPLOI :

— Le fruit bien mûr contre la constipation.
— Le suc extrait du fruit avant complète maturité contient de 20

à 25 g d'acide citrique par litre. On l'utilise en sirop astringent, pour gargarismes contre les angines, stomatites et aphtes.

N.B. - Les feuilles ont des propriétés *antidiabétiques* (Bart). En infusion ou sous forme d'extrait fluide : 30 à 50 gouttes avant les repas.

Mûre sauvage

Rubus fructicosus.

Rosacée.

Fruit du mûrier des haies, ou mûrier sauvage, ou ronce.

● PRINCIPAUX CONSTITUANTS CONNUS : Sucre : 3,48, pectine : 0,94, acides isocitrique, malique, monoglucide de la cyanidine, vitamines A, C, matières grasses, sels, gomme, huile essentielle (bactéricide).

● PROPRIÉTÉS :

— Astringent.
— Laxatif à jeun.
— Dépuratif.
— Nutritif...

● INDICATIONS :

— Diarrhées.
— Méno-métrorragies.
— Affections pulmonaires.
— Angines.

● MODE D'EMPLOI :

— Le fruit tel quel, ou en décoction.
— En sirop : 4 cuillerées à soupe par jour (diarrhées des bébés, angines, affections pulmonaires).
— Infusion de feuilles en gargarismes (angines).

N.B.

(1) La mûre permet d'obtenir des confitures et des gelées dont beaucoup de citadins forcés ont actuellement la nostalgie. Mais, le niveau moyen de vie s'élevant sans cesse, on ne « va plus aux mûres » comme autrefois. Aussi, dans de nombreuses régions, les buissons prolifèrent-ils dans l'attente de nouveaux visiteurs.

(2) La récolte des mûres (ou mûrons) se fait en septembre, lorsque les fruits sont arrivés à maturité complète. Ce sont les enfants qui les ramassent en se promenant dans les chemins creux, à la lisière des bois et le long des haies. Ils les apportent à l'usine par 1 et 2 kg. Immédiatement, on écrase les fruits et on ajoute alors aux mûres de l'alcool à 96^{0}, de façon à faire une infusion liquide à 25^{0} d'alcool. Au bout de trois mois, lorsque l'infusion est clarifiée et qu'elle a pris la couleur du fruit, on mélange à cette infusion décantée du sirop de sucre, de l'alcool à 96^{0} et une certaine quantité d'eau pour obtenir, en fin de compte, une liqueur de mûres à 20^{0} d'alcool, à laquelle on ajoute une infusion de cerises pour lui donner plus de sapidité.

Cette liqueur est préparée à Angers, où l'on en produit environ 3 000 litres par an ; elle est surtout destinée à l'exportation, d'une part pour les pays anglo-saxons et aussi pour l'Amérique du Sud. (Pr Léon Binet, *Immex,* janv. 1964).

Myrtille

Vaccinium myrtillus.

Ericacée.

Synonymes : *airelle,* brembelle, raisin des bois (au Canada : bleuet).

- PARTIES UTILISÉES : baies, feuilles.

- PRINCIPAUX CONSTITUANTS CONNUS : Tanin, acides citrique (0,90 %), malique, tartrique, benzoïque (0,05 à 0,144 %), sucre (5 à 6 %), pectine, pectose, une matière grasse, albuminoïdes (0,06), une matière colorante (myrtilline, bactéricide : voir *N.B.*), facteurs vitaminiques P (anthocyanosides).

● **Propriétés :**

— *Astringent antiseptique et antiputride.*
— *Bactéricide* (Eberth, colibacille).
— Dissolvant urique.
— Protecteur des parois vasculaires.
— *Antiscléreux.*
— Améliorant de la vision nocturne.
— Antidiabétique (Rathery).

● **Indications :**

Usage interne :

— *Entérites, diarrhées* même tuberculeuses.
— Dysenterie, *putréfactions* intestinales (Combes).
— *Diarrhées des enfants.*
— *Colibacillose* (syndrome entéro-rénal).
— Hémorragies par fragilité capillaire, rétinopathies.
— Méno-métrorragies.
— Athérosclérose.
— Troubles circulatoires (varices, capillarites, artérites, séquelles de phlébite).
— Diabète.
— Coronarites, séquelles d'infarctus.
— Hépatisme, insuffisance biliaire.
— Azotémie.

Usage externe :

— Pharyngites, stomatites, muguet, aphtes.
— Eczémas.

● **Mode d'emploi :**

Usage interne :

— *Baies* bien *mûres,* mangées fraîches en quantité, telles quelles ou sous forme de *gelées, marmelades,* recommandables à tous, notamment pour toutes diarrhées chroniques.

— *Décoction de baies :* 1 cuillerée à soupe par tasse d'eau. Bouillir cinq minutes, infuser quinze. Passer en exprimant : deux à six tasses par jour.

— *Extrait fluide et teinture :* 2 à 5 g par jour, dans un peu d'eau avant les repas.

— Poudre : 2 à 4 g dans un liquide, trois à quatre fois par jour.

— *Teinture d'airelle :*

Baies récentes d'airelle	100 g
Eau-de-vie	1 000 g

Laisser macérer quinze jours. Un petit verre à liqueur dans la diarrhée, les affections catarrhales, le scorbut.

— *Mixture antidiarrhéique :*

Extrait fluide de myrtille	P.E.
Extrait fluide de pimprenelle	

Une cuillerée à café avant les grands repas, dans un peu d'eau.

Usage externe :

— *Décoction :* une poignée de baies pour 1 litre d'eau. Bouillir à réduction de moitié. En lavages de bouche contre pharyngites, stomatites, muguet, aphtes. En lavage des eczémas. En compresses (hémorroïdes) et lavements (dysenteries).

— Contre les ulcères de la bouche, les aphtes, on peut mâcher les baies (fraîches ou sèches) et les recracher.

N.B.

(1) *L'action élective de la myrtilline* (substance colorante des myrtilles) sur le *colibacille,* le *bacille d'Eberth* (typhoïde) et le bacille de Gaertner a été constatée *in vitro.* Le suc des baies (une décoction de baies) stérilise les cultures de ces bacilles en vingt-quatre heures. (Bernstein, du St. Bartholomew's Hospital).

(2) Les feuilles ont des propriétés hypoglycémiantes. On les utilise en infusion ou décoction à la dose de 30 à 40 g par litre (0,5 litre à 1 litre par jour dans le *diabète*).

(3) *On retiendra surtout* les propriétés anti-infectieuses (entérites - cystites - colibacillose), circulatoires, antidiabétiques et ses effets sur l'acuité visuelle.

(4) Les glycosides d'anthocyanes extraits des baies de myrtilles trouvent leurs indications principales au niveau de l'appareil circulatoire et de la vision. Les extraits obtenus selon un procédé mis au point par le Pr H. Pourrat, de Clermont-Ferrand, ont obtenu une telle faveur thérapeutique qu'environ mille tonnes de baies de myrtilles sont actuellement utilisées pour leur préparation.

Lors du *Colloque sur les plantes médicinales* qui s'est tenu à Grenoble en juin 1974 à l'initiative de Madame le Professeur Debelmas (Pr de Pharmacognosie à l'Université de Grenoble), le Pr Pourrat a fait un exposé sur : « *Les myrtilles, produits alimentaires et pharmaceutiques, essais de culture avec calcul de rentabilité* » qui intéressera beaucoup de nos lecteurs et que nous *reproduisons in extenso :*

« Les baies proviennent de la récolte de plants sauvages, que l'on trouve en France et dans certains pays de l'Est, en particulier en Pologne. La demande croissante en baies de myrtilles destinées aux usages alimentaires découle des propriétés thérapeutiques attribuées aux glycosides d'anthocyanes. Nous avons donc pensé un jour qu'il serait intéressant d'effectuer des cultures.

« Nous avons rapidement eu la certitude que les cultures de *Vaccinium myrtillus* ne seraient pas rentables. En effet, la croissance de cette variété demande un ombrage partiel qui de préférence doit être fourni par des conifères. Toute culture aurait donc dû être précédée de la plantation de plants de résineux. Dans les cas les plus favorables il eut été nécessaire d'attendre au moins quinze ans pour bénéficier d'un ombrage correct. Nous avions par ailleurs constaté que de nombreuses cultures naturelles disparaissaient lorsque des plantations de résineux étaient effectuées à densité normale c'est-à-dire de l'ordre de 2,5 × 2,5, à 2,5 × 3. Si l'on éclaircit les plants de résineux de manière à avoir un écartement de 5 × 5, les plants de myrtilles prolifèrent.

« Devant l'impossibilité matérielle d'effectuer valablement des cultures importantes de *Vaccinium myrtillus,* nous avons pensé utiliser une autre variété : *Vaccinium corymbosum,* variété *Amblue* couramment cultivée en Amérique du Nord. Des plants de Vaccinium corymbosum nous ont été procurés par le Syndicat National des Plantes Médicinales de Milly-la-Forêt qui nous a indiqué qu'il était souhaitable d'effectuer la plantation avec apport de tourbe ou de terre de bruyère et des copeaux de chêne. Nous avons effectué ces plantations dans des terrains granitiques, situés dans le Forez à une altitude de 540 m, à pH acide et pour ces raisons nous n'avons pas fait d'apport de tourbe ou de terre de bruyère. Une partie des plants a été fixée, une autre a été mise en place sans taille préalable. Dans l'ignorance où nous étions de la nécessité d'une taille, nous avons mélangé à la terre de plantation quelques litres soit de copeaux de chêne soit de copeaux de châtaignier. Nous avons pensé en effet que le tanin contenu dans ces bois jouait un rôle antiseptique et que ces copeaux favorisaient le développement des bactéries nécessaires à la croissance des plantes. Le coefficient de reprise a été de 10 %. Toutefois, dès la première végétation, il est apparu que les plants ayant subi une taille préalable se développaient moins rapidement que les autres. Cette constatation semble en accord avec ce qui est indiqué pour la plantation des Ericacées arbustes. Tous les plants ont fructifié la première année et ont donné des baies dont certaines atteignaient la grosseur d'un grain de raisin.

« Ces essais de culture étant destinés principalement à l'approvisionnement pharmaceutique, nous avons récolté les baies à maturité afin de déterminer leur teneur en *glycosides d'anthocyanes* qui représentaient les *principes actifs recherchés.* Ces baies possèdent un épiderme fortement coloré comme celles de Vaccinium myrtillus, mais leur pulpe est pratiquement incolore. Toutefois, par broyage et surtout lors de la fermentation cette pulpe se colore par transformation, des leucoanthocyanosides qu'elles contiennent, en anthocyanosides. Les glycosides d'anthocyanes contenus dans ces baies sont *identiques* à ceux déjà identifiés dans Vaccinium myrtillus mais les *rendements sont nettement inférieurs,* environ la moitié. Un bilan nous a montré qu'en raison de ces faibles rendements les baies de Vaccinium corymbosum ne pouvaient concurrencer celles de Vaccinium myrtillus pour l'extraction des anthocyanosides.

« Nous avons cependant continué des déterminations de rendements et l'étude du développement de ces plants car, en raison du prix élevé des baies de Vaccinium myrtillus et en raison du goût très agréable des baies de Vaccinium corymbosum, la culture de cette dernière espèce nous a semblé intéressante dans un but d'utilisation *alimentaire.*

« Le développement des plants s'est poursuivi régulièrement et le retard des plants rabattus à la plantation s'est à peu près comblé au bout de quatre ans. La quatrième récolte a fourni des poids variant entre 1,5 kilo et 5 kilos par plant, le *rendement moyen* s'établissant aux environs de *2,2 kilos*.

« La floraison des plants s'étage sur plus de deux mois entre fin février et fin avril, et la maturation des fruits commence normalement vers fin juillet pour se poursuivre jusqu'au début d'octobre avec une récolte maximum en août-septembre. On constate la présence simultanée de fleurs, de fruits verts et de fruits mûrs non seulement sur un même plant mais sur les mêmes branches. Cette fructification continue représente évidemment une difficulté sérieuse pour la récolte. On sait en effet que la récolte des fruits de Vaccinium myrtillus se fait à l'aide de peignes qui permettent une récolte assez rapide. Il est évident qu'il n'est pas possible d'utiliser ce procédé pour Vaccinium corymbosum. Mais les pédoncules des fruits mûrs de Vaccinum corymbosum se rompent beaucoup plus facilement que ceux de Vaccinium myrtillus. Cette constatation nous a conduit à proposer un mode de récolte qui serait le suivant : des films de plastique seraient placés sur la terre de façon à recueillir les fruits mûrs qui se détacheraient très facilement par un léger secouage des plants et ce ramassage des baies pourrait être fait manuellement à l'aide d'un rateau approprié ou même mécaniquement. Ce mode de récolte nécessiterait un investissement supplémentaire constitué par l'achat et la mise en place du plastique mais économiserait une main-d'œuvre importante. Des essais effectués sur quelques plants nous ont montré que ce procédé pouvait être valable.

« Nous avons chiffré approximativement le coût de l'établissement d'une plantation de Vaccinium corymbosum tel qu'il peut ressortir des prix pratiqués en Auvergne pour les terrains et la main-d'œuvre *.

« Les plants de Vaccinium corymbosum doivent être plantés à des distances variant de 1,2 mètre entre les plants, et de 1,50 mètre entre

* Les chiffres relatifs au financement, salaires de la main-d'œuvre, etc... datent de 1974.

les lignes, à 1,50 mètre entre les plants à 2 mètres entre les lignes. On peut donc tabler sur un minimum de *3 000 plants à l'hectare.*

« Actuellement les plants sont vendus environ 19 francs pièce au détail, on peut penser que par grosses quantités le prix sera au maximum de 8 francs. Le coût des plants pour un hectare sera donc de 24 000 francs.

On peut estimer à 12 000 francs le prix de la main-d'œuvre pour la plantation, l'achat du plastique et sa mise en place et à 1 000 francs environ la préparation du terrain.

« Actuellement, le prix d'achat des terrains type paccages ou terrains à boiser en demi-montagne est de l'ordre de 3 000 francs.

« La première année, la récolte peut être considérée comme négligeable et la récolte moyenne des dix premières années peut être estimée à 2 kilos minimum par pied soit *6 tonnes par hectare.*

« Le prix de vente en gros des baies de Vaccinium myrtillus a oscillé pour la dernière récolte entre 3 500 francs à 4 000 francs la tonne. Le revenu brut à l'hectare sera donc en moyenne de 22 000 francs.

« Un léger binage étant suffisant une fois par an au pied des plants, on peut estimer le coût de cette opération à 1 000 francs et l'entretien du terrain entre les lignes peut être également estimé à 1 000 francs.

« Les frais de récolte peuvent être estimés à la moitié du revenu brut de 20 000 francs soit 10 000 francs.

« L'investissement de départ s'élèverait à 40 000 francs. En déduisant 5 % pour l'intérêt de la somme investie et pour l'amortissement, on arrive à un revenu net de 8 000 francs soit 20 %.

« Le rendement moyen et le prix de vente des fruits ont été comptés au minimum. En pratique, le revenu net devrait être un peu plus élevé et pourrait atteindre 25 %.

« *Les plantations de Vaccinium corymbosum peuvent donc être effectuées dans des terrains de faible valeur à condition qu'il s'agisse de terrains sablonneux acides. Ce type de terrains se rencontre facilement en particulier dans le Massif Central, la Bretagne, les Pyrénées et les Vosges. Ces plantations seraient rémunératrices, elles présenteraient cependant l'inconvénient d'exiger un investissement élevé* ».

Navet

Brassica napus.

Crucifère.

● PARTIES UTILISÉES : Racines, feuilles.

● PRINCIPAUX CONSTITUANTS CONNUS : Nombreux sels minéraux : calcium, phosphore, potasse, magnésium, soufre, essence sulfo-azotée, iode, arsenic, sucres (7,4 %), vitamines A, B, C. Dans les feuilles, en plus : fer, cuivre.

● PROPRIÉTÉS :

— *Revitalisant.*
— Diurétique, *dissolvant urique.*
— Antiscorbutique.
— Rafraîchissant.
— *Pectoral.*
— Emollient.

● INDICATIONS :

Usage interne :

— Fatigue générale.
— *Lithiase rénale* (Bertholet).
— *Goutte.*
— Cystites.
— Entérites.
— *Bronchites,* toux, angines.
— *Obésité.*
— Eczéma, acné.

Usage externe :

— *Engelures.*
— Abcès, furoncles.

● MODE D'EMPLOI :

Usage interne :

— *Décoction* dans de l'eau ou du lait : 100 g par litre. Boisson pectorale dans affections pulmonaires, rhumes, angines (excellent pour les malades d'une manière générale).

— *Sirop de navet :* Mêmes indications. On le prépare en creusant un navet et en remplissant la cavité de sucre. Le sirop se forme en quelques heures. Par cuillerées à café.

— Contre l'eczéma, l'acné : manger chaque jour un peu de navet cru.

— Le navet cuit est très digeste. On le consommera également avec profit cru, râpé dans les crudités.

— Semences pulvérisées : 6 g dans une infusion de tilleul, contre gravelle, refroidissements.

Usage externe :

— *Angine :* Faire bouillir un gros navet coupé en morceaux dans 0,5 litre d'eau. En gargarismes.

— *Engelures :* Faire cuire au four un navet avec sa pelure (il est cuit lorsque le doigt peut s'enfoncer). Laisser refroidir légèrement et le couper en deux. Frotter les engelures avec les moitiés, en pressant légèrement pour en exprimer le suc.

— *Accès de goutte, abcès, furoncles :* même procédé que pour les engelures.

N.B.

(1) Du point de vue *gastronomique,* le navet a toujours été apprécié, que ce soit dans les potages qu'il parfume d'agréable manière ou, par exemple, dans le pot au feu où son succès est général. La « choucroute » de navet n'est pas assez connue dans les grandes villes mais, heureusement, elle est toujours fabriquée dans les campagnes. A une époque où les grandes toques ne savent qu'inventer pour attacher leur nom à une nouveauté culinaire qui eut suffi à faire fuir nos anciens, un plat de « choucroute de navet » serait susceptible d'enlever un Grand Prix : il en fut ainsi il y a quelques années pour un plat de bettes dont avait à juger — parmi

plusieurs mets de roi très sophistiqués — l'Académie Rabelais dont j'ai l'honneur de faire partie.

Du point de vue de la *santé,* le navet est presque le prototype du légume indiqué à tout le monde : les jeunes et les vieux, les sédentaires comme les sportifs et, dans ce dernier cas, je pense à sa richesse minérale qui en fait un tonique véritable. En 1971, le Général Grandjean, Commandant l'Ecole Interarmée des Sports à Fontainebleau, me demanda de faire un exposé sur l'alimentation des athlètes. « Ils croient tous, me disait-il, qu'il faut les gaver de viande pour leur donner puissance... ». Or chacun sait, ou le devrait, que si les protides animales sont nécessaires, il est indispensable de faire une large place aux légumes, fruits et céréales, pour l'entretien de la santé et de la forme.

Devant 1 100 sportifs sélectionnés, j'ai donc cru devoir rappeler pourquoi les gavés de viande ne faisaient pas toujours le poids dans de nombreux domaines, ni devant les coolies increvables se nourrissant de riz non décortiqué, d'herbes des talus, de nuocmam et de poisson séché. J'avais intitulé ma conférence : « Pour être un vrai champion, il faut avoir du sang de navet »...

(2) Pour se débarrasser des *cloportes :* disposer sur le sol des navets coupés et creusés. Les cloportes s'y logeront. Les faire tomber dans un récipient rempli d'eau bouillante.

Néflier

Mespilus germanica.

Rosacée.

- PARTIES UTILISÉES : *Fruit,* feuilles, racine.

- PRINCIPAUX CONSTITUANTS CONNUS de la nèfle lorsqu'elle est blette (A. Balland) ; Eau : 74,10, matières azotées : 0,35, matières grasses : 0,44, matières extractives : 11,47 (dont 9,1 de sucre), cellulose : 13,20, cendres : 0,44, tanin : 2,5 % dans le fruit frais, 12,33 dans le fruit sec, un mucilage, acides citrique, malique, tartrique. Vitamines B et C.

● **PROPRIÉTÉS :**

— *Tonique astringent* intestinal (Mercier).
— Régulateur intestinal.
— Diurétique.

● **INDICATIONS :**

— *Entérites, diarrhées,* dysenterie.

● **MODE D'EMPLOI :**

— Le *fruit :* 200 à 300 g de nèfles très blettes et pelées, chaque matin *(diarrhées).*

— Conserve :

Nèfles dénoyautées	1 kg
Sucre	800 g
Eau	500 g

Cuire et laisser bouillir 45 mn. Répartir en quatre flacons bouchés hermétiquement. Un flacon le matin.

En outre :

— Contre *goutte, gravelle, lombalgies :* Boire le matin à jeun 1 verre de vin blanc dans lequel on a fait macérer pendant vingt-quatre heures des noyaux de nèfles pilés (1 poignée par litre).

— *Lithiase rénale :* Faire bouillir des racines de persil dans du vin. Boire chaque jour un verre de cette décoction dans laquelle on aura versé 1 cuillerée à café de poudre de noyaux de néflier.

— *Feuilles* et *racine* en poudre, dans du vin chaud bu à jeun, auraient des propriétés antipaludéennes.

Noisette

Corylus avellana.

Cupulifère.

Synonyme : coudrier.

Pour qui ne s'est pas encore entièrement détaché de certaines joies de la Nature, cette amande représente l'une des plus saines et des plus délicates gourmandises.

Pour le chercheur et le paysan, dont certaines qualités apparaissent comparables, le noisetier continue d'évoquer cette baguette singulière qui, de tout temps, permit aux hommes de découvrir les gisements d'eau.

A moi, la noisette rappelle d'abord et avant tout une époque enchantée de mes souvenirs d'enfant. C'était environ 1930. Ecoliers en vacances dans un aimable et minuscule village du Doubs appelé Huanne-Montmartin, nous couchions, mon frère et moi, de juillet à septembre au-dessus de l'atelier d'un menuisier, notre grand-père Eugène Thiébaud.

Chaque année, la première aube apparaissait où, sous le plancher de bois brut qui portait notre lit, nous percevions les coups de marteau sous lesquels se fendaient des dizaines de coquilles à peine durcies par l'âge. Il ne faisait pas jour à 4 h du matin et le grand-père, déjà, s'occupait de sa cueillette.

Habillés par miracle, les yeux à peine lucides, nous dévalions l'escalier primitif abrupt et trop étroit dans un bruit sourd d'orage vrombissant.

Assis sur les copeaux au pied de l'établi, nous croquions sans vergogne des poignées de noisettes sous la cascade des rires sonores du « Père Thiébaud », tandis que par la fenêtre surgissait à grands bonds la lumière rougeoyante des chauds soleils d'été.

Pour ceux qui n'ont pas eu de chance comparable, voici brièvement résumé ce qu'il importe de retenir de corylus avellana.

• PRINCIPAUX CONSTITUANTS CONNUS (A. Balland) :

	Fraîche	*Sèche*
Eau	3,50	
Matières *azotées*	*15,58*	*16,3*

Matières *grasses*	*61,16*	*63,37*
Matières extractives	13,22	13,70
Cellulose	3,84	4
Cendres	2,70	2,80

(C'est la noisette qui, de tous les fruits oléagineux, contient le plus de matières grasses et azotées).
Calcium, phosphore, magnésium, potassium, soufre, chlore, sodium, fer, cuivre, vitamines A, B.

L'huile de noisette contient 85 à 90 % d'acides gras insaturés.

• PROPRIÉTÉS :

— *Très nutritif* et énergétique.
— Digestible (le plus digeste de tous les fruits oléagineux).
— Dissolvant de certains calculs (?)
— Vermifuge.

• INDICATIONS :

— *Adolescence,* croissance, grossesse, sénescence, sports.
— *Tuberculose.*
— *Lithiase urinaire.*
— Coliques néphrétiques.
— Ténia.
— Recommandé aux végétariens et aux *diabétiques.*

• MODE D'EMPLOI :

Usage interne :

— Le fruit tel quel.
— *Huile de noisette :* 1 cuillerée à soupe le matin pendant quinze jours : un des meilleurs remèdes contre le *ténia.*

N.B. - La feuille de noisetier a des vertus vaso-constrictives et tonifiantes veineuses (extrait fluide de feuilles : 60 à 80 gouttes contre les varices et l'œdème des jambes). L'infusion de feuilles en compresses peut être utilisée dans le traitement des plaies atones et ulcères de jambes.

L'essence de noisetier, ou huile héracline *(oleum haraçlinum),* serait antiépileptique.

Dans les cours d'accouchement de la maternité de Besançon, en 1862, l'huile de noisette était réputée contre les crevasses des seins.

Noix

Juglans regia.

Juglandée.

(Planche XIII, page 224)

Le fruit le plus calorique.

● PRINCIPAUX CONSTITUANTS CONNUS (A. Balland) :

	Fraîche	*Sèche*
Eau	17,57	0
Matières azotées	*11,05*	*15,03*
Matières grasses	*41,98*	*57,2*
Matières extractives	26,50	23,90
Cellulose	1,30	2,18
Cendres	1,60	1,77

Le fruit le plus riche en cuivre et en zinc (Bondouy). En outre, potassium, magnésium, phosphore, soufre, fer, calcium, vitamines A, B, C, P.

● PROPRIÉTÉS :

— *Très nutritif* (protides, graisses).
— *Antiscrofuleux.*
— *Antisyphilitique (?)*
— Laxatif et antidiarrhéique.
— *Vermifuge.*
— Draineur cutané et lymphatique.

● INDICATIONS :

— *Diabétiques,* végétariens.
— Tuberculose.
— *Scrofulose.*
— Syphilis. (?)
— Diarrhées.
— *Parasitoses intestinales.*
— *Dermatoses.*
— *Lithiase urinaire* (adjuvant).
— Métrites (adjuvant).
— Enurésie.

• MODE D'EMPLOI :

Usage interne :

— Huile :

1) *Tœnia :* 50-60 g, par exemple dans une salade de pommes de terre, le soir, pendant trois jours (de Surel).

2) *Lithiase rénale :* Dans le cadre d'un traitement comprenant huile d'amandes douces et infusion de paille d'avoine (voir amande douce).

3) Autres indications : Huile dans l'alimentation (20-40 g par jour).

On sait que le département de la Dordogne est l'un des plus gros producteurs de noix. Nous avons appris en juillet 1974 à Bergerac un traitement assez inattendu de *l'énurésie* (l'incontinence d'urine appelée aussi « pipi au lit ») : une tranche de pain grillée imbibée d'une cuillerée à café d'huile de noix chaque soir pendant quinze jours. Faire suivre d'un bonbon acidulé car il y a de quoi dégoûter certains utilisateurs d'huile de noix jusqu'à la fin de leurs jours. Notre statistique personnelle est modeste : neuf enfants de 8 à 10 ans. Cinq succès ont été enregistrés.

— Feuilles : sous forme de teinture, 30-50 gouttes deux ou trois fois par jour dans de l'eau (*diabète* - travaux de C. Cons en 1830).

Usage externe :

— *Huile* en frictions du corps (enfants rachitiques, anémiques, et dermatoses).

— *Jus* de noix fraîche : contre les *dartres*.

N.B.

(1) Recette énergétique : Préparer au mixer un verre de jus de fruits dans lequel on a mis une poignée de noix et une cuillerée à café de miel.

(2) L'huile de noix, contenant 73 à 84 % d'acides gras poly-insaturés, se place avant l'huile de soja ou de tournesol (50 à 60 %) et avant l'huile de maïs (40 à 50 %) pour ses propriétés anticholestéroliques. Elle contient 66 à 74 % d'acide linoléique et 7 à

10 % d'acide linolénique, 8 à 19 % d'acide oléique (mono-insaturé), 7 à 8 % d'acides saturés.

(3) La feuille de noyer a des propriétés tonifiantes, astringentes, hypoglycémiantes, antiscrofuleuses, dépuratives, vermifuges. Grâce à une substance antibiotique, elle est active localement sur le charbon (Davaine, de Pomayrol, Raphael).

Les producteurs français hésitant à « défeuiller » leurs arbres au détriment du rendement des fruits, nous importons annuellement une vingtaine de tonnes de feuilles de noyer.

(4) La noix a figuré à la première édition de la Pharmacopée française en 1818 et y fut maintenue jusqu'à l'édition de 1884. Les Romains l'avaient en haute estime.

Au Moyen Age, d'après la théorie des signatures, la noix qui ressemble à un cerveau entouré de ses enveloppes était réputée pour les maladies mentales.

Depuis le début du siècle, la production française a subi une chute importante : elle était de 100 000 tonnes en 1900 pour 30 000 tonnes en 1967 dont 12 000 pour la Dordogne, 16 000 pour l'Isère, la différence pour le reste de la France. Rien de très nouveau à ce sujet car déjà en 1837, certaines instances recommandaient de multiplier le noyer dont le nombre diminuait dans diverses régions (Annuaire statistique et historique du Doubs, 1837).

Une partie de cette production est exportée surtout vers l'Allemagne et la Suisse qui commercialisent les noix principalement pour la St-Nicolas (6 décembre).

La France mise à part, les producteurs importants sont l'Italie (20 000 t) et surtout les U.S.A. (73 000 t). Les pays de l'Est en cultivent aussi, en particulier la Russie qui a fait de grands travaux en vue de l'acclimatation du noyer au gel. La Chine en a exporté en France ces dernières années.

L'appellation contrôlée « Noix de Grenoble » date du 17 juin 1938. Elle porte sur 19 cantons de la vallée de l'Isère depuis la région de Montélimar-la-Rochette en amont jusqu'à celle de Romans-Bourg-de-Péage en aval. La Franquette et la Mayette sont les principales variétés cultivées dans l'Isère.

Un kg de cerneaux correspond à environ 6 000 calories. Exprimé, ce cerneau laisse comme résidu un tourteau utilisé pour l'alimentation du bétail, et des volailles dont il augmente très nettement la ponte. On estime que 4 kg de noix sèches fournissent 2 kg de cerneaux qui donnent environ 1 litre d'huile. Cette huile est proche de l'huile de Tournesol par son insaturation et peut être recommandée dans l'athérosclérose.

La coquille elle-même est utilisée. Les produits qui en dérivent ont donné lieu au dépôt d'un certain nombre de brevets ces dernières années. Brevet U.S.A. pour le colmatage des circuits de refroidissement des moteurs à explosion, brevet français de 1967 en vue de la préparation d'un mélange à bronzer (en mélange avec le Henné), brevet U.S.A. où — mélangée avec d'autres produits — elle est destinée aux revêtements des sols, brevet U.S.A. encore pour la confection de balles de golf de haute élasticité. On l'utilise également dans l'industrie du pétrole comme boue abrasive au niveau du trépan (Extrait d'une Confér. du Pr A. Cœur au *Colloque sur les plantes médicinales* - Grenoble - Juin 1974).

La coquille de noix à d'ailleurs eu l'honneur d'être utilisée jadis au service d'un Roi de France. En tout cas, c'est ce qu'on nous enseignait à l'école communale il y a quelques dizaines d'années : redoutant de se faire égorger par le rasoir de son barbier, Louis XI se faisait brûler les poils du visage à l'aide de coquilles brûlantes.

Noix de coco

Cocos nucifera.

Palmier.

- PRINCIPAUX CONSTITUANTS CONNUS de l'amande sèche : Eau : 3,88, protéine brute : 7,81, matières grasses : 66,26, matières extractives non azotées : 13,63, fibres : 5,91, cendres : 2,51.

  Lait : Peroxydase analogue à celle du lait et de la salive, sucres (80 g : glucose et fructose), produits phosphorés, choline.

  L'huile extraite de l'amande : Acides gras fixes combinés à la glycérine. Pour 100 parties : 87,27 d'acide laurique, 2,35 d'acide palmitique, 9,98 d'acide oléique, 0,40 d'acide butyrique et caproïque. Cette huile ou « beurre de coco », formant une émulsion très fine en présence de la bile et du suc pancréatique, est très assimilable.

• PROPRIÉTÉS :

— Laxatif.
— Nutritif.
— Diurétique.

N.B.

(1) L'huile est surtout riche en acides gras saturés (84 %) : laurique, palmitique, myristique, contre 16 % d'insaturés : surtout acide oléique, peu d'acide linoléique. Cette composition explique l'inactivité de cette huile dans les cas d'hypercholestérolémies.

(2) De l'inflorescence on tire le vin de palme qui, fermenté, donne l'arack.

(3) Les parois de la noix servent à fabriquer des brosses, des tapis, des chapeaux, des cordes.

Noix de muscade

(voir « *Aromathérapie* »)

Oignon

Allium cepa.

Liliacée.

Aliment apprécié depuis l'Antiquité pour ses vertus diurétiques (Dioscoride, Pline...), toniques et anti-infectieuses. L'oignon est un facteur de santé et de longévité. Les Bulgares, qui mangent beaucoup d'oignons, comptent de nombreux centenaires.

A signaler, ou à rappeler, les oignons blancs (doux) de *Tournon,* dans l'Ardèche, l'une des capitales de ce légume-condiment-médicament, avec ses foires annuelles spéciales, et les gros oignons roses de Toulouges (Pyr. Or.).

• PARTIES UTILISÉES : le bulbe et son suc.

• PRINCIPAUX CONSTITUANTS CONNUS : sucre, vitamines A, B, C, sels minéraux : sodium, potassium, phosphates et nitrates calcaires, fer, soufre, iode, silice, acides phosphorique et acétique, disulfure d'allyle et de propyle, huile volatile, glucokinine, oxydases, diastases (ces deux dernières stérilisées par la chaleur), principes antibiotiques.

• PROPRIÉTÉS :

Usage interne :

— *Stimulant général* (du système nerveux, hépatique, rénal...).
— *Diurétique puissant,* dissolvant et éliminateur de l'urée et des chlorures.
— Antirhumatismal.
— *Antiscorbutique.*
— Antiseptique et anti-infectieux (antistaphylococcique : l'oignon se comporte à son égard comme un antibiotique : L. Binet).
— Sécrétoire, expectorant.
— Digestif (aide à la digestion des farineux).
— *Equilibrant glandulaire.*
— Antiscléreux et anti-thrombosique.
— Aphrodisiaque (travaux anciens repris par H. Hull Walton).
— *Hypoglycémiant.*
— Antiscrofuleux.
— Vermifuge.
— Hypnotique léger.
— Curatif de la peau et du système pileux.

Usage externe :

— Emollient et résolutif.
— Antiseptique.
— Antalgique.
— Eloigne les moustiques.

• INDICATIONS :

Usage interne :

— *Asthénies,* surmenage physique et intellectuel, croissance.

— Déficience des échanges.
— *Oliguries, rétentions liquidiennes* (œdèmes, ascites, pleurésies, péricardites).
— *Hydropisie.*
— *Azotémie, chlorurémie.*
— Rhumatismes, arthritisme.
— Lithiase biliaire.
— *Fermentations intestinales* (diarrhées).
— *Infections génito-urinaires.*
— Affections respiratoires (rhumes, bronchites, asthme, laryngite).
— Grippe.
— Atonie digestive.
— *Déséquilibres glandulaires.*
— Obésité.
— Artériosclérose, prévention des thromboses.
— *Prévention de la sénescence.*
— *Prostatisme.*
— Impuissance.
— *Diabète.*
— Adénites, *lymphatisme,* rachitisme.
— Parasites intestinaux.

Usage externe :

— Abcès, panaris, furoncles, piqûres de guêpes.
— Engelures, crevasses.
— Migraines.
— Congestion cérébrale.
— Surdité, bourdonnements
— Névralgies dentaires.
— Verrues.
— Plaies, ulcères, brûlures.
— Taches de rousseur.
— Moustiques (pour les éloigner).

● MODE D'EMPLOI :

Usage interne :

1 — *Oignon* cru tel quel ou macéré quelques heures dans l'huile

d'olive. Dans les salades, crudités, hors-d'œuvre, dans *tous* les potages.

— Haché fin et pris dans du lait ou du bouillon, ou encore étalé sur une tartine beurrée ou huilée.
— Un oignon haché, macéré quelques heures dans de l'eau chaude. Boire la macération le matin à jeun avec quelques gouttes de citron.
— Contre la *grippe :* laisser macérer 2 oignons émincés dans 1/2 litre d'eau. Un verre de la macération entre les repas et un au coucher pendant une quinzaine de jours.
— Contre les *diarrhées :* une poignée de pelures d'oignon pour un litre d'eau. Laisser bouillir 10 minutes. 1/2 litre par jour.
— Contre la diarrhée des nourrissons : faire infuser, pendant 2 heures, trois oignons coupés dans un litre d'eau bouillante. Sucrer.
— Contre les *parasites intestinaux :* laisser macérer 6 jours un gros oignon émincé dans un litre de vin blanc. Un verre chaque matin au lever, pendant une semaine à la lune descendante. Recommencer pendant 2 ou 3 mois.
— Contre les *rhumatismes :* décoction de 3 oignons coupés non épluchés dans un litre d'eau. Bouillir 15 minutes. Passer. Un verre au lever et au coucher.
— Contre la *lithiase biliaire :* faire revenir un gros oignon coupé fin dans 4 cuillerées à soupe d'huile d'olive. Ajouter 150 g d'eau et 40 g de saindoux non salé. Laisser bouillir 10 minutes. Boire très chaud, plusieurs soirs de suite. Deux heures plus tard, au coucher, prendre une tasse de décoction de bourdaine (2 à 5 g d'écorce desséchée pour une tasse. Après ébullition, laisser infuser à froid 4 à 6 heures). Traitement à faire une fois par an.

2 — *Alcoolature :* macération pendant 10 jours d'oignon frais dans son poids d'alcool à 90° — 3 à 5 cuillerées à café par jour (une cuillerée à café = 5 g d'oignon).

3 — Alcool à 20 % : 5 à 10 g 2 fois par jour, aux repas dans de l'eau sucrée.

4 — *Vin* (P. Carles) :

Oignon haché fin	300 g
Miel blanc liquide	100 g
Vin blanc	600 g

Laisser macérer 48 heures. Filtrer. 2 à 4 cuillerées à soupe par jour (50 g = 15 g d'oignon).

Usage externe :

— Sinapismes avec des oignons crus (comme l'ail) : *rhumatismes.*
— Contre la *congestion céphalique,* la *méningite : traitement d'appoint* en frottant les tempes avec un oignon et en emballant les pieds dans 1 kg à 2 kg d'oignons hachés (laisser 8 à 10 heures).
— Contre les *migraines :* cataplasmes d'oignons crus sur le front.
— Contre la *rétention d'urine, l'oligurie :* cataplasmes d'oignons crus sur le bas-ventre.
— Contre les *verrues :* mélange oignon + sel marin + argile à parties égales. Ou bien : creuser un oignon et remplir sa cavité de gros sel. Frotter la verrue, matin et soir, avec le liquide obtenu. Ou encore : frotter les verrues avec une moitié d'oignon rouge.
— Contre les *piqûres de guêpes, d'insectes :* frotter la région pendant 1 ou 2 minutes avec un morceau d'oignon (ne pas oublier d'extraire le dard).
— Contre les *abcès, furoncles, hémorroïdes :* cataplasmes d'oignons cuits. Un oignon *cuit au four,* chaud, fait mûrir abcès, phlegmons, furoncles...
— *Panaris :* l'entourer avec une pellicule d'oignon.
— Contre *engelures, crevasses, écorchures :* compresses de jus d'oignon.
— Contre les *plaies,* coupures, ulcères, brûlures : la fine pellicule qui sépare chaque couche de l'oignon constitue un *pansement aseptique.* L'appliquer sur la lésion, recouvrir d'une gaze et terminer le pansement.
— Contre les *taches de rousseur* (1) : frictions avec un vinaigre

(1) Autre moyen préconisé (je n'en ai pas l'expérience, mais il a le mérite d'être agréable au nez) : *le lait virginal :* teinture de benjoin, 10 g dans 1/2 litre d'eau de roses. Cette préparation peut s'employer dans les soins de toilette courants.

dans lequel on a fait macérer des oignons broyés ou frictions avec jus d'oignon.

— Contre les *bourdonnements :* placer dans l'oreille un coton imbibé de jus d'oignon.
— Contre *la surdité :* mélanger 30 g de suc d'oignon et 30 g d'eau-de-vie et chauffer. 3 ou 4 gouttes dans l'oreille, 3 fois par jour, dont une au coucher.
— Contre les névralgies dentaires : placer dans la cavité un tampon de coton imbibé de jus d'oignon.
— Un oignon coupé en deux, à côté du lit, éloigne les moustiques.

N.B. - 1 - L'oignon est *hypoglycémiant* par sa glucokinine (J.P. Collip, 1923, et expérimentation de Laurin en 1934, sur le lapin, par injections sous-cutanées d'extraits aqueux. L'action est plus tardive sur la glycémie que celle de l'insuline, mais elle est plus durable).

2 - L'oignon cru a une action sélective sur le système urinaire. L'oignon cuit sur le tube digestif.

Le pouvoir diurétique de l'oignon ne devra pas être pris — si je puis me permettre — par-dessus la jambe. Un de nos anciens ministres eut le tort, un matin, « pour voir ce que ça pouvait donner », de boire quelques gorgées de décoction d'oignons avant de partir siéger en Commission. Il ne fut pas le seul à voir ce que ça donne car, étrangement tourmenté par cet exceptionnel « pousse aux urines », il dut cinq ou six fois en moins de deux heures abandonner précipitamment la séance de travail. Pendant ce temps-là (effets secondaires de la cure d'oignon appliquée sur un autre), ses interlocuteurs pissaient aussi... mais de rire.

3 - *La cure d'oignon au printemps* est aussi indiquée que les cures de pissenlit, de raisin ou les cures minérales. Manger également au printemps les fanes des jeunes oignons (crues ou dans les potages).

4 - Contre les digestions pénibles, les flatulences, la soupe à l'oignon fait merveille ainsi que les lendemains de festivités (roussir à peine les oignons et, bien entendu, les manger).

5 - *Contre le rhume*, le sirop d'oignon. Couper des oignons en rondelles, mettre sur une assiette, sucrer. Laisser macérer 24 heures. Deux à cinq cuillerées à soupe par jour.

6 - Contre l'*hydropisie,* on a préconisé le traitement suivant : comme nourriture exclusive, trois soupes au lait par jour, avec un oignon cru haché. L'amélioration se dessine au bout d'une semaine. Les urines sont abondantes en 15 jours.

7 - Coupé en deux et respiré fortement, l'oignon peut stopper une crise de nerfs.

8 - Un oignon cuit au four, placé sous la plante des pieds au coucher, est favorable aux asthmatiques et aux cardiaques.

9 - Le suc d'oignon a été vanté par l'Ecole de Salerne contre l'alopécie.

Les médecins arabes préconisaient le mélange oignon, sel et poivre en applications locales contre la chute des cheveux.

10 - Pour purifier l'haleine lorsque l'on a mangé de l'oignon : mâcher 2 ou 3 grains de café, ou quelques branches de persil, une pomme. Ou se rincer la bouche avec de l'eau additionnée d'alcool de menthe.

Pour faire disparaître l'odeur sur les mains : les frotter à l'eau salée ou à l'eau additionnée d'ammoniaque (2 cuillerées à soupe pour un litre d'eau tiède).

11 - On dit que plus les pellicules qui enveloppent les oignons sont épaisses et nombreuses, plus l'hiver sera rude.

● QUELQUES RECETTES UTILES :

1 - Pour effacer les traces de doigts sur les portes et fenêtres, les frotter avec un oignon coupé en deux (ou une pomme de terre).

2 - Pour détruire les vers du bois : frotter les parties atteintes, chaque jour pendant 10 à 15 jours, avec un oignon coupé en deux.

3 - Pour préserver les cuivres des taches de mouches, les badigeonner avec un pinceau imbibé de jus d'oignon.

4 - Pour préserver de la rouille un fourneau, des objets en nickel, les frotter avec un morceau d'oignon.

5 - Pour nettoyer les cuivres : le mélange de terre humide + oignon broyé est excellent.

6 - Pour nettoyer les vitres et les couteaux — même légèrement rouillés — utiliser un morceau d'oignon.

7 - Pour redonner de l'éclat à un sac ou à une ceinture vernis, les frotter avec un morceau d'oignon.

8 - Pour assurer le maintien des étiquettes sur les boîtes en fer blanc, frotter la boîte avec un morceau d'oignon.

9 - On connaît l'« encre sympathique » qui n'est que du jus d'oignon : l'écriture, invisible, apparaît lorsqu'on expose le papier à une source de chaleur.

Olive

Olea europoea.

Oléacée.

L'olivier, à l'aspect tourmenté d'autant que certains ont des centaines d'années, serait originaire d'Asie Mineure. On en trouve dans tout le bassin méditerranéen, en Amérique Centrale et du Sud, en Californie, en Afrique du Sud, en Australie.

Son fruit est très nutritif et son usage médicinal (interne ou externe) remonte aux temps les plus reculés. L'olive noire n'est que l'olive verte parvenue à maturité.

L'arbre cultivé donne des fruits beaucoup plus gros que la variété sauvage.

● PRINCIPAUX CONSTITUANTS CONNUS :

	Fraîche	*Sèche*
Eau	74,50	0
Matières azotées	0,76	3,10
Matières grasses	14,48	*58,85*
Matières extractives	8,04	32,67
Cellulose	0,90	3,68
Cendres	0,42	1,70

Sels minéraux nombreux : phosphore, soufre, potassium (1 g %), magnésium, calcium, chlore, fer, cuivre, manganèse ; carotène, vitamines A, (80 mg %) B, C, E (8 mg %), F.

La valeur calorique de l'olive est de 224 calories pour 100 g, celle de l'huile de 900 calories.

● PROPRIÉTÉS :

Usage interne :

— Nutritif.
— *Draineur hépatique* et biliaire (cholagogue et cholérétique).
— Laxatif.

Usage externe :

— *Résolutif.*

● INDICATIONS :

Usage interne :

— *Insuffisance hépatique.*
— Lithiase et boue biliaires (Chauffard).
— *Constipation* spasmodique.
— Conseillée aux *diabétiques.*

Usage externe :

— Abcès, furoncles.
— Anémie.
— Eczémas, crevasses, dartres.
— Algies diverses.
— Rachitisme.
— Pyorrhée.
— Chute des cheveux.

● MODE D'EMPLOI :

Usage interne :

L'olive verte ou noire (celle-ci plus digeste).

— *L'huile* (vierge obtenue par première pression à froid, la seule à employer) : 1 à 2 cuillerées à soupe au lever pour les *hépatiques, colitiques* (constipation), aide à l'évacuation des *calculs.* On peut y ajouter du jus de citron.

— Une des meilleures huiles de table à utiliser pour la cuisine habituelle.

Usage externe :

— Soins de la peau (visage, corps).

— Olive mûre pilée, en *cataplasmes :* maturatif des *furoncles* et *abcès.*

— Huile en frictions du corps chez les enfants *rachitiques, anémiés.*

— En massages des *gencives* (pyorrhée).

— Huile en liniment avec de l'ail râpé, pour frictions et massages contre *algies rhumatismales, névrites, entorses.* Préparation : une tête d'ail râpée pour 200 g d'huile d'olive. Laisser macérer 2 ou 3 jours.

— Contre la *chute des cheveux :* frictions du cuir chevelu avec de l'huile, le soir, pendant dix jours. S'envelopper la tête pour la nuit. Faire un shampooing le lendemain.

— Contre la *goutte,* frictions à *l'huile de camomille :* une partie de fleurs sèches de camomille pour huit parties d'huile d'olive. Chauffer au bain-marie ou exposer quatre jours au soleil. Passer avec expression.

— Contre les *dartres :* Compresses avec l'huile préparée avec 100 g de feuilles fraîches de morelle macérées une semaine dans 200 g d'huile d'olive.

— Contre les *crevasses :* Onctions avec glycérine + huile d'olive à parties égales.

— Contre la *constipation spasmodique :* lavements de 200 à 400 g d'huile d'olive pour 0,5 litre à 1 litre d'eau.

L'huile d'olive.

La pulpe du fruit en fournit de 10 à 35 %, le noyau de 25 à 50 %. Sa composition varie avec l'année de la récolte, la région de culture, l'espèce analysée. Voici les chiffres donnés par L. Reutter :

— Acides gras insaturés (85 %)
mono-insaturés : oléique (plus des 3/4).
poly-insaturés : surtout acide linoléique (4 à 12 %).

— Acides gras saturés (15 %) surtout palmitique et stéarique.

— Triglycérides.

— Vitamine E (3 à 30 mg p. 100 g), traces de vitamines B et C, lécithines, chlorophylle, xantophylle.

Les huiles vierges, faites avec des fruits mûrs, sont les plus riches en vitamines.

La pauvreté de l'huile d olive en acides gras poly-insaturés semble expliquer (comme pour l'huile d'arachide) sa faible action dans les cas d'hypercholestérolémie.

N.B.

(1) L'huile d'olive vierge de qualité peut remplacer l'huile d'amandes douces dans les liniments et les émulsions. C'est un dissolvant de nombreux médicaments (camphre, créosote) pour usage interne ou injections hypodermiques.

(2) L'huile d'olive, ajoutée aux milieux de culture de bacilles de *Koch, retarde le développement du bacille* (Gastinel et *Coll.*).

(3) La feuille de l'olivier a des propriétés hypotensives, diurétiques et antidiabétiques.

(4) Composition de l'olive (L. Randoin).

	cal	g/100					mg/100 g																
		eau	P	L	G	cel	S	P	Cl	Na	K	Mg	Ca	Fe	Zn	Cu	Mn	I	C	B1	B2	PP	A
Verte	200	70	0,7	15 à 25	8		27	15	4	128	1526	2	100	2		0,30		0,0017		0,03	0,08	0,50	4
Mûre	150	76	1,5	15	3	1,6		18					80			0,60							
En saumure	123		0,9	11	5			17					61	1,5		0,23				0,02	0,06	0,40	

• Recettes (Diane Daize, « *Vie et Santé* »).

Pour que cela en vaille la peine, prévoir une jarre en grès de 10 litres.

Conserve d'olives vertes

Piquer chaque olive une ou deux fois avec une aiguille. Remplir la jarre et recouvrir d'eau ; changer celle-ci quotidiennement pendant quinze jours. Préparer une saumure : faire chauffer la quantité d'eau nécessaire pour recouvrir toutes les olives, en y ajoutant des branches de fenouil, des feuilles de laurier, du thym, du romarin, du persil, plusieurs citrons coupés en tranches avec leur pelure, du sel, Laisser refroidir. Passer. Verser sur les olives. Si possible, mettre la jarre dans un endroit frais. Couvrir avec une gaze. Au-dessus, il se formera une couche quelque peu blanchâtre, qu'il faudra respecter. Après quinze jours, on peut déjà consommer le fruit, en évitant de désagréger la couche protectrice.

Conserve d'olives noires (1)

Procéder exactement comme pour la recette précédente (parfois les olives deviennent quelque peu violettes, cela n'a pas d'importance).

Conserve d'olives noires (2)

Il s'agit là d'olives très mûres, déjà ridées : ce sont les meilleures. Piquer le fruit au moyen d'une aiguille. Couvrir de sel marin préalablement moulu fin. Après trois semaines, enlever le sel et couvrir d'huile d'olive. Se conserve très longtemps.

Petits pains aux olives noires

2 tasses d'eau, 2 c de persil haché, 1 c d'échalotes émincées, 1 c d'huile d'olive, une vingtaine d'olives noires dénoyautées et coupées fin. Mélanger le tout. Moudre du froment et l'ajouter petit à petit en pétrissant jusqu'à obtention d'une pâte homogène. Laisser reposer trente minutes. Partager en six. Aplatir chaque portion. Les cuire à la poêle de chaque côté. Se mangent chauds ou froids, recouverts ou non de coulis de tomate avec du fromage râpé.

Orange

Citrus aurantium dulcis.

Hespéridée.

Originaire de Chine et cultivée depuis dans tous les pays bénéficiant d'un minimum de chaleur. On en connaît environ une centaine de variétés.

● PRINCIPAUX CONSTITUANTS CONNUS (pulpe) :

Eau	90
Glucides	4,6
Acides	2,5
Protides	0,7
Cendres	0,5
Cellulose	1

Vitamines : C (50 à 100 mg pour 100 g de jus). Les agrumes sont parmi les fruits les plus riches en vit. C (à noter que la dose quotidienne nécessaire à un adulte est évaluée à environ 75 mg). Vit. B, C_2 (protectrice vasculaire), carotène ou provitamine A.

Sels minéraux : calcium, potassium, magnésium, phosphore, sodium. Oligo-éléments : fer, cuivre, zinc, manganèse, brome.

Acides malique, tartrique, citrique.
L'essence de l'écorce contient : citral, limonène (90 %).
L'essence des fleurs : limonène, linalol, géraniol.

Les fruits immatures comportent de l'hespéridine, de l'aurantine, de l'acide aurantianique, une essence.

● PROPRIÉTÉS :

— Un des meilleurs fruits d'hiver, suppléant aux *carences vitaminiques* (antiscorbutique), très nutritif.
— Apéritif.
— Reminéralisant (aide à la fixation des minéraux).
— *Tonique* musculaire et nervin.
— Anti-infectieux.
— Renforce les défenses naturelles.
— Détoxicant.

— Rafraîchissant.
— *Digestif.*
— Protecteur vasculaire.
— *Antihémorragique* et *fluidifiant sanguin.*
— Diurétique.
— Laxatif.
— *Rajeunissant* cellulaire et des téguments.
— L'*écorce,* fébrifuge.

● INDICATIONS :

Usage interne :

— *Croissance, convalescences,* vieillissement.
— Anémie.
— Anorexie.
— *Déminéralisation,* scorbut.
— Asthénies physique et intellectuelle.
— Hépatisme.
— Dyspepsie, flatulences.
— Tendances hémorragiques (fragilité capillaire).
— Thrombose, *hyperviscosité sanguine* (Klein) et syndromes accompagnateurs (vertiges, engourdissement des membres, algies précordiales).
— Infections diverses, prévention et traitement des maladies contagieuses.
— *Pyrexies,* paludisme.
— Intoxications.
— Stomatites, gingivites.
— Dermatoses, eczémas.
— Recommandé aux *diabétiques* (100 g d'oranges pelées contiennent moins d'éléments glycogéniques que 10 g de pain) (A. Martinet).

Usage externe :

— Entretien de la peau et des muqueuses (prévention des rides).

● MODE D'EMPLOI :

Usage interne :

1) Le fruit.

2) Le *jus* (50 mg de vitamine C p. 100 g de jus en moyenne — se rappeler que les besoins d'un enfant en vitamine C dépassent 50 mg par jour). Le jus doit être consommé frais car il se détériore rapidement. 2 ou 3 verres par jour, avant les repas.

— Aux *bébés* nourris artificiellement : 1 à 3 cuillerées à café de jus d'orange chaque jour.

— Contre la *grippe*, les *refroidissements :* un jus d'orange (ou citron) + deux morceaux de sucre + 1 verre à liqueur de rhum + eau bouillante. A boire au coucher.

— *Obésité :* Faire bouillir pendant dix minutes dans 0,5 litre d'eau une orange et trois citrons coupés en tranches. Ajouter 2 cuillerées à soupe de miel et remettre à bouillir cinq minutes. Passer. Laisser refroidir. 3 verres à bordeaux chaque jour.

3) *Gelées et marmelades :* Très digestibles. Pour troubles gastriques, intestinaux, hépatiques.

4) *L'écorce :* Pour tonifier lors d'une convalescence grippale, infusion avec :

Laurier-sauce	15 g
Ecorces d'orange sèches	40 g

— *Apéritif :* Laisser macérer les écorces de six oranges dans 0,5 litre d'eau-de-vie pendant quinze jours. Ajouter 2 litres de vin blanc dans lequel on aura fait fondre 500 g de sucre. Filtrer. Laisser reposer une semaine. S'améliore en vieillissant.

— 1 cuillerée à café d'écorces sèches pour une tasse d'eau bouillante. Infuser quinze minutes : *digestif.*

— *Contre la constipation :* Faire bouillir l'écorce d'une orange fraîche, pendant une demi-heure, dans de l'eau. Jeter l'eau et faire bouillir à nouveau pendant vingt minutes dans une eau légèrement sucrée (20 g par litre). Laisser alors sécher l'écorce sur une assiette. On la mangera le lendemain matin à jeun (l'exonération relève d'un processus à la fois mécanique et cholagogue).

Usage externe :

— *Soins du visage :* Application de la pulpe pendant quinze à vingt minutes (repose les traits, retarde les rides). Action comparable à celle de la fraise, de la pêche, du melon.

Après le démaquillage, une habitude utile serait de procéder à des applications, avec la paume de la main, de pulpe de fruits écrasés sur le visage, le cou, les épaules.

N.B.

(1) Les écorces d'oranges et de citrons seront utilement enfilées sur une cordelette et séchées au four ou au soleil. On les réduit alors en petits morceaux que l'on conserve dans une boîte métallique. Elles serviront à aromatiser les gâteaux, compotes. (A condition que les fruits n'aient pas été aspergés d'insecticides).

(2) Pour faire retrouver leur brillant aux *chaussures,* aux *sacs de cuir :* les frotter avec une écorce d'orange et un chiffon doux.

(3) Pour éloigner les *mites :* suspendre dans les armoires une orange piquée de quelques clous de girofle.

Orge

Hordeum vulgare.

Graminée.

Entre dans la composition de la *Tisane des Hôpitaux « Bonne à tout ».*

● PARTIES UTILISÉES : Semence (trois formes : orge mondé, perlé, germé).

Orge mondé : Semence débarrassée de son enveloppe.

Orge perlé : Semence dépouillée de son écorce et blanchie puis polie mécaniquement.

Gruau : Farine brute, séchée.

• *Flocons d'orge :* Partie qui reste dans le tamis lorsque l'orge, débarrassé de son enveloppe, écrasé, est tamisé pour être séparé d'une partie de sa farine.

Malt : Orge germé (le malt *grillé* est utilisé en guise de café). La germination provoque l'apparition d'une diastase utilisée dans l'industrie alimentaire (brasseries).

• PRINCIPAUX CONSTITUANTS CONNUS : Hordénine (alcaloïde), maltine, amidon, phosphore, calcium, fer, potassium, mangésium.

• PROPRIÉTÉS :

— *Emollient.*
— Tonique général et nervin.
— Tonicardiaque.
— *Reconstituant.*
— *Digestif.*
— Draineur hépatique.
— *Antidiarrhéique.*
— Rafraîchissant.
— Hypertenseur (par vaso-constriction).

• INDICATIONS :

— *Affections pulmonaires* (tuberculose, bronchites chroniques).
— Déminéralisation, *croissance.*
— *Atonie gastrique* et intestinale.
— Hépatisme, tempéraments bilieux.
— *Entérites, diarrhées,* dysenteries.
— Typhoïde.
— *Maladies inflammatoires* des voies urinaires (néphrite, cystite).
— Etats fébriles.
— Hypotension.

• MODE D'EMPLOI :

Usage interne :

— Tisane à 20 g d'orge perlé pour 1 litre d'eau. A volonté.

— Décoction *prolongée* d'orge mondé (jusqu'à ouverture du grain) : 30 à 50 g par litre d'eau. Bouillir trente minutes. Tisane nutritive et laxative. A volonté.

— Orge perlé pour les bouillies de céréales (le *bouillon de céréales de Comby :* orge, blé, maïs, haricots secs, pois secs, lentilles : 1 cuillerée à soupe de chaque. Bouillir trois heures dans 3 litres d'eau).

— Malt, poudre : 5 à 20 g par jour, en cachets ou en bouillies maltées (alimentation des enfants, sujets fatigués, convalescents, vieillards).
Ajouté aux potages, bouillies, il en facilite la digestion.

— Maltine : 0,20 à 1,50 g par jour en cachets.

— Hordénine : Injections sous-cutanées, potions, sirop, dans diarrhées, dysenteries amibiennes, entérite, typhoïde.

Usage externe :

— Décoction d'orge pour gargarismes.
— Farine en cataplasmes (inflammations cutanées).

N.B. - Voir à *avoine* la recette du bouillon de céréales pour les nourrissons.

Oseille

Rumex acetosa.

Polygonée.

• Parties utilisées : Feuilles, racines.

• Principaux constituants connus : Chlorophylle, vitamine C, oxalates, phosphates, fer.

• Propriétés :

— Rafraîchissant.
— Revitalisant.
— Apéritif.

— Digestif.
— Dépuratif.
— Diurétique.
— Antiscorbutique.
— Laxatif.

● CONTRE-INDICATIONS :

— Affections pulmonaires, asthme.
— Fragilité gastrique.
— Arthritisme, goutte, rhumatisme.
— Coliques néphrétiques, gravelle.
— Boissons alcalines.

● MODE D'EMPLOI :

Usage interne :

1) *Bouillon aux herbes* (laxatif) :

Oseille	40 g
Laitue	20 g
Poireau	20 g
Cerfeuil	20 g
Beurre	5 g
Eau	1 l 250

2) Bouillon d'oseille : 25 g pour 1 litre d'eau (dépuratif, furonculose),

3) Décoction de *racine :* 25 g pour 1 litre d'eau (diurétique et dépuratif, éruptions cutanées).

4) Décoction avec :

Racine d'oseille	aa 30 g
Racine d'aigremoine	
Sommités fleuries d'ortie blanche	

Faire bouillir dans 2 litres d'eau, à réduction de moitié. Ajouter 2 g de cannelle concassée. Laisser reposer une heure. Trois ou quatre tasses par jour (dépuratif, leucorrhées).

Usage externe :

— Bouillon d'oseille : une poignée pour 1 litre d'eau en compresses sur les dartres enflammées.

— Cataplasmes de feuilles cuites : abcès, furoncles, tumeurs blanches.
— Piqûres d'orties : frictions avec des feuilles d'oseille.

Autres usages externes :

— Pour nettoyer les métaux maculés et les récipients en aluminium : les frotter avec des feuilles et queues d'oseille.
— Pour faire disparaître les taches d'encre sur du linge blanc, les frotter avec des feuilles d'oseille, savonner et rincer. Recommencer si nécessaire.
— Pour nettoyer l'argenterie et les vanneries, les meubles en bambou : utiliser l'eau de cuisson de l'oseille.

N.B.

(1) L'oseille facilite la digestion des salades cuites, épinards, soupes. On peut la consommer seule, cuite avec du beurre, crème fraîche ou huile, également crue dans les hors-d'œuvre, salades. On en usera, toutefois, modérément en raison de sa richesse en oxalates (prévention des lithiases).

(2) L'oseille était jadis préconisée pendant les épidémies de *diphtérie* (on la faisait mâcher aux enfants).

(3) Les œufs au jaune foncé s'obtiennent en donnant aux volailles beaucoup de verdure, notamment de l'oseille (fer, phosphates).

(4) Ne jamais faire cuire l'oseille dans du cuivre.

Palmier

Arbre de la famille des palmiers qui comporte plus de 1 200 espèces fournissant, pour certaines, des produits alimentaires (dattes, noix de coco, chou palmiste, huile de palme, ...) ou industriels (rotin, raphia ...).

L'huile de palme

La noix de palme, fruit du palmiste, est de couleur rouge et de forme arrondie, elle est composée d'une graine très dure, de couleur noire, que recouvre une pulpe.

Ce fruit, cuit et pilé pour séparer la pulpe de la graine, donne une huile de couleur rouge très appréciée en Afrique.

Cette huile brute est la base de nombreuses sauces, en particulier « la sauce graine », et sert à la préparation de nombreux aliments (fritures de banane, viande, poisson - assaisonnement du riz, couscous et mets divers).

En pharmacopée africaine, elle est utilisée en antidote de poisons. On en donne une ou deux cuillerées à soupe par jour jusqu'à la guérison.

Les Africaines l'emploient surtout après l'accouchement (guérison rapide des tranchées, coliques, maux de ventre) en absorbant plusieurs cuillerées par jour.

Elle embellit leur peau et démèle les cheveux. Aussi, de même que le beurre de karité, sert-elle de produit de beauté (pommades à base d'huile de palmiste).

Raffinée par les procédés modernes dans certaines usines de Côte d'Ivoire comme l'Irho, cette huile — qui a perdu sa couleur — donne une huile de table très appréciée. Elle entre également dans la fabrication du beurre végétal et est utilisée en savonnerie.

Les résidus servent notamment à la fabrication de tourteaux et d'engrais.

N.B.

Proportions moyennes en acides gras de l'huile de palme rouge : acides gras saturés : 45 % - acides gras mono-insaturés : 45 % - acides gras poly-insaturés : 10 %.

Pamplemousse

Citrus decumana.

Rutacée.

Originaire d'Asie, l'arbre est depuis longtemps aux Indes, Japon, Etats-Unis, Jamaïque, Israel (la variété dite de Jaffa est renommée). Peut atteindre 6 à 7 m de hauteur.

• PRINCIPAUX CONSTITUANTS CONNUS : Pour 100 g : eau 89 g, glucides 9, protides 0,6, lipides 0,1. Minéraux (en mg) : calcium 20, phosphore 18, potassium 190, magnésium 12, soufre 7, sodium, chlore, fer, cuivre, manganèse. Vitamines (mg) : *C 40,* B_1 0,07, B_2 0,05, PP 0,3, provitamine A 0,1.
Huile essentielle (limonène, pinène, citral), alcools, pectine, acide citrique.

Calories : 43 pour 100 g.

• PROPRIÉTÉS :

— Apéritif et tonique.
— Digestif.
— Dépuratif.
— Draineur hépatique et rénal.
— Antihémorragique.
— Rafraîchissant.
— Hypotenseur (?) - études à faire

• INDICATIONS :

— Anorexie, fatigue.
— Dyspepsies.
— Intoxications, pléthore.
— Arthritisme.
— Oligurie.
— *Insuffisance biliaire.*
— *Fragilité capillaire.*
— Affections fébriles et pulmonaires.
— Hypertension (?)

• MODE D'EMPLOI :

— Jus : 3 verres par jour, avant les repas (nature ou sucré au miel).

Panais

Pasticana Sativa (variété édulis).

Ombellifère.

Légume très nutritif, autrefois considéré comme un aliment de base. Par ailleurs, diurétique, détoxicant, antirhumatismal et emménagogue.

L'utiliser fréquemment dans les potages.

La soupe à base de panais, oignon et poireau est recommandée par G. Siguret en vertu de ses propriétés diurétiques. Les personnes sujettes à l'embonpoint pourront en faire leur profit.

Papaye

Carica papaya
Passiflorée

C'est le fruit du papayer, arbre de l'Amérique tropicale (Mexique). Cultivé au Brésil, Afrique, Indes, c'est un arbre de deux à cinq mètres qui ressemble à un palmier. Les fruits poussent en bouquet. Leur forme est celle de la poire, l'aspect de leur peau celui du melon, lisse et côtelé. Verts, ils jaunissent à maturité. La chair, semblable à celle de la pastèque, est très parfumée et très sucrée.

Très riche en vitamines, la papaye a des propriétés digestives indiscutables. On extrait d'ailleurs des feuilles et du fruit la « papaïne », très employée en médecine pour le traitement des maladies digestives (digestion facilitée des protéines).

Les Brésiliens font, avec le jus de papaye, un sirop sédatif et se servent des graines comme vermifuge.

Pour attendrir un morceau de viande dure, ils l'enveloppent de feuilles de papayer et laissent quelques heures.

Usage :

1. *Médical :* Outre les notions ci-dessus, voir à « ananas » (pp. 166 et suiv.) le traitement des hernies discales par la chymopapaïne.

2. *Alimentaire :*

— En hors d'œuvre, comme le melon, ou en salade de fruits mixturés.

— et (extrait de « un tano, un poisson, une papaye » de Cl. Jardin et J. Crosnier - Commission du Pacifique Sud, Nouméa - 1975) : « La papaye est consommée comme dessert à Tahiti, mélangée avec de l'amidon de manioc et cuite au four *(poe)*. La papaye verte est mangée cuite, en légume, en Nouvelle-Guinée. Ailleurs, on mange généralement le fruit mûr, qui constitue une des excellentes sources de vitamines A et C et une assez bonne source de calcium. Ce fruit est un peu fade et il est conseillé de le consommer en macédoine, mélangé avec des fruits acides (carambole, agrumes), des tranches de mangue ou d'autres fruits. On prépare aussi une excellente crudité avec la papaye verte râpée, relevée avec un peu de vinaigrette ou d'huile et de jus de limette ».

N.B.

Le latex extrait des papayes vertes sert à la fabrication du chewing-gum.

A propos de cette gomme à mâcher, je tiens à mettre en garde les parents sur les dangers que peuvent courir leurs enfants en bas âge désireux de ressembler à leurs aînés en prenant l'allure de ruminants. Il y a quelques années, on m'apporta un enfant de six ans risquant de mourir d'une manière atroce : l'asphyxie due à ce que du chewing-gum s'était collé au fond du palais, colmatant la trachée-artère. Avant de recourir aux grands moyens (ici, la trachéotomie (*)), je pris l'enfant et le pliai sur mes genoux, la tête en bas. En lui enfonçant deux doigts dans la gorge — comme on agit pour faire vomir un intempérant ou un intoxiqué — j'eus la chance insigne de précipiter le chewing-gum dans l'œsophage, libérant ainsi l'orifice de la trachée. Dieu soit loué ! car le procédé ne fonctionne pas toujours.

(*) Trachéotomie : incision chirurgicale de la trachée, suivie de la mise en place d'une canule permettant l'arrivée de l'air aux poumons.

Pastèque

Cucurbita citrullus.

Cucurbitacée.

- PROPRIÉTÉS : dépuratif.

- MODE D'EMPLOI : à consommer au début des repas.

Pêche

Amygdalus persica ou persica vulgaris

Rosacée.

- PRINCIPAUX CONSTITUANTS CONNUS : pour 100 g : eau, 8,6 g — protides, 0,5 g — lipides, 0,1 g — glucides, 12 g — cellulose, 1,4 g.
  Nombreux métalloïdes et métaux : en mg pour 100 g : soufre, 7 — phosphore, 22 — chlore, 3 — sodium, 3 — potassium, 2,30 — magnésium, 10 — calcium, 8 — fer, 0,40 — zinc, 0,02 — cuivre, 0,05 — manganèse, 0,65 — iode, 0,002 — vitamines : C, 5 à 8 mg — B_1, 0,03 — B_2, 0,05 — PP, 0,90 — A, 0,30.
  Par distillation du fruit mûr, on obtient une *essence* contenant des éthers, du linalol, des acides formique, acétique, valérique, caprylique, acétaldéhyde, purpurol, cadinène.

- PROPRIÉTÉS :

  — Energétique.
  — Stomachique.
  — Diurétique.
  — Laxatif léger.

- INDICATIONS :

  — Dyspepsies.
  — Hématuries.
  — Lithiases urinaires.

N.B.

(1) Pour les soins du visage, les pêches écrasées ont été de tout temps utilisées largement par les femmes.

(2) Les fleurs de pêcher sont sédatives, antispasmodiques, laxatives. Les feuilles sont vermifuges, et leurs cataplasmes ont été préconisés contre les cancers ulcérés.

(3) Composition de la pêche (pour 100 g de partie comestible, L. Randoin).

	g/100 g						en mg															
	cal	eau	P	L	G	cel	S	P	Cl	Na	K	Mg	Ca	Fe	Zn	Cu	Mn	I	C	B1	B2	PP	A
Frais	52	86	0,5	0,1	12	1,4	7	22	3	3	230	10	8	0,40	0,02	0,05	0,06	0,002	5 à 8	0,03	0,05	0,90	0,30
Au sirop	70	80	0,4	0,1	17	0,4		14					5	0,40					3 à 5	0,01	0,01	0,70	

• Voir à tomate, recette de la marinade fruitée.

Persil

Petroselinum sativum ou apium petroselinum.

Ombellifère.

Aliment-médicament comme l'ail, l'oignon, le pissenlit, la carotte, le poireau, etc.

« Un des plus précieux aliments de sécurité que la nature a mis généreusement à la disposition de l'espèce humaine » (L. Randoin, P. Fournier).

● PARTIES UTILISÉES : Plante entière, semences, racines.

● PRINCIPAUX CONSTITUANTS CONNUS : Apiol = principe œstrogène (R. Paris et Quevauviller), vitamines *A,* B, acide folique, *C,* fer, calcium, phosphore, magnésium, sodium, potassium, iode, cuivre, manganèse, soufre, chlorophylle, diastases, huile essentielle (pinène, terpène, apiol, apéine). Le persil est quatre fois plus riche en vitamine C que l'orange et le chou, deux fois plus que le cresson. Pour 100 g de persil frais, on compte 19 mg de fer, 0,9 mg de manganèse, 240 mg de vitamine C, 60 mg de provitamine A. Avec 20 g de persil, le poids d'une lettre, on absorbe chaque jour 48 mg de vit. C (pour un besoin de 75 mg) et 4 fois plus de vitamine A qu'il ne faut (12 mg de provitamine A pour un besoin journalier de 3 à 4).

● PROPRIÉTÉS :

Usage interne :

— *Stimulant* général et nerveux.
— Anti-anémique, antirachitique, antiscorbutique, antixérophtalmique.
— Apéritif.
— Stomachique.
— Détoxicant.
— *Dépuratif* (antiseptique du sang, du tube digestif et des voies urinaires).
— *Diurétique* (eau, urée, acide urique, chlorures).
— Régulateur des règles (apiol : Laborde et Mourgues).
— Vaso-dilatateur.
— Régénérateur capillaire.
— *Stimulant* des fibres musculaires lisses (intestinales, urinaires, biliaires, *utérines*).
— Anticancer (?).
— Vermifuge.

Usage externe :

— Antilaiteux.
— Résolutif.

● INDICATIONS :

Usage interne :

— *Anémie,* croissance, troubles de la nutrition.
— *Asthénie.*
— Manque d'appétit.
— Dyspepsies, flatulences, putréfaction intestinale.
— Vices du sang, pléthore, cellulite.
— Fièvres intermittentes, infections.
— *Rhumatismes, goutte, règles douloureuses.*
— Hépatisme.
— Nervosisme.
— Atonie de la vésicule biliaire.
— Etats cancéreux (?).
— Parasites intestinaux.

Usage externe :

— Engorgement laiteux.
— Pertes blanches.
— Contusions. .
— Plaies, piqûres d'insectes.
— Ophtalmies.
— Névralgies.
— Taches de rousseur.

● MODE D'EMPLOI :

Usage interne :

— *Décoction :* 50 g de semences ou racines ou feuilles pour 1 litre d'eau. Bouillir cinq minutes, infuser quinze. 2 tasses par jour (avant les repas) : *rhumatismes, lithiase urinaire, oligurie, troubles des règles, paludisme.*

— Contre les *oxyures :* faire bouillir dans une tasse d'eau une pincée de persil, une de céleri, une de violette. Boire le matin à jeun.

— Contre certaines *diarrhées :* faire bouillir vingt minutes à feu doux 25 g de racine de persil + 10 g d'écorce de chêne + 1 poignée de lentilles. Filtrer. Une tasse matin et soir jusqu'à guérison.

— Contre *l'ivrognerie :* faire bouillir dans 1 litre d'eau, jusqu'à réduction de moitié :

Persil	50 g
Ecorce de pamplemousse	1
Ecorce d'orange	1

Sucrer. 1 cuillerée à café chaque matin à jeun.

— *Apiol* (huile extraite des semences sèches) : 0,20 à 0,40 g par jour, en capsules gélatineuses, quelques jours avant la date des règles (médical).

Usage externe :

— Décoction de semences (100 g par litre) en injections vaginales dans les *leucorrhées.*

— Suc + alcool à 70° à parties égales, contre les *névralgies :* appliquer avec le doigt sur le trajet du nerf, les gencives et les joues (névralgies dentaires). Conserver le flacon bien bouché.

— Contre *ophtalmies :* suc frais (1 ou 2 gouttes, deux ou trois fois par jour).

— Feuilles froissées

a) Pansement antiseptique et cicatrisant contre *plaies,* blessures, piqûres d'insectes.

b) Appliquées sur les seins, tarissent le *lait des nourrices,* contre *mastites.*

c) Macérées dans l'eau-de-vie, en applications sur les *contusions.*

— Contre les *taches de rousseur* et les éruptions du visage : lotions deux fois par jour avec du suc ou une infusion de persil.

— Pour *éclaircir le teint :* lavages matin et soir pendant une semaine avec une décoction tiède de persil (1 poignée pour un demi-litre d'eau, bouillir 15 mn).

Pour les gastronomes

Le collier d'agneau Geneviève

Prenez deux morceaux de collier d'agneau par convive et rassemblez de l'ail, du persil, de l'huile d'olive, deux jaunes d'œuf et de la farine.

(1) Six cuillerées à soupe d'huile d'olive dans une cocotte. Dès qu'elle est chaude, faire dorer les morceaux de viande (que l'huile ne brunisse pas). Retirez-les et posez-les sur un plat en attente.

(2) On a préparé entre temps une tête d'ail entière (et non une gousse) et une *grosse poignée de persil* qu'on a passées à la moulinette.

(3) Verser le mélange obtenu dans la cocotte. Remuer dans l'huile, à feu doux, pendant 3 ou 4 minutes. Ajouter la farine préalablement déliée dans un petit bol d'eau. Continuer à mélanger. Lorsque la sauce est prise, homogène, replacer les morceaux de collier dans la cocotte, bien à plat pour que la sauce les recouvre aux 3/4. Couvrir et laisser cuire à feu doux pendant une heure et demie à deux heures.

(4) Et voici le *secret* de la réussite : dans le plat de service chauffé au préalable, mettre deux jaunes d'œuf et les délier avec la sauce de la cocotte. Ajouter une cuillerée à soupe de beurre frais en remuant toujours. Disposer et servir.

Pignon doux

Pinus pinea.

Abiétinée.

Fruit du pin pignon : amande placée à la base des écailles du strobile, dans une coque dure.

- PRINCIPAUX CONSTITUANTS CONNUS de l'amande :

Eau	5,49
Substances albuminoïdes	31,81
Sucre	5,89
Huile	45
Sels minéraux divers	

- PROPRIÉTÉS ET INDICATIONS : Très nutritif.
  Autrefois utilisé contre les paralysies, l'impuissance, la tuberculose et les affections pulmonaires.
  Actuellement consommé sous forme de sucreries.

Pissenlit

Taraxacum dens leonis.

Composée.

(Planche XIV, page 224)

Synonymes : dent de lion, tête de moine, salade de taupe. Se rencontre à l'état sauvage dans toute l'Europe, en Inde, en Chine, en Amérique, en Afrique du Nord, en Iran.

• PARTIES UTILISÉES : Racines, feuilles.

• PRINCIPAUX CONSTITUANTS CONNUS : Chlorophylle, taraxacine, inuline, acide hydroxycinnamique, lévulose, mannitol, choline, stérols, une huile essentielle, carotène, acide folique, acides gras, alcaloïdes, un pigment, des vitamines A, B, C, calcium, potassium, fer, magnésium, phosphore, silice, sodium, soufre, manganèse, diastases.

• PROPRIÉTÉS :

Plante biliaire, amie du foie, assure — selon J. Brel — « le rinçage du filtre rénal et l'essorage de l'éponge hépatique ».

— *Tonique* amer.
— Apéritif.
— Draineur hépato-biliaire (Rutheford et Vignal).
— Décongestif.
— *Dépuratif sanguin.*
— *Diurétique* azoturique.
— Antiputrescible.
— Antiscorbutique.
— Circulatoire.

• INDICATIONS :

Usage interne :

— *Angiocholite* chronique.
— *Congestion du foie, insuffisance hépatique,* ictère.
— *Lithiases biliaire* et rénale.
— *Hypercholestérolémie.*

— Athéromatose.
— *Dermatoses* des hépatiques, dartres, eczéma, acné, furonculose.
— Rhumatismes, goutte, gravelle.
— Azotémie.
— Oliguries, insuffisances rénales.
— Constipation, fermentations intestinales (entéro-colites).
— Troubles circulatoires (cyanose, varices).
— *Hémorroïdes.*
— Anémie, asthénie.
— Scorbut, pyorrhée.
— Obésité.
— Cellulite.
— Pléthore.

Usage externe :

— Taies de la cornée.
— Verrues.
— Taches de rousseur.

● MODE D'EMPLOI :

Usage interne :

— Infusion : 1 poignée (50 g) de *racines et feuilles* coupées pour 1 litre d'eau. Bouillir deux minutes, infuser dix minutes. 3 tasses par jour, avant les repas (J. Brel).
— Suc de la racine récoltée en automne :

Suc de racines fraîches	100 g
Alcool à 90°	18 g
Glycérine	15 g
Eau	17 g

1 ou 2 cuillerées à soupe par jour (Brissemoret).
— Extrait mou : pilules de 0,20 g (2 à 6 par jour, aux repas).
— Teinture : 15 à 20 gouttes, deux ou trois fois par jour.

Usage externe :

— Le suc (blanc comme du lait) en collyre et contre les *verrues.*

— Décoction des tiges, feuilles et boutons, contre les taies de la cornée. Pour clarifier les yeux.

— Eau distillée, en lavage contre les taches du visage (Tragus).

N.B.

(1) Ne pas oublier une cure de salade chaque année pendant toute la saison et surtout ne jetez pas les boutons, pas plus que les baies de genièvre dans la choucroute.

(2) Le pissenlit était autrefois classé parmi les diurétiques « froids », comme la chicorée, le fraisier, le nénuphar, l'oseille, en opposition avec les « chauds », ache, fenouil, oignon, persil.

Pistache

Pistacia vera.

Térébinthacée.

● PRINCIPAUX CONSTITUANTS CONNUS :

Eau	7,93
Matières grasses	*45,72*
Matières protéiques	22,58
Matières extratives	17,64
Cendres	3,14
Cellulose	2,99

Passait jadis pour avoir des vertus antivenimeuses, toniques, hépatiques et analeptiques.
N'est plus, de nos jours, employée que dans les charcuteries et dans la confiserie.

Poire

Pirus communis.

Rosacée.

Originaire de Chine, en France dès le Moyen Age.

• PRINCIPAUX CONSTITUANTS CONNUS : Eau : 83, sucre : 8 (surtout lévulose), hydrates de carbone : 3,5, acides : 0,2, albumines : 0,5, cellulose : 4,3, cendres : 0,3, pectine, tanin, graisse, vitamines A, B_1, B_2, PP, C, phosphore, sodium, calcium, magnésium, soufre, potassium, chlore, zinc, cuivre, fer, manganèse, iode, arsenic.

• PROPRIÉTÉS :

— *Diurétique uricolytique et antiputride.*
— Dépuratif.
— Laxatif.
— Reminéralisant, nutritif.
— Stomachique.
— Astringent.
— Sédatif.
— *Rafraîchissant.*

• INDICATIONS :

— Rhumatismes, goutte, arthritisme.
— Asthénie.
— Surmenage, grossesse.
— Anémie.
— Tuberculose.
— Diarrhées.
— Fruit *permis aux diabétiques* grâce à son levulose.

• MODE D'EMPLOI :

— Fruit : 2 à 3 livres par jour, avant les repas.
— Jus : 2 à 3 verres par jour, avant les repas.
— Poires séchées : 40-50 g par litre d'eau. Bouillir une heure. Boisson rafraîchissante, diurétique, énergétique.

N.B. - Composition de la poire (pour 100 g de partie comestible, L. Randoin).

	g						mg																
	cal	eau	P	L	G	cel	S	P	Cl	Na	K	Mg	Ca	Fe	Zn	Cu	Mn	I	C	B1	B2	PP	A
frais	61	83	0,4	0,4	14		5	9 à 26	2	3	130	7	9 à 15	0,40	0,16	0,10	0,06	0,002	3	0,02	0,05	0,20	0,01
conserve	59	84	0,4	0,1	14		22	7					6	0,50					1 à 2	0,01	0,02	0,14	0,01

Calories : 60 pour 100 g.
Voir à tomate, recette de la marinade fruitée.

Poireau

Allium porrum.

Liliacée.

(De la même famille que l'ail et l'oignon)

Il en existe plusieurs variétés, parmi lesquelles le poireau jaune du Poitou, le poireau court de Rouen, le poireau long d'hiver.

- PARTIES UTILISÉES : La plante, radicelles.

- PRINCIPAUX CONSTITUANTS CONNUS : Vitamines B, C, fer, calcium, phosphore, magnésium, soude, potasse, manganèse, soufre, silice, essence sufo-azotée, mucilages, cellulose.

- PROPRIÉTÉS :

— Tonique nervin, très digestible.
— Constructeur.

— *Diurétique urique.*
— Laxatif (balai de l'intestin).
— Antiseptique.

On a pu dire que, grâce à ses sels alcalins, une cure de poireaux était équivalente à une cure à Vichy. L'eau de cuisson des poireaux a des propriétés comparables : 3/4 de l. ou 1 l. par jour pendant 3 semaines (très diurétique).

● INDICATIONS :

Usage interne :

— Dyspepsies.
— Anémie.
— Rhumatismes, arthrite, goutte.
— Affections urinaires.
— Lithiases urinaires.
— Azotémie, insuffisance rénale.
— Obésité.
— Athérosclérose.

Usage externe :

— Abcès.
— Furoncles.
— Cystites.
— Rétention d'urine.
— Hémorroïdes.
— Cors et durillons.
— Piqûre d'insectes.
— Plaies.
— Soins du visage.

● MODE D'EMPLOI :

Usage interne :

— Cru, coupé très fin, en salade, mélangé à d'autres crudités.
— Décoction de poireaux, soupes, eau de cuisson des poireaux.
— Radicelles pilées dans du lait : *vermifuge.*
— 30 g de radicelles macérées dix jours dans 1 litre de vin blanc : un verre à bordeaux chaque matin *(azotémie).*

Usage externe :

— Suc + lait ou petit-lait : en lotions contre les rougeurs et éruptions du *visage.*

— Suc + mie de pain donnent une pâte qui mûrit *abcès* et *furoncles.*

— Contre les *furoncles* (pour les faire avorter) : Cataplasmes de blancs de poireaux malaxés dans très peu d'eau sucrée pour obtenir une pâte.

— Contre la *rétention d'urine,* les *cystites :* Cuire à feu doux six poireaux recouverts d'huile d'olive. Les appliquer chauds sur le bas-ventre.

— Contre *cors* et *durillons :* Faire macérer pendant vingt-quatre heures une feuille de poireau dans du vinaigre. Appliquer la nuit sur la partie humide. Gratter : la callosité s'écaillera. Renouveler si besoin (technique analogue avec le lierre grimpant).

— Contre les *piqûres d'insectes :* Frotter avec une tête de poireau coupée en deux (enlever l'aiguillon). L'ail et l'oignon donnent les mêmes rapides résultats.

— Contre les *plaies :* La feuille de poireau fournit un pansement antiseptique et cicatrisant.

N.B.

(1) Il est prudent de faire sécher des feuilles de poireaux au four doux pour pouvoir en faire des potages en temps de gelée. On peut aussi en conserver au congélateur.

La soupe de poireaux-pommes de terre est certainement l'une des plus délicates.

Ajoutez des radicelles de poireau au pot au feu : extra.

(2) Contre la *gueule de bois* des lendemains de fête : soupe à l'oignon, ou soupe au chou, ou bouillon de poireau.

Poirée

(Voir Bette)

Pois

Pisum sativum.

Légumineuse papilionacée.

- PRINCIPAUX CONSTITUANTS CONNUS : *Phosphore*, fer, potassium, vitamines A, B, C, amidon, sucres. Acide urique : 50 mg pour 100 g, ce qui ne l'interdit pas, en quantités raisonnables, aux goutteux.

- PROPRIÉTÉS :

— Energétique.
— Favorise l'évacuation intestinale.

- MODE D'EMPLOI :

— A l'état frais : Très digeste et balai de l'intestin (contre-indiqué aux entéritiques).
— Sec, renferme des principes concentrés (à consommer avec mesure).

N.B. - Six cas d'anémie aplastique furent traités par une phyto-hémagglutinine, qui est un extrait mucoprotéinique obtenu des petits pois, avec stimulation évidente de la fonction médullaire dans tous les cas et retour de la moelle osseuse à la normale dans deux cas sur six (J. G. Humble, Lancet, juin 1964).

Pois chiche

Cicer arietinum.

Légumineuse.

Plante herbacée originaire d'Asie.

- PARTIE UTILISÉE : La graine.

• PRINCIPAUX CONSTITUANTS CONNUS : Lipides, substances azotées, amidon, sucres, sels minéraux : phosphore, potassium, magnésium, calcium, sodium, silice, oxyde de fer, arsenic ; asparagine ; vitamines C et B.

• PROPRIÉTÉS :

— Energétique.
— Diurétique, éliminateur de l'acide urique et des chlorures (Cazin et H. Leclerc).
— Antiseptique urinaire.
— Stomachique.
— Vermifuge.

• INDICATIONS :

— Travaux de force, asthénies.
— Oligurie.
— Lithiase urinaire.
— Insuffisance digestive.
— Parasites intestinaux.

• MODE D'EMPLOI :

— Bouillon diurétique, recommandé par H. Leclerc.

Pois chiche	100 g
Orge perlé	150 g

Faire bouillir une demi-heure dans 1 litre d'eau et ajouter 50 g de persil frais. Laisser infuser dix minutes. 3 verres par jour.

Pomme

Malus communis.

Rosacée.

Encore un aliment-remède apprécié dès la plus haute Antiquité. Il en existe de très nombreuses variétés.

• PARTIES UTILISÉES : Pulpe, épicarpe (épluchure).

● PRINCIPAUX CONSTITUANTS CONNUS : Eau : 84-93, cendres : 0,30, sucres réducteurs : 8,30, saccharose : 1,60-4, cellulose : 0,90-1,70, pentosane : 0,50, lignine : 0,40, acides libres : 0,60, acides combinés : 0,20, pectine : 0,40, matières grasses : 0,30, protides : 0,10-0,25, indéterminé : 0,03 (Browne).

Dans les cendres : potassium, sodium, silice, calcium, chlore, acide phosphorique, fer, magnésium, brome, alumine, arsenic, soufre, manganèse, cobalt, tanin...

Dans la pelure et le trognon : acide gallotannique.
Son essence contient : éthers amyliques, acides formique, acétique, caproïque, acétaldéhyde, géraniol.

Vitamines : si la teneur de la pomme en vitamine A est faible, en revanche elle contient de la vitamine B_1 (10 à 100 mg pour 100 g), de la vitamine B_2 ou riboflavine (0,05 mg pour 100 g), de la vitamine PP dans les parties externes du fruit (0,5 mg pour 100 g), l'épiderme des pommes en contient plus du double que la pulpe, de l'acide pantothénique (0,06 mg pour 100 g), enfin de la vitamine C : une pomme donne 10 mg de vitamine C (L. Binet).

Valeur calorique marquée : 128 calories pour 100 g.

La qualité et les proportions de ses constituants confèrent à la pomme d'importantes propriétés thérapeutiques.

● PROPRIÉTÉS :

— *Tonique* musculaire et nervin (l'un des meilleurs fruits).
— *Diurétique uricolytique.*
— *Antirhumatismal.*
— Hypocholestérolémiant (par sa pectine selon L. Binet).
— Rafraîchissant.
— Digestif, stomachique, protecteur gastrique.
— Antiseptique intestinal (favorise la sécrétion d'une diastase intestinale bactéricide).
— Stimulant et décongestionnant hépatique.
— Laxatif.
— Dépuratif sanguin.
— « Rajeunissant » tissulaire.

● INDICATIONS :

— *Asthénie* physique et intellectuelle (indiqué aux sportifs).
— Surmenage, convalescence, grossesse.
— Anémie, déminéralisation.
— *Rhumatismes, goutte.*
— *Arthritisme.*
— *Lithiase urinaire* urique.
— Oligurie.
— *Sédentarité, obésité,* pléthore, prévention de l'athérosclérose, *prévention de l'infarctus.*
— Hépatisme.
— Diarrhées et aussi constipation, infections intestinales (colibacillose).
— Herpès.
— Etats fébriles.
— Ulcère gastrique, gastrite.
— Affections bronchiques.
— Insomnies, nervosisme, céphalées.
— Permise aux *diabétiques.*

● MODE D'EMPLOI :

Usage interne :

— *Fruit cru,* à manger avec sa peau très riche en principes divers... si on ne l'a pas aspergé de pesticides.

— Comme dépuratif : une pomme chaque matin ; comme laxatif : une pomme chaque soir.

— *Fruit en compote.* Pour faire une bonne compote de pommes, ajouter en début de cuisson le jus d'un demi-citron et à la fin une noix de beurre avant de fouetter.

— *Fruit râpé,* contre les diarrhées infantiles (Moro). En donner 500 g à 1 500 g par jour en cinq repas. Contre la soif : thé léger sucré.

— Contre l'*entérocolite* et les diarrhées accompagnant les *poussées dentaires,* faire une cure de deux jours en quantités adaptées à l'âge.

Cette préparation est également indiquée contre les dysenteries, les dyspepsies, les colites muqueuses. Elle entre dans le régime des *ulcéreux gastriques*.

— *Diète aux pommes crues :* En cas de grippe traînante, 500 g à 1 kg de pommes crues râpées comme seule nourriture pendant deux ou trois jours.

— *Infusion de pommes :* deux ou trois pommes coupées en rondelles avec leur pelure pour 1 litre d'eau. Bouillir un quart d'heure. Boire à volonté. On peut y ajouter quelques morceaux de racine de réglisse (bronchite, rhumatismes, affections intestinales).

— *Infusion de poudre de pelure :* 1 cuillerée à soupe pour une tasse d'eau bouillante. Infuser quinze minutes. Quatre à six tasses par jour (oligurie, rhumatismes, goutte).
Pour les snobs, H. Leclerc conseillait d'utiliser les termes « d'infusion d'épicarpe » ou « apozème de malus communis ».

Usage externe :

— *Otalgies :* Application d'une pomme cuite au four.

— *Gale et teigne :* Couper une pomme en deux, enlever le cœur et les pépins et mettre dans la cavité un peu de soufre en fleur. Réunir les deux moitiés à l'aide d'une ficelle et cuire au four. Ecraser et frictionner les parties malades avec la bouillie ainsi obtenue.

— *Plaies atones :* Pomme pilée et cuite dans son jus en application, ou applications de jus de pomme et huile d'olive à parties égales.

— *Soins de la peau :* Le jus de pomme raffermit les tissus (visage, cou, seins, abdomen).

N.B.

(1) Pomme et cholestérol : une étude parue dans *Nutr. Research* en 1983 montra, sur 30 volontaires, une diminution moyenne du cholestérol d'environ 10 % avec, pour certains, 12 à 29 % (sans autre précision).

(2) En Suisse, certains praticiens traitent favorablement le dia-

bète infantile par des cures de pommes et de légumes (tomates cuites au four).

(3) On recommande volontiers de manger une pomme à la fin des repas, surtout au repas du soir, pour ses effets laxatifs et aussi ses vertus de nettoyage dentaire. C'est probablement grâce à son acide oxalique que la pomme blanchit les dents comme il est aisé de le constater chez les sujets grands consommateurs de ce fruit.

(4) Pour les Anglais : « An apple a day, keeps the doctor away », ce que le dicton français traduit par : « Une pomme par jour éloigne le médecin ».

(5) Pour les Normands, le cidre, qui a certaines propriétés antirhumatismales, vaut beaucoup plus encore : « Cette tisane-là guérit de toutes les maladies ». C'est possible, à condition probablement de le doser car il me souvient d'un certain contingent de Normands livrés à l'appréciation des médecins militaires en 1949 : le pourcentage des déchets s'avéra ahurissant. Sans doute le « calva » de tradition y était-il aussi pour quelque chose.

(6) Léon Binet, grand défenseur des fruits, rappelle diverses utilisations de la pomme : « Crue ou cuite au four, après ablation du cœur, présentée en compote qu'on peut additionner de miel, utilisée pour la préparation de beignets, de tartes, de chaussons, de flancs, vantée dans nos campagnes, ici comme clafoutis aux pommes, là comme casse-museau (une pomme entourée de pâte à pain et cuite au four), présentée pure ou associée au riz ou à la gelée de groseilles, la pomme peut subir de nombreuses formules culinaires ».

(7) L'infusion de fleurs de pommier (30 g par litre d'eau) est un calmant de la toux.

(8) Composition de la pomme (L. Randoin).

	g/100 g				mg/100 g																	
cal	eau	P	L	G	cel	S	P	Cl	Na	K	Mg	Ca	Fe	Zn	Cu	Mn	I	C	B1	B2	PP	A
52	84	0,3	0,35	12		6	11	3	2	120	5	6	0,40	0,10	0,50	0,04	0,002	3	0,04	0,10	0,10	0,05

Pomme de terre

Solanum tuberosum.

Solanacée

Ce légume très précieux, dont nul depuis longtemps ne saurait ignorer l'importance, fut découvert au Pérou par les Espagnols aux environs de 1530 et introduit peu après en Espagne et en Italie. La plante n'était encore considérée en France que pour ses seules qualités ornementales lorsque, au XVIIIe siècle, Parmentier (1) s'attacha à l'introduire dans l'alimentation. Ce ne fut, comme on le sait, pas sans peine car la première pomme de terre présentait un goût âcre. Parmentier perfectionna les méthodes de semis et multiplia les espèces, ce qui finalement lui permit d'obtenir les variétés connues de nos jours. La population, toutefois, demeurait très méfiante. Pour emporter son adhésion, intelligemment soutenu par Louis XVI, Parmentier usa de nombreux subterfuges. Il fit notamment planter des champs de pomme de terre dans la banlieue de Paris (aujourd'hui les quartiers de la Porte Maillot et de Grenelle) et « les fit garder ostensiblement le jour, pour exciter le peuple à les piller la nuit ».

- PARTIES UTILISÉES : Le tubercule et sa fécule, extrait.

- PRINCIPAUX CONSTITUANTS CONNUS : Eau : 74,68 %, hydrates de carbone : 22 %, protides : 1,88 %, lipides : 0,14 %, sels minéraux : 1,06 %. Les cendres contiennent surtout des sels de potasse : 1 kg de pommes de terre fournit à l'organisme environ 5 g de potasse. Les sels minéraux du tubercule sont évidemment fonction de la qualité du sol : sodium, calcium, magnésium, oligo-éléments : phosphore, fer, manganèse, cuivre, soufre.

  Du point de vue vitamines : C et K en faible quantité. Mais la pomme de terre est riche en vitamines du complexe B, B_1 (0,1 mg

---

(1) Né en 1737, mort en 1813, Parmentier était pharmacien militaire. Il termina sa carrière comme pharmacien-général, membre éminent de nombreuses Sociétés Savantes, comblé d'honneur voir page 389.

pour 100 g), B_6 (0,2-0,3 mg), acide pantothénique (0,3-0,63 mg), acide folique (0,1 mg), en concentration comparable à celle de la levure alimentaire.

Elle contient aussi une oxydase d'action favorable sur la muqueuse gastrique (1).

Sous la pellicule se trouve la solanine (0,04 mg par kg), produit toxique sans effet dans les conditions habituelles. La solanine existe aussi dans les germes et les parties vertes du légume. Elle aurait des propriétés antispasmodiques analogues à l'atropine (alcaloïde de la belladone).

● PROPRIÉTÉS :

— Saine, *nourrisante, très digeste* (surtout au four, en robe des champs).
— Aliment énergétique et plastique *permis aux diabétiques, aux obèses* et à tous ceux qui redoutent de grossir.
— Aliment de lest favorisant les fonctions intestinales.
— Anti-ulcéreux.
— Cicatrisant.

La fécule est un topique émollient.

L'extrait (le jus cru) est :

— Diurétique.
— Emollient.
— Calmant et cicatrisant des muqueuses digestives.
— Antispasmodique.

● INDICATIONS :

Légume :

— Entretien général de la santé
— Arthritisme.
— Obésité (par son potassium).
— Diabète (remplaçant du pain : au four ou à l'étouffée).

(1) Zytochromoxydase.

Extrait cru :

— *Gastrites, ulcères gastriques et duodénaux* (voir en fin de chapitre).
— Dyspepsies.
— Hépatisme et *lithiase* biliaire.
— Constipation, hémorroïdes.
— Glycosurie et *diabète* floride.
— Scorbut.

Fécule (usage externe) :

— Phlegmons.
— Erysipèle.
— Brûlures.
— Plaies atones, ulcères de jambe.
— Eruptions, gerçures.

● MODE D'EMPLOI :

Usage interne :

— *Teinture mère :* 20 gouttes dans un peu d'eau, trois fois par jour avant, pendant ou après les repas (posologie pouvant être portée à 40 gouttes pendant quelques jours en cas d'effets insuffisants).

— *Jus de pomme de terre crue :* un demi-verre, quatre fois par jour, pendant un mois (ulcères gastro-duodénaux, diabète). On peut y ajouter du miel, du jus de carotte ou de citron. Un demi-verre une ou deux fois par jour pour les autres affections.

Contre les parasites intestinaux, ne manger le soir pendant trois jours qu'une salade de pommes de terre assaisonnée de 60 g d'huile de noix.

Usage externe :

— Fécule en cataplasmes, soit pure soit à la dose de 100 g pour 1 litre d'eau.

— Cataplasmes de pommes de terre crues râpées (brûlures, engelures, gerçures, plaies atones, ulcères, œdèmes des paupières). On peut y adjoindre de l'huile d'olive.

N.B.

(1) Sous l'influence de l'administration quotidienne de 1 kg à 1,500 kg de pommes de terre chez les diabétiques, on a noté l'atténuation des symptômes morbides (glycosurie, polyurie, polydipsie) et une amélioration de l'état général (Mossé). Cette action serait due à sa composition : potasse, magnésie, acides citrique et malique, entraînant une alcalose.

(2) Des cobayes nourris à l'eau et à l'avoine ont pu être préservés du *scorbut* par l'administration quotidienne de 15 g de pommes de terre crue.

(3) Selon la préparation culinaire, les pommes de terre traduisent une composition différente. Ainsi :

	Pommes de terre bouillies	*Pommes de terre frites*
Eau	75	43,27
Protides	2,58	3,99
Lipides	0,10	6,38
Hydrates de carbone	22,26	44,65
Sels minéraux	1,07	1,73
Valeur calorique	99	336

Aussi conçoit-on que les pommes de terre frites soient de digestion plus difficile.

C'est cuites au four que les pommes de terre sont le plus digestible car elles conservent alors leurs propriétés au maximum, en même temps que leur arôme intégral.

(4) Au repas du soir, 100 à 200 g de fromage blanc et quelques pommes de terre au four mangées avec leur peau forment un régime de santé adopté autrefois par presque tous les paysans. Cette attitude est recommandée aux sujets adipeux ou cellulitiques. Rappelons-le, la pomme de terre ne fait pas grossir.

(5) Recette du *gâteau de pommes de terre :* cuire 1 kg de pommes de terre à la vapeur. Les éplucher, les écraser, ajouter un peu de sel et pétrir avec 2 cuillerées à soupe de farine. Faire une galette sur un papier enfariné et mettre au four pendant une heure. Saupoudrer de sucre.

(6) Les pommes de terre bouillies ne doivent pas être conservées plus de 24 heures.

(7) *Usages domestiques :*

— *Colle de pommes de terre :* Faire bouillir quatre ou cinq pommes de terre pendant une demi-heure dans 1 litre d'eau. Ajouter 3 ou 4 pincées d'alun en poudre pour en assurer la conservation.

— Pour débarrasser un récipient d'un *dépot calcaire :* y faire cuire longuement des pelures de pommes de terre.

— Pour nettoyer les *vitres et les glaces,* les frotter avec une rondelle de pomme de terre. Rincer à l'eau et faire briller.

— Pour effacer les *traces de doigts* sur les portes, les frotter avec une rondelle de pomme de terre. Essuyer.

— L'eau de cuisson des pommes de terre épluchées nettoie parfaitement l'argenterie.

— Pour *raviver les couleurs d'un tapis,* passer l'aspirateur avant tout. Râper deux pommes de terre, les couvrir d'eau chaude et laisser infuser deux heures. Filtrer. En frotter soigneusement le tapis.

Ulcères gastriques et duodénaux, gastrites

Il y a longtemps que, pour moi, le traitement de ces affections relève des jus de pomme de terre, de chou, ou de la racine de réglisse. Voici la fiche que j'ai publiée en 1974. A sa suite, j'ai reçu des quantités de lettres de malades me confirmant la réalité de ces cures. Je les ai enregistrées avec d'autant plus d'intérêt et de plaisir que je n'y suis pour rien.

Type de la maladie psycho-somatique (la médecine *psycho-somatique* est l'étude des perturbations psychiques d'ordre affectif et des troubles organiques qui en découlent).

Il s'agit d'une perte de substance de la muqueuse gastrique rencontrée le plus souvent chez les hommes de 30 à 50 ans, généralement déclenchée par des facteurs émotionnels ou certains médicaments : aspirine, corticoïdes, phénylbutazone, anticoagulants... Les changements de saisons entraînent souvent une recrudescence.

Symptômes

— Crampes, douleurs plus ou moins vives au creux épigastrique (creux de l'estomac), ou sensations de faim calmées par une prise alimentaire ou d'alcalins (bicarbonate de soude par exemple).

— Dus à un excès d'acide chlorhydrique dans l'estomac.

— Peuvent s'accompagner de vomissements de sang (hématémèse).

— Evolution par pousées de 15 jours à 6 semaines avec des acalmies de plusieurs semaines ou mois.

— L'ulcère peut siéger à la partie inférieure de l'œsophage et à la première portion du duodénum (le duodénum est l'intestin qui fait immédiatement suite à l'estomac) : il s'agit dans ce cas d'*ulcère duodénal.* C'est pourquoi on étudie généralement en médecine l'ulcère de l'estomac sous le nom d'ulcère *gastro-duodénal :* les deux variétés sont justiciables des mêmes traitements.

L'ulcère de l'estomac peut se transformer en ulcère *calleux* (avec fibrose rétractile) ou en *cancer* (ulcéro-cancer).

La *gastrite,* (inflammation aiguë ou chronique de la muqueuse gastrique) très fréquente, relève des mêmes soins.

Traitements

Comme dans beaucoup d'affections, ils sont très nombreux.

A) *Classiques*

— *Pansements* gastriques à base de bismuth, d'alumine, de silicates de magnésium et d'alumine, de carbonate de calcium, d'argile.

— *Antispasmodiques* à base de belladone ou d'atropine (l'un de ses alcaloïdes), de bromure, de préparations comportant selon les cas valériane, passiflore, lotier, mélilot, aubépine...

— Injections intra-musculaires de divers produits : préparations ferreuses, à base d'histidine (un acide aminé), de protéines, de gamma-globulines...

Ces traitements sont donnés généralement pour des durées de trois semaines à un mois, à renouveler pour certains auteurs pendant plusieurs mois à trois ans.

— *Régime :* beaucoup moins sévère qu'il y a quelques années. Suppression de l'alcool, du tabac, des épices, des acides (vin blanc), des médicaments vus plus haut.

Pour le reste, alimentation normale en évitant néanmoins les légumes trop riches en cellulose irritante.

N.B.

— Bien que ce soit rare, il est quelquefois nécessaire de maintenir le malade au lit pendant 8 à 10 jours.

— La guérison est attestée par l'état et les dires du malade et, bien entendu, par un contrôle *radiologique.*

— De nombreux cas de guérison ont été relevés avec uniquement des pansements gastriques et des calmants.

— L'ulcère gastro-duodénal peut d'ailleurs guérir spontanément.

— En cas d'échec manifeste : intervention chirurgicale obligatoire *(l'exception* de nos jours).

B) *Autres traitements* (le véritable objet de ce paragraphe) :

Ces traitements *insuffisamment* connus ont fait leurs preuves depuis longtemps et, dans une grande majorité des cas, ont permis, dès le premier, la guérison définitive de l'ulcère ou de la gastrite. Nos statistiques font état de nombreux résultats se maintenant depuis plus de quinze ans.

1) *Localement*

Pansements à l'argile : 1 demi-cuillerée à café dans un demi-verre d'eau une demi-heure avant les trois repas.

— Ou paquets avec :

Carbonate de bismuth	10 g
Kaolin	5 g

Un paquet dans un demi-verre d'eau avant les trois repas.

— Entre les repas, en cas de douleurs ou de régurgitations acides :

Carbonate de calcium	60 g
Magnésie calcinée	25 g
Kaolin	60 g
Bicarbonate de soude	10 g
Carbonate de bismuth	25 g
Lactose	25 g

Une cuillerée à café dans 3/4 de verre d'eau.

2) *Traitements de fond*

Traitement de trois semaines/un mois à renouveler si besoin (en 48 h, généralement, l'amélioration est déjà évidente). Au choix :

— *Jus de chou fraîchement extrait :* 3/4 de verre quelques minutes avant les trois repas ;

— *Jus de pomme de terre crue fraîchement extrait :* un demi-verre quelques minutes avant les trois repas (à tort ou à raison, je me méfierai encore longtemps de certaines productions industrielles prônées en Suisse, en Allemagne, en France et ailleurs. Chaque ménage devrait avoir, dans sa cuisine, un appareil pour obtenir des jus de fruits ou de légumes).

Ces jus ne sont pas agréables au goût : on peut y ajouter avec profit du jus de carotte, du miel ou une cuillerée à café de jus de citron (il faut savoir qu'une ou deux cuillerées à café de jus de citron dans de l'eau suffit à supprimer de nombreuses aigreurs d'estomac).

— *Décoction de racine de réglisse :* 50 g pour un litre d'eau, bouillir 10 minutes, laisser macérer douze heures. Un verre trois fois par jour.

— Ou bien *poudre de racine de réglisse :* 1 cuillerée à café rase dans un demi-verre d'eau quelques minutes avant les trois repas.

En plus, un calmant végétal à base de valériane, de passiflore, de lotier, de mélilot, ... (genre : Antinervoux Lesourd), matin et soir.

Conclusion :

L'ulcère gastro-duodénal et la gastrite sont des syndromes fréquents dans nos civilisations, mais ils se traitent très bien par des moyens relativement simples, certaines précautions et une attitude d'esprit à retrouver.

Pour terminer : ne jamais oublier de faire vérifier la colonne vertébrale car les micro-déplacements de certaines vertèbres dorsales peuvent provoquer ou entretenir un ulcère.

Pomme de terre, Parmentier et Histoire

Originaire de Chiloé, archipel du Pacifique au Sud du Chili, la « Patata » des Incas fut importée en Espagne et dans les pays du Sud de l'Europe vers 1540. Quarante ans plus tard, l'amiral anglais Raleigh l'introduit aux Iles Britanniques et aux Pays-Bas. A cette époque, la pomme de terre passe pour être toxique pour l'homme, risquant de lui donner la lèpre, et ne sert qu'à la nourriture du bétail.

C'est un pharmacien des Armées françaises prisonnier en Allemagne qui la découvre à chaque repas dans sa gamelle. De retour en France en 1763, « l'apothicaire aux Armées » Antoine-Augustin Parmentier (1737-1813) entreprend de faire adopter ce légume dans notre pays pour tenter de remédier aux disettes. Mais une violente opposition se déclenche et dans certaines provinces on interdit la culture de la « plante pernicieuse ». Parmentier finit néanmoins par convaincre Franklin, Lavoisier et le Roi qui orne sa boutonnière de fleurs de pommes de terre. En 1771, l'Académie de Médecine de Paris conclut à l'innocuité du tubercule et recommande son usage.

A. Parmentier fut pour beaucoup d'autres raisons l'un des premiers spécialistes de la nutrition, de la diététique et de l'hygiène alimentaire. Ses nombreux travaux en font foi. Particulièrement ses études sur la fermentation panaire, les farines, la mouture aboutissant à la notion de pain complet, ses analyses des eaux et du lait, ses recherches sur l'utilisation du froid pour la conservation des viandes et sur la valeur nutritive des fécules, ses travaux sur l'extraction du sucre à partir du raisin (le blocus privait alors la France du sucre de canne), etc.

A la Révolution, oubliant qu'ils ne meurent pas tout à fait de faim grâce à la pomme de terre, de bons Français se rappellent seulement que Louis XVI a soutenu Parmentier dans son effort de vulgarisation. Devenu de ce fait ennemi du peuple, Parmentier est traduit devant un tribunal d'épuration qui l'expulse de Paris. Mais la Convention le rappelle, lui décerne une « couronne civique » et le nomme Pharmacien Inspecteur. En 1796, il entre à l'Institut.

Celui que tour à tour on baptise jardinier, « inventeur » de la pomme de terre ou agronome, meurt en 1813 Inspecteur Général du Service de Santé de l'Armée, Membre de l'Académie des Sciences et Baron d'Empire.

Allez lui rendre visite, il dort au Père Lachaise à côté de La Fontaine.

Potiron

(voir Citrouille).

Pourpier

Portulaca oleracea.

Portulacée.

- Parties utilisées : Feuilles.

- Principaux constituants connus : Mucilages, vitamines B, C.

- Propriétés :

  — Emollient.
  — Vermifuge.
  — Dépuratif.
  — Diurétique.
  — Légèrement hypnotique.
  — Rafraîchissant.
  — Augmente la coagulabilité du sang.

- Indications :

  — Inflammations digestives, respiratoires, urinaires (cystites).
  — Parasites intestinaux.
  — Lithiases urinaires.
  — Oliguries.
  — Hémorragies (hémoptysies, hématuries, hémophilie).

• MODE D'EMPLOI :

— Infusion de 20 à 30 g par litre d'eau. 3 à 4 tasses par jour.
— En salades, seul ou en association, et dans les potages.

Prune

Prunus domestica.

Rosacée.

• PRINCIPAUX CONSTITUANTS CONNUS :

	Frais	*Sec*
Eau	82	29
Sucre	3,5	44
Hydrates de carbone	4,5	19
Acides	1,5	3
Albumines	0,5	2
Cendres	0,6	1,5
Cellulose	6	

Vitamines B et C en quantité discrète (1 mg % de vitamine C), assez riche en vitamine A.
Fer, calcium, phosphore, magnésium, potassium, sodium, manganèse, mucilages.

• PROPRIÉTÉS :

— Energétique.
— *Stimulant nerveux* et régénérateur des nerfs.
— Diurétique.
— Laxatif.
— *Désintoxicant.*
— Décongestionnant hépatique.

• INDICATIONS :

— *Asthénie.*
— Anémie.
— *Surmenage.*

— Goutte, rhumatisme.
— Athérosclérose.
— Constipation.
— *Intoxication alimentaire.*
— Hépatisme.
— Tempéraments *bilieux.*

● MODE D'EMPLOI :

— Le fruit : à consommer à jeun et avant les repas.
— Le jus (pour une action plus intense) : 1 verre avant les trois repas.
— Contre la *constipation :* Manger, le matin à jeun, des prunes fraîches avec du pain de seigle.

Pruneau

● PROPRIÉTÉS :

— *Très nutritif.*
— *Tonique nervin.*
— Laxatif (« amollit et fluidifie les viscères »).

● INDICATIONS :

— Sportifs, enfants.
— *Régimes hypo-azotés,* rendus possibles grâce à sa richesse en hydrates de carbone = pour rhumatisants, goutteux, artérioscléreux, néphrétiques.
— *Surmenage.*
— *Constipation.*
— Hémorroïdes.
— Tempéraments bilieux.

● MODE D'EMPLOI :

— Compotes.
— Contre la *constipation :* laisser tremper le soir quelques pruneaux dans un bol. Le lendemain matin à jeun, manger les pruneaux, et boire l'eau de trempage.

N. B.

(1) L'huile de marmotte est retirée par expression de l'amande de la prune de Briançon.

(2) Les *feuilles* du prunier sont diurétiques, laxatives, fébrifuges, vermifuges.

Emploi : 25-30 g par litre d'eau, en décoction.

Radis noir

(ou raifort noir).

Raphanus niger.

Crucifère.

- Parties utilisées : Racine (suc).

- Principaux constituants connus : Raphanol (essence sulfurée), vitamines B, C, tocophérol, nombreux sels minéraux,...

- Propriétés :

— *Cholécystokinétique* (provoque le vidage de la vésicule biliaire : A. Lemaire et J. Lœper).
— *Antiscorbutique* (l'un des plus puissants).
— Tonique respiratoire.
— Stimulant de la cellule *hépatique*.
— Apéritif et digestif.
— *Diurétique*.
— Anti-allergique.
— Sédatif nerveux.

- Indications :

— *Lithiases biliaire* (Grumme) et *urinaire*.
— Cholécystites.

— Dyspepsies.
— *Insuffisance hépatique,* foie colonial.
— *Affections pulmonaires* (abbé Kneipp), bronchites chroniques, asthme.
— Coqueluche.
— Goutte, rhumatismes, arthrites chroniques (Schrader).
— Rachitisme.
— *Allergies.*
— Scorbut.
— Eczéma (Dr R. Verjat).

● MODE D'EMPLOI :

— Cru en hors-d'œuvre.
— Suc fraîchement extrait : 20 à 50 g par jour (100 à 400 g, pour le Dr Grumme dans les cas de lithiase biliaire).
— Extrait aqueux stabilisé par la glycérine : 10 à 40 ml par jour.
— Contre *les toux* de toutes natures :
sirop préparé de la manière suivante : placer dans une terrine des couches alternées de rondelles de radis noir et de sucre candi. Le lendemain, un sirop abondant se sera formé. Quatre à six cuillerées à soupe par jour ont raison des toux *les plus rebelles.* Ce sirop est, par ailleurs, l'un des meilleurs *fortifiants* que l'on puisse donner à un *enfant qui pousse mal* ou à un adolescent fatigué.

Radis rose

Raphanus sativus.

Crucifère.

● PRINCIPAUX CONSTITUANTS CONNUS : Vitamines B, C, P, raphanol, iode, magnésium, soufre.

● PROPRIÉTÉS :

— Apéritif.
— Antiscorbutique.

— Antirachitique.
— Antiseptique général.
— Draineur hépatique et rénal.
— Pectoral.

● INDICATIONS :

— Inappétence.
— Scorbut.
— Rachitisme, déminéralisation.
— Fermentations intestinales.
— Hépatisme, ictère.
— Lithiase biliaire.
— Arthrite, rhumatisme.
— Affections pulmonaires (bronchites, asthme).

● MODE D'EMPLOI :

— Dans l'alimentation (voir radis noir).

Important : c'est une très grave erreur de jeter les feuilles de radis, *il faut* les consommer en même temps que la racine dans les hors-d'œuvre. Outre leur richesse en de nombreux éléments utiles, elles aident à la digestibilité du radis. Enfin, un petit secret : mettez des feuilles de radis dans vos potages, et attendez les compliments, qui ne tarderont pas à se manifester.

Raifort sauvage

Cochlearia armorica.

Raphanus rusticanus.

Crucifère.

Synonymes : Moutarde des capucins, moutardelle, radis de cheval, cran de Bretagne.

● PARTIES UTILISÉES : Racine.

● PRINCIPAUX CONSTITUANTS CONNUS : Glucoside sulfuré, myrosine, huile volatile, chaux, magnésie, soude, potasse, oxyde de fer, acides chlorhydrique, sulfurique, carbonique, silicique.

Les feuilles contiennent 195 mg de vitamine C pour 100 g de substance fraîche.

● PROPRIÉTÉS :

— *Stimulant* des phénomènes de la *nutrition.*
— *Antiscorbutique.*
— *Stomachique.*
— *Expectorant.*
— *Diurétique.*
— Antispasmodique.
— Cholagogue.
— Purgatif.
— Rubéfiant et vésicant.

● INDICATIONS :

— *Anémie,* lymphatisme.
— Atonie digestive, inappétence.
— *Carences, scrobut.*
— *Tuberculose* torpide.
— Scrofulose.
— *Asthme.*
— *Bronchites chroniques.*
— Rhumatisme, goutte.
— Lithiase urinaire.
— Paralysies.
— Hydropisies.
— Leucorrhées.

Incompatibilités : Carbonate et bicarbonate alcalins, nitrate d'argent, infusion de quinquina, bichlorure de mercure.

● MODE D'EMPLOI :

Usage interne :

— Macération : 15 à 30 g pour 1 litre d'eau. Bouillir cinq

minutes, macérer douze heures. 2 tasses par jour, entre les repas.

— Sirop de raifort composé, ou *sirop antiscorbutique* (Codex) : 20 à 50 g par jour. Enfants : 10 à 15 g par jour (contient outre le cochléaria, cresson, ményanthe).
— Sirop de raifort iodé (Codex) : 20 à 40 g par jour (20 g = 2 cg d'iode) : Toux.
— *Vin antiscorbutique :*

Racine fraîche de raifort	30 g
Feuilles fraîches de raifort	30 g
Feuilles fraîches de cresson	15 g
Feuilles fraîches de trèfle d'eau	15 g
Semences de moutarde noire pulvérisées	7 g
Alcoolat de cochléaria composé	16 g
Vin blanc	1 litre

30 à 100 g par jour.

— Sirop : Couper des racines de raifort en rondelles. Les disposer en couches sur un filet suspendu au-dessus d'un plat, recouvrir de sucre. Le liquide sirupeux qui s'écoule sera administré à la dose de 1 à 2 cuillerées à soupe par jour (H. Leclerc).

Usage externe :

— Pulpe en cataplasmes (action *supérieure* à la moutarde) : Affections pulmonaires, goutte, algies rhumatismales.
— Mâcher la racine pour remédier au déchaussement des dents et raffermir les gencives.

N. B. — L'huile volatile contenue dans le raifort est suffisamment toxique pour que les ouvriers qui la manient soient sujets à des quintes de toux, des céphalées, une faiblesse douloureuse des membres et une irritation des yeux pouvant aboutir à la cécité (J. Koch).

Raisin

Vitis vinifera.

Ampélidée.

● PRINCIPAUX CONSTITUANTS CONNUS : Analyse du pineau noir (Girard et Linder : 1895).

	Pulpe	Peau	Pépins
Eau	72,92	64,32	30,45
Sucre fermentescible	23,51		
Crème de tartre	0,52	0,92	
Acide tartrique libre	0,29		
Acides malique et autres	0,29		
Matières azotées	0,38		
Matières non dosées	1,80		
Matières minérales	0,15	2,09	1,81
Ligneux insolubles	0,43	32,43	53,19
Acides libres		0,36	
Acides volatils			0,76
Tanin		1,16	3,50
Huile			7,69
Matières résineuses			2,60

Dans les *cendres :* potassium (62 %), manganèse, calcium, magnésium, sodium, oxyde de fer et de magnésie, chlore, silice (2,182 %), acide phosphorique (17 %), iode, arsenic. Très riche en vitamines : A (50 u. %), B_1 (200 u. %), B_9, moins en vit. C. Facteurs vitaminiques P (anthocyanosides, protecteurs vasculaires, favorables à l'acuité visuelle).

Contient 120 à 150 g de sucres par kilo (glucose et lévulose), directement assimilables.

Le raisin noir contient un colorant : l'œnocyanine, qui est un tonique.

Comparaison avec le lait de femme :

	Lait de femme	*Jus de raisin*
Eau	87	75 — 83
Matières azotées	1,5	1,7
Matières minérales	0,4	1,3
Sucre	11	12 — 30

Aussi, pour Herpin, le jus de raisin est-il une « sorte de lait végétal ».
Valeur calorique importante : plus de 900 calories par kilo.

(19) Le sucre de raisin est, pour divers auteurs, « un élément du sang normal ».

● PRORPIÉTÉS :

— Très digeste.
— *Energétique* musculaire et nerveux.
— *Reminéralisant.*
— *Détoxicant* (draineur organique).
— Stimulant et décongestionnant hépatique.
— Rafraîchissant.
— Cholagogue.
— *Diurétique.*
— Laxatif (et antiputrescible).
— Rajeunissant cutané (usage externe).

● INDICATIONS :

— *Anémie, convalescences,* déminéralisation.
— *Grossesse* (comme banane, cerise, fraise, groseille, poire pomme).
— *Surmenage,* asthénie.
— Sports d'endurance.
— Etats aigus fébriles.
— Congestion du foie, de la rate.
— Tempéraments bilieux et sanguins.
— *Arthritisme,* rhumatisme, goutte, lithiases.
— Pléthore, obésité.
— Néphrites, azotémie, œdèmes.
— Intoxications.
— Troubles de l'hypertension.
— Troubles digestifs (dyspepsies).
— *Constipation,* entérite.
— Dermatoses (eczéma, furonculose).
— Soins du visage.

● MODE D'EMPLOI :

Usage interne :

Laver soigneusement le raisin à l'eau courante, en raison du sulfate de cuivre qui le souille généralement.

1. *Cure de raisin :* 1 kg à 2 kg par jour (700 à 1 400 g de jus) à consommer exclusivement. Diurétique, laxative, éliminatrice

de l'acide urique, provoque une hypersécrétion biliaire. Indiquée chez les dyspeptiques, les constipés, les lithiasiques biliaires et urinaires, les arthritiques, également contre les intoxications chroniques mercurielles et saturnales, les dermatoses, les hémorroïdes, certaines tuberculoses pulmonaires (H. Leclerc).
Pour H. Leclerc, les meilleurs raisins sont le chasselas de Fontainebleau, le pineau petit gris, le pineau noir de Bourgogne, le pineau blanc, le morillon, le riesling, le savagnin jaune du Jura.

— *Obésité :* Deux jours sur dix, ne consommer que du raisin (1,200 kg par jour).

— *Détoxication :* 3 verres à bordeaux de jus chaque jour, loin des repas.

2. *Le raisiné :* Confiture où le raisin sert d'excipient, avec pommes, poires, coings, est laxatif.

3. Le suc récolté avant maturité *(verjus)* est rafraîchissant, utilisé dans les états fébriles et aussi contre les angines, les tomatites, les hémoptysies.

4. *Le moût :* Suc du raisin mûr, est diurétique et laxatif.

5. *Le raisin sec,* débarrassé de ses pépins, a sensiblement les mêmes vertus qu'à l'état frais. De plus, il est très énergétique et doué de propriétés adoucissantes et pectorales. Indiqué dans les affections pulmonaires, trachéales, rénales, vésicales, hépatiques.

5. *La sève de printemps* (pleurs de la vigne) : 1 cuillerée à café le matin contre la lithiase urinaire et biliaire, la gravelle.

6. *L'huile de pépins de raisin :*

L'extraction d'une huile à partir des pépins de raisin remonte, en réalité, au début du XIXe siècle mais ce corps gras ne fut réellement étudié qu'au cours de la dernière guerre.

L'analyse révéla sa richesse en acides gras poly-insaturés (environ 85 %) et en facteurs vitaminiques E. Aussi, ce sous-produit des exploitations vinicoles est-il préconisé par certains auteurs dans la diététique des hypercholestérolémiques, des athéromateux et des sujets atteints d'affections cardio-vasculaires.

La composition de l'huile de pépins de raisin est stable à la température ordinaire. Une cuisson de deux ou trois heures à une température se situant au-dessous du point de fumée, n'entraîne, semble-t-il, la formation d'aucun produit de dégradation toxique.

Usage externe :

— Le jus en lotions du visage à l'aide d'un coton. Laisser sécher dix minutes et laver à l'eau tiède avec une pincée de bicarbonate de soude.

— La sève de printemps : en compresses sur les plaies (cicatrisant) ; en collyre contre les ophtalmies.

— Pour camoufler le *grisonnement* des cheveux : utiliser la préparation obtenue en faisant bouillir 4 g de sulfate de fer dans 250 g de vin rouge. En humecter le peigne que l'on passe dans les cheveux quelques minutes chaque jour, pendant quinze à vingt jours. Laisser sécher librement. Par la suite, ne traiter que deux fois par semaine.

Le Vin

En ce qui concerne le « jus fermenté de la treille », c'est-à-dire le *vin,* on sait que dans beaucoup de cas, il ne mérite plus depuis longtemps ce compliment de Pasteur qui en faisait « la boisson la plus hygiénique ». C'est que les vins sont trop souvent trafiqués — ce qui n'est plus un secret pour personne — et que les éléments chimiques incorporés déséquilibrent la flore micro-organique normale, en particulier les levures qui contribuent aux qualités organoleptiques de ces boissons, et nuisent aux vertus alimentaires autant que médicinales autrefois reconnues dans les vins « loyaux ».

Ces vertus sont toujours attachées, cela va de soi, à diverses productions il n'y a pas si longtemps encore prescrites dans les hôpitaux, par exemple le Banyuls, certains Bordeaux et le Champagne.

Car, avec des vins semblables, consommés avec mesure, il doit en être aujourd'hui comme dans le passé où, disait-on : « il y avait plus de vieux buveurs de vin que de vieux buveurs d'eau » (1). Nombre de médecins se sont exprimés sur le sujet : les constituants du vin rouge en font un incontestable produit alimentaire, et leur présence peut l'indiquer — comme l'a écrit le Dr Maury — selon sa provenance, donc son cru, donc sa composition, dans un certain nombre d'affections. En plus, c'est un antiseptique intestinal. Et puis, essayez de manger un cassoulet ou une potée en ne buvant que de l'eau : les plus solides n'y couperaient pas de leur indigestion.

Le vin blanc (de qualité, bien entendu) a également ses propriétés spécifiques, principalement au niveau de la diurèse. Il en est qui énervent mais j'en connais qui favorisent le sommeil, bien que ce soit plus rare. Pendant des siècles, il servit de véhicule aux macérations thérapeutiques végétales. Il l'est d'ailleurs toujours, et je pense à la racine de gentiane, aux radicelles de poireau, un traitement dont j'ai pu observer l'efficacité dans certains cas d'excès d'urée (30 g de radicelles pour un litre de vin blanc sec... voyez à poireau).

Certaines personnes ne supportent pas la bière ou le tilleul (qui peut provoquer des insomnies), d'autres se sentent mal à l'aise par l'ingestion d'un demi-verre de vin. La seule attitude raisonnable est de s'abstenir de ce qui peut causer du tort. Pour les autres, boire du vin en quantité modérée ne peut qu'être favorable à l'équilibre cellulaire et psychique : dans ce dernier cas, il se comporte — un avis personnel — comme un anti-stress. Il n'est pas nécessaire d'exagérer la dose pour sombrer, un jour ou l'autre, dans l'alcoolisme.

« Les Anciens avaient divinisé l'ivresse » rappelle Max Léglise dans son livre : *« Une initiation à la dégustation des grands vins »*, dont je vous recommande la lecture (M. Léglise — Directeur de la Station œnologique de Bourgogne — I.N.R.A. — à Beaune - Côte d'Or). Il ne tient pas plus que moi à cette permanence, les divinités ayant d'ailleurs changé de barreaux d'échelle pour être, de nos

---

(1) Il existe encore, Dieu merci, des viticulteurs produisant des vins loyaux mais, généralement, leur récolte est limitée et retenue d'une année sur l'autre par une clientèle devenue fidèle. Vous pouvez demander le « Guide de la vente directe » édité par *Nature et Progrès* (cf. chapitre XII) qui a sélectionné des agriculteurs, maraîchers, apiculteurs, viticulteurs, ... selon des normes strictes.

jours, supplantées par une seule, celle du fric. Mais ses considérations, non dépourvues de poésie, sont un enrichissement. J'ai essayé d'imaginer le succès que pourrait rencontrer un bouquin intitulé : « Une initiation à la dégustation des grandes eaux »...

En tous domaines, les recherches se poursuivent qui, nécessairement, nous instruisent. Des médecins londoniens, M.E. Jennings et J.M. Howard ont publié, en 1980, le résultat de leurs constatations : l'ingestion de vin diminue le risque d'apparition d'infarctus. Comme je l'ai dit plus haut, j'y vois pour ma part les bienfaits d'une déconnexion vis-à-vis des emmerdements réitérés de la vie moderne auxquels nous ne sommes pas toujours familiarisés. Mais pour les auteurs, cet effet favorable serait dû à la teneur en chrome du vin (*) car il existe dans les populations occidentales un déficit chronique en chrome en relation, semble-t-il, avec la consommation de sucre raffiné. Les aortes des sujets décédés d'infarctus contiennent moins de chrome que celles des individus tués par accidents de la route. La teneur des tissus en chrome décroissant avec l'âge, il semble donc que les personnes âgées buveuses d'eau seraient bien inspirées de se mettre à boire du vin si elles tiennent à éliminer une cause possible d'affection coronarienne.

Oui, mais attention aux excès, car vaut-il mieux mourir de cirrhose ? Et voyez comme les traquenards peuvent se tenir à tous les coins : l'abstinence chez les cirrhotiques alcooliques peut causer un cancer du foie en permettant une trop brutale régénération hépatique (Dr Tadao Unuma, Soc. japonaise d'hépatologie, Tokyo — cité par « Tribune Médicale » d'oct. 1980). Sur 66 cirrhotiques alcooliques hospitalisés, 46 avaient continué de boire et 10 firent un cancer hépatique (22 %). Parmi les 20 qui avaient cessé de boire, 19 firent un cancer, donc 95 % (il faut trois ou quatre ans). L'alpha-fœtoprotéine fut chaque fois le témoin (précision à l'adresse des professionnels).

En conclusion, il est nécessaire de savoir boire, de savoir ce qu'on

(*) A ma grande honte — que je tenterai de surmonter — je ne connais rien de ce métal hormis ce qu'en dit le Larousse, en particulier qu'il fut découvert en 1797 par le chimiste français Vauquelin.

boit, de savoir se modérer à temps sans renverser brutalement la vapeur, facteur d'un très fâcheux déséquilibre aux conséquences parfois funestes.

● RECETTES

Confiture de raisin

Ingrédients : prévoyez 200 g de sucre pour 500 g de fruits. Lavez, égrainez, séchez les raisins. Saupoudrez-les de sucre. Mettez-les dans une terrine et laissez-les macérer jusqu'au lendemain. Après quoi, mettez-les cuire à feu doux. A partir de l'ébullition, comptez une heure de cuisson. Remuez de temps en temps. Ecumez plusieurs fois en ôtant les pépins qui surnagent. Le sirop de cuisson doit être au petit filet, soit 29⁰ au pèse-sirop. Mettez en pots et couvrez chaud.

Raisins secs et noix à l'alcool

Mélangez dans un bocal 550 g de raisins secs de Smyrne pour 100 g de cerneaux de noix de l'année. Ajoutez 100 g de sucre. Couvrez d'un bon alcool. Fermez et laissez vieillir un mois.

Rave

(voir navet).

Rhubarbe

Rheum officinale ou rheum palmatum, et rheum rhaponticum. Polygonacées.

(Planche XV, page 224)

1. Rheum officinale

Déjà connue des Chinois il y a des millénaires pour ses vertus purgatives, puis des Grecs et des Romains, elle parvient dans nos pays, semble-t-il, au Moyen-Age. On la cultive en France dans certaines régions de la Drôme et de l'Isère pour son *rhizome* toujours utilisé à des fins médicinales. Les indications de la poudre se sont peu à peu étendues.

- Principaux constituants connus : Acides oxalique, gallique, cinnamique, glucoside, tannique, amidon, fer, magnésium, vitamines B, C.

- Incompatibilités : Tanin, émétique, eau de chaux.

- Propriétés :

— *Tonique amer* (reconstituant) *et antianémique.*
— Astringent à faibles doses.
— Apéritif.
— Cholagogue.
— Antiputride.
— Rafraîchissant.
— *Purgatif* à doses suffisantes, mais l'effet étant suivi de constipation, n'en donner que passagèrement.
— Vermifuge (ses effets congestifs la contrindiquent aux hémorroïdaires).

- Indications :

— *Anémie, faiblesse générale.*
— Inappétence.
— Atonie gastrique.
— Hépatisme.
— Constipation.
— Parasitoses intestinales.
— Diarrhées chroniques, dysenteries.

- Contre-indications : Hyperchlorhydrie, hémorroïdes, goutte, lithiase oxalique.

- Mode d'emploi (du rhizome) :

— Infusion : 20 g pour 1 litre d'eau. Bouillir et infuser dix minutes. Une tasse avant les deux grands repas (stimulant).

— Poudre : Cachets à 0,25 g. Un cachet au début des deux grands repas, pendant quinze jours (tonique, anti-anémiant, digestions lentes).
— Poudre : 2 g avec du miel, comme purgatif et vermifuge.
— Extrait (pilules à 0,10 ou 0,20 g) : 0,10 à 0,50 g comme tonique, 0,50 à 1 g comme purgatif.
— Sirop : 10 à 50 g (laxatif).
— Sirop composé (de chicorée), laxatif pour les enfants : 1 à 3 cuillerées à café par jour.
— Mixture apéritive et stomachique.

Teinture de noix vomique	5 g
Teinture de rhubarbe	aa qsp 30 ml
Teinture de badiane	

20 gouttes dans un peu d'eau avant les deux grands repas.

— Cachets *tonifiants, anti-anémiques.*

Protoxalate de fer	aa 0,10 g
Bioxyde de manganèse	
Poudre de rhubarbe	

Pour un cachet n° 20. Un cachet à la fin des deux grands repas pendant 10 jours. A renouveler 3 semaines plus tard.

En conclusion cette thérapeutique, toujours reconnue active, demande un certain nombre de précautions pour éviter des effets secondaires bénins mais désagréables. Moyennant quoi, je n'ai jamais observé le plus minime inconvénient dans ma pratique aux doses signalées ci-dessus.

2. Rheum rhaponticum

C'est la variété cultivée des jardins à des fins alimentaires. Sur la vingtaine d'espèces actuellement connues, c'est la seule, outre la précédente, qui trouvera place ici.

Originaire des pays asiatiques, on la trouve partout en France. Ses *tiges* servent à préparer d'excellentes compotes et confitures dont le succès ne se dément pas.

Les propriétés des tiges étant comparables à celles des rhizomes de *rheum officinale,* ses indications sont les mêmes ainsi que les contre-indications. Mais là encore, je n'ai jamais rencontré le plus minime inconvénient.

En revanche, les feuilles **ne doivent jamais être consommées.** Elles contiennent des toxiques et de graves accidents, y compris des cas de mort, ont pu être signalés à la suite de leur ingestion sous forme « d'épinards » par exemple.

Riz

Oryza sativa.

Graminée.

Il en existerait plus de 3 000 variétés.

Tel qu'il est récolté, on l'appelle « paddy ».

Le riz « cargo » est le riz complet débarrassé de sa première enveloppe, la balle. Il correspond à 80 % du poids du paddy. On trouve ensuite le riz « demi-complet » (75 % du paddy) qui a subi un premier usinage, le riz « blanc » ou « blanchi » (60 % du paddy) débarrassé de l'ensemble de l'écorce et de l'assise protéique.

- PRINCIPAUX CONSTITUANTS CONNUS : Vitamines A, B_1, B_2, B_6 (qui disparaissent au polissage), hydrates de carbone, matières grasses et azotées, calcium, phosphore, fer, potassium, sodium, soufre, magnésium, manganèse, chlore, iode, zinc, fluor, arsenic.

- PROPRIÉTÉS :

— Energétique, constructeur.
— Hypotenseur.
— Favorise l'élimination de l'urée (W. Kempner).
— Astringent.

- INDICATIONS :

— Croissance.
— Surmenage.
— Hypertension.

— Azotémie.
— Diarrhées, fermentations intestinales.

● MODE D'EMPLOI :

Usage interne :

— Dans l'alimentation sous de nombreuses formes.
— « Eau de riz » : 20-25 g par litre d'eau, à volonté (diarrhées).

Usage externe :

— Cataplasmes de farine contre les inflammations cutanées.

N. B.

(1) Ne consommer que le *riz complet ou demi-complet* (et non le riz glacé ou poli). Il est plus long à cuire, aussi le fera-t-on tremper au préalable.

Dans les pays où le riz constitue la base de l'alimentation, l'usage du riz poli provoque régulièrement des « épidémies » de béribéri. Le traitement consiste en général à remplacer le riz poli par du paddy, c'est-à-dire du riz non décortiqué.

(2) Léon Binet est revenu sur les propriétés hypotensives du riz et sur ses bienfaits dans les états d'azotémie. Mais, écrit-il, « du fait de la longue durée de l'observation du régime, il importe de le rendre acceptable ; or l'association riz et compote de pommes, en lui conférant un goût agréable, permet de le tolérer plus facilement ». Il se trouve que, depuis très longtemps, cette recette se transmet fidèlement dans de nombreuses familles. Il me souvient avoir souvent mangé, il y a près de quarante ans, du riz aux pommes chez une octogénaire qui tenait la formule d'une grand-mère née en 1782.

(3) Une quantité notable du riz consommé en France provient d'Italie. Mais rappelons les rizières de Camargue, tout à fait remarquables.

Rutabaga

Variété de *Brassica napus.*

Crucifère.

Comparable au navet.

- PRINCIPAUX CONSTITUANTS CONNUS : Calcium, magnésium, manganèse, sodium, fer, potassium, phosphore, silice, essence sulfo-azotée.

- PROPRIÉTÉS :

— Diurétique.
— Reminéralisant.
Anticancer (?).

- MODE D'EMPLOI :

— Dans les potages.
— Râpé dans les crudités.
— En « choucroute » (désinfectant intestinal).

N. B. — Pour nombre de nos compatriotes nés avant 1940, le mot rutabaga suffit à évoquer une période douloureuse au cours de laquelle la population, pratiquement affamée par la grâce des Allemands, dut se contenter pendant quatre ans de ce pâle crucifère d'autant plus insipide qu'il n'y avait pas de beurre non plus pour accompagner sa cuisson.

Le rutabaga est néanmoins un excellent aliment à retenir. Pour peu qu'il soit habilement préparé, il connaîtra un succès légitime en se montrant un grand ami de la santé.

Salsifis

Tragoponon pratensis.

Composée.

- PRINCIPAUX CONSTITUANTS CONNUS : Hydrates de carbone, inuline (comme artichaut, chicorée sauvage, topinambour), recommandé aux diabétiques.

• PROPRIÉTÉS :

— Nutritif et digestible.
— Draineur sanguin et cutané.
— Décongestionnant hépatique et rénal.

• INDICATIONS :

— Asthénies, surmenage, croissance.
— Dermatoses.
— Diabète.
— Goutte, rhumatismes.

• MODE D'EMPLOI :

Usage interne :

— Cru en salades.
— Cuit.
— Décoction : 35-50 g de racines coupées pour 1 litre d'eau. Bouillir 1/2 heure. Trois tasses par jour, entre les repas.
— Eau de cuisson des salsifis : mêmes usages.

Usage externe :

— Le jus est utilisé contre les verrues.

Sarrasin

Polygonum fagopyrum - Polygonum tataricum.

Graminée.

• PRINCIPAUX CONSTITUANTS CONNUS : Protéines (acides aminés précieux : histidine, arginine, lysine, cystine, tryptophane), matières amylacées, grasses, vitamine P, rutine, sels minéraux : calcium (plus que dans le blé), phosphore, magnésium...

• PROPRIÉTÉS :

— Energétique et nutritif.
— Protecteur vasculaire (rutine).

• INDICATIONS :

— Alimentation générale.
— Fragilité vasculaire.

• MODE D'EMPLOI :

— En galette (les fameuses crèpes bretonnes).
— En légumes (comme les lentilles).

Seigle

Secale cereale.

Graminée.

• PRINCIPAUX CONSTITUANTS CONNUS : Hydrates de carbone, matières azotées, sels minéraux (fer, calcium).

• PROPRIÉTÉS :

— Fluidifiant sanguin.
— Antiscléreux.
— Energétique.
— Constructeur.

• INDICATIONS :

— Hyperviscosité sanguine.
— Artériosclérose.
— Affections vasculaires.
— Hypertension.
— Recommandé aux sédentaires.

• MODE D'EMPLOI :

— Pain de seigle.
— Décoction avec 30 g de semences pour 1 litre d'eau (rafraîchissant, émollient, laxatif).

N. B. — L'artériosclérose, les maladies cardio-vasculaires sont rares ou inexistantes chez les populations qui consomment régulièrement du pain de seigle.

Soja

Soja hispida.

Papilionacée.

Synonyme : Haricot d'Asie.

Originaire d'Asie, depuis 1739 en France où les premières grandes cultures ne datent que de 1932. Son intérêt alimentaire l'a fait parfois appeler plante miraculeuse. De nombreux Chinois végétariens le consomment comme leurs ancêtres depuis des millénaires.

- PRINCIPAUX CONSTITUANTS CONNUS : Protides (environ 40 % contre 15 à 20 % dans la viande), lipides (12 à 25 % contre 1 à 4 % dans la viande), glucides (10 à 15 %), sels minéraux : calcium, fer, magnésium, phosphore, potassium, sodium, soufre. Vitamines A, B_1, B_2, acide folique, D, E, F. Diastases, lécithine apparentée à celle du jaune d'œuf, cire, résine, cellulose.

  La caséine du soja s'apparente aux caséines animales.

- PROPRIÉTÉS :

  — *Aliment complet* et très digestible.
  — *Constructeur* de premier ordre (muscles, os, nerfs).
  — *Energétique* puissant.
  — Reminéralisant.
  — Equilibrant cellulaire.

- INDICATIONS :

  — Complément de l'alimentation surtout chez les enfants, surmenés, déminéralisés, nerveux.

- MODE D'EMPLOI :

  — Dans la cuisine, en grains ou en farine, se prête aux préparations les plus variées. Son emploi devrait être général.

  — Le « lait de soja » est indemne de germes pathogènes. On le prépare en faisant tremper des graines dans l'eau pendant trente-six heures (150 g pour 1 litre). On sépare le liquide des bourbes qu'on reprend pour une nouvelle trituration et qu'on remélange au liquide. On décante et on filtre. Ce lait est à consommer dans les vingt-quatre heures.

— L'huile de soja (voir ci-après).

N. B.

(1) La farine de soja est quatre fois plus riche en azote que la farine de blé et vingt fois plus riche en matières grasses. Elle est trois à cinq fois moins riche en hydrates de carbone, ce qui en fait un produit mieux équilibré.

(2) Avec le soja, on peut préparer un repas complet et succulent : tel ce menu comportant pain, vermicelle, filet, rognon à la

Tableau comparatif des acides aminés, du soja et de la viande pour 100 g (L. Randoin)

	Soja	Viande de bœuf
Essentiels		
Isoleucine	2,5 g	1,0 g
Leucine	3,5 g	1,5 g
Lysine	2,9 g	1,6 g
Méthionine	0,6 g	0,5 g
Phénilalanine	2,3 g	0,8 g
Thréonine	1,8 g	0,8 g
Tryptophane	0,6 g	0,2 g
Valine	2,4 g	1,0 g
Non essentiels		
Acide aspartique	5,6 g	1,8 g
Acide glutamique	8,5 g	2,8 g
Alanine	1,9 g	1,9 g
Arginine	3,3 g	1,2 g
Cystine	0,8 g	0,2 g
Histidine	1,1 g	0,7 g
Proline	3,1 g	0,9 g
Serine	3,0 g	0,8 g
Tyrosine	1,4 g	0,6 g

Ces chiffres sont incontestablement en faveur du soja.

mayonnaise, boulette, escalope, jambonneau cuit à la vapeur, germes sautés, germes en salade, gâteau et café. Ce déjeuner de propagande, organisé en 1962 par M. H. Vergnaud (secrétaire général de l'Institut agricole et industriel du Soja à Paris), ne contenait que du soja.

(3) La valeur des protides (ou protéines) dépend pour beaucoup des acides aminés *essentiels* qui les constituent (essentiel signifie que l'organisme ne peut synthétiser ces corps indispensables qu'il faut donc lui fournir). Elle est également fonction de la porportion de ces acides aminés et beaucoup de protides manquent d'un ou plusieurs de ces constituants. Les protides du soja contiennent tous les acides aminés nécessaires en proportion presque souhaitable.

Rappelons les noms des acides aminés essentiels : cystine, isoleucine, leucine, lycine, méthionine, phénylalanine, thréonine, tryptophane, valine.

L'huile de soja.

La graine de soja fournit environ 12 à 25 % d'huile.

Cette huile contient :

— Acides gras non saturés (85 %).
Mono-insaturés : acide oléique (25 %-35 %).
Poly-insaturés : acide linoléique (40 %-50 %), linolénique (2 %-10 %), arachidonique (traces, mais la teneur la plus élevée de toutes les huiles).

— Acides gras saturés (10-15 %) : acides stéarique, palmitique, arachidique, lignocérique.

La richesse de l'huile de soja en acides gras poly-insaturés et la présence de l'acide arachidonique lui assurent de puissantes propriétés *hypocholestérolémiantes* (F. Decaux). Certains malades voient leur taux de cholestérol diminuer en trois semaines de traitement.

Son

(voir à blé)

Tétragone

Tetragonia expansa.

Mésembryenthémacée.

On l'a appelée l'épinard du pauvre (!).
Plante à consommer en guise d'épinard. Très vitalisante.

Thé

Thea chinensis.

Théacée

- Parties utilisées : feuilles.
- Principaux constituants connus :

a) Bases xanthiques (1 à 5 %) — surtout *théine*, et théophylline, théobromine.

b) Tanins (7 à 25 % dans la feuille sèche).

c) Vitamines : 300 mg de vitamine C par kg de feuilles fraîches, vitamines P, B_2, ac., pantothénique...

d) Sels minéraux.

e) Ne contient pratiquement pas de protides, glucides, ni lipides.

On a déjà découvert dans l'arôme du thé environ 450 constituants. G. Ohloff et coll. en avaient distingué 68 nouveaux il y a quelques années.

- Propriétés :

— tonique général et cérébral
— anti-athéroscléreux (Katz et Stamler, W. Young...)
— vaso-dilatateur (coronaires)
— diurétique
— facilite la digestion
— astringent.

• **Indications** :

— fatigue générale et intellectuelle
— prévention de l'athérosclérose
— diarrhées.

• **Mode d'emploi** :

— en infusion.

N. B. — Chaque variété de thé a ses partisans. Le thé de Ceylan est parmi les plus estimés, avec le thé de Chine au jasmin.

Voir le N. B. (2) à café.

Façon de préparer le thé :

Une théière en terre vernissée ne servant qu'à cet usage. Versez-y de l'eau bouillante, agiter pour bien chauffer l'intérieur, attendez 1 mn et jetez la. Mettez la dose de thé pour le nombre de tasses : 1 petite cuillérée par personne, plus une pour la tea-pot comme disent les Anglais. Versez un peu d'eau bouillante dessus, couvrez, laissez infuser 3 mn, ajoutez le reste d'eau bouillante et servez tout de suite. Si le thé est trop fort, vervez de l'eau chaude dans la tasse.

Par ailleurs, la connaissance du thé s'acquiert auprès de l'association (loi 1901) « Les Maîtres du Thé », 23, rue Saint-Germain à Courbevoie, tél. 333.21.37. « La Cie Anglaise des Thés », 11, rue de Ponthieu, à Paris 8ᵉ, est membre de cette confrérie.

Tomate

Lycopersicum esculentum.

Solanacée.

Originaire du Pérou, elle a été introduite en Europe par les Espagnols au 16ᵉ siècle. Il en existe de nombreuses variétés.

• Principaux constituants connus : Eau : 90 %, glucides : 4, protides : 1, lipides : 0,3. Acides organiques (malique, pectique, citrique...), calcium, phosphore, magnésium, potassium, soufre, ... et nombreux oligo-éléments : zinc, cuivre, fer, bore, iode... vitamines : A, B_1, B_2, B_6, C, PP, E, K.

100 g de tomate fraîche peuvent fournir :

— 13 p. cent de la vitamine A.
— 5 p. cent de l'acide folique.
— 8 p. cent de la vitamine B_1.
— 33 p. cent de la vitamine C.
nécessaires chaque jour à un adulte.

• PROPRIÉTÉS :

— Energétique.
— Reminéralisant, revitalisant.
— Equilibrant cellulaire.
— Apéritif.
— Rafraîchissant.
— Antiscorbutique.
— Anti-infectieux.
— Désintoxicant.
— Alcalinisant des sangs trop acides.
— Diurétique.
— Dissolvant urique.
— Eliminateur de l'urée.
— Favorise l'exonération, par sa peau et ses graines.
— Facilite la digestion des féculents et des amidons (pâtes).

• INDICATIONS :

Usage interne :

— Asthénies.
— Inappétence.
— Intoxications chroniques.
— Pléthore, états congestifs.
— Hyperviscosité sanguine.
— Artériosclérose.
— Affections vasculaires.
— Arthritisme, goutte (voir N.B.).
— Rhumatismes.

— Azotémie.
— Lithiases urinaire et biliaire.
— Constipation.
— Entérite, états inflammatoires du tractus digestif.

Usage externe :

— Acné.
— Piqûres d'insectes.

● MODE D'EMPLOI :

Usage interne :

— En salades.
— En jus (3 verres par jour pendant trois semaines, un mois) que l'on peut mélanger, à parties égales, avec du jus de céleri (reconstituant).

Usage externe :

— Contre l'*acné :* tamponner avec une tranche de tomate et le lendemain avec des feuilles d'oseille froissées. Laisser agir chaque fois pendant une demi-heure et terminer par une ablution à l'eau fraîche.
— Pour la prévention de l'acné, lotion avec :

Alçool à 90°	40 g
Glycérine à 28° Baumé	1 g
Jus de tomate	100 g

— *Piqûres d'insectes :* Frotter avec des feuilles de tomate froissées.

N. B.

(1) La tomate ne contient pas d'oxalates mais un corps comparable à la cortisone. Aussi convient-elle aux rhumatisants et aux goutteux.

(2) Il ne faut pas préparer une salade de tomates plusieurs heures à l'avance car elle perd une partie de ses propriétés. Si dans les restaurants d'entreprise, les réfectoires et les cantines scolaires, c'est souvent une nécessité, la mère de famille doit s'en garder chez elle.

(3) Les feuilles de tomate éloignent les guêpes et les moustiques. Les suspendre en chapelets dans les chambres.

(4) Pour enlever les taches d'encre sur un tissu blanc, les frotter avec du jus de tomate.

(5) Composition de la tomate (L. Randoin).

	g/100 g			mg/100 g							
Calories	P	L	G	P	Ca	Fe	C	B1	B2	PP	A
22	0,9	0,3	4	20	12	0,4	25	0,15	0,07	0,3	0,4

Calories : 22 pour 100 g.

(6) **Marinade fruitée** (S. Dumont - Québec).

Ingrédients : 6 tomates rouges par trop mûres, 6 gros oignons blancs d'Espagne, 6 pêches, 6 poires, 2 c. à soupe de sel, 3 gros piments verts (poivrons doux), 300 g de vinaigre blanc, 5 tasses de sucre en poudre, 1 c. à soupe d'épices à marinades.

Couper les tomates et oignons en tranches. Enlever la peau des pêches et des poires, les couper en morceaux, enlever la fine pellicule recouvrant les poivrons, mettre le tout dans un grand récipient en émail. Ajouter les autres condiments en ayant soin de mettre les épices à marinades dans un sachet de toile afin de pouvoir les retirer. Faire bouillir au feu assez vif. Ecumer le premier bouillon et laisser cuire une vingtaine de minutes ou 1/2 h, 3/4 d'heure selon les goûts, sur feu modéré. Laisser reposer et ne mettre dans les bocaux stérilisés qu'une fois parfaitement refroidi. Conserver dans un endroit frais et sec.

Topinambour

Hélianthus tuberosus.

Composée.

Racine bulbeuse, le topinambour pâtit d'un manque d'attrait certain des ménagères qui le considèrent comme un légume pauvre. Grave erreur car la composition du topinambour est voisine de celle de la pomme de terre et du fond d'artichaut. Il en est diverses variétés, la variété à multiples tubercules étant réservée à l'alimentation humaine, tandis que les autres sont pour les animaux.

Il en est ici comme pour le rutabaga : sous l'occupation de la France par les nazis (période assez sévère que les actuels contestataires n'ont malheureusement pu connaître), les topinambours comme les rutabagas étaient à peu près les seuls légumes laissés à la fringale de la population que les Allemands considéraient comme des bestiaux. Sans lard ni beurre, ni huile, ça ne faisait pas des plats gastronomiques. Mais que ces dames essayent maintenant.

- PRINCIPAUX CONSTITUANTS CONNUS : Hydrates de carbone assimilable par les diabétiques (inuline, comme l'artichaut, la chicorée, le salsifis), vitamines A, C, nitre, albumines (plus que la pomme de terre), mucilages.

- PROPRIÉTÉS :

  — Energétique.
  — Favorisant la sécrétion lactée.
  — Désinfectant.

- INDICATIONS :

  — Enfants, vieillards.
  — Asthénies.
  — Allaitement.
  — Favorable aux dyspeptiques, goutteux, rhumatisants.
  — Constipation.

● MODE D'EMPLOI :

— *Quelques recettes :*

Laver et brosser. Peler finement et faire cuire à l'eau salée vingt-cinq à trente minutes.

1. Au beurre : Sans les laisser refroidir, mettre les topinambours en tranches assez épaisses dans un plat très chaud au fond duquel on aura versé un peu d'eau chaude. Saupoudrer de chapelure et de persil haché. Arroser de beurre fondu blond.
2. Salade : En tranches. Laisser refroidir. Assaisonner avec huile, vinaigre de vin, cerfeuil, persil, ciboule ou oignons hachés.
3. On peut les faire sautés ou en friture comme les pommes de terre, ou en beignets, également en purée avec du beurre.

N. B.

(1) Le topinambour se cultive facilement et s'accommode parfaitement des terrains pauvres.

(2) Le topinambour « fuseau », rosé et lissé, est le meilleur pour l'homme.

Tournesol

Helianthus annuus.

Composée.

Synonyme : grand soleil.

(Planche XVI, page 225)

Considéré autrefois par les Indiens comme une plante sacrée.

L'*huile* de première pression à froid (la seule à utiliser) s'obtient des graines qui en donnent environ 20 %.

Elle contient :

— Acides gras insaturés (plus de 90 %).
Mono-insaturés (1/3) : acide oléique, soit environ 30 %.
Poly-insaturés (2/3) : acide linoléique, soit environ 60 %.

— Acides gras saturés (7-9 %) : acide palmitique (4 %), stéarique (3 %), arachique (0,6 %), lignocérique (0,40 %) insaponifiables (1,2 %).

— Vitamines, phosphatides, glycérides.

Sa richesse en acides gras poly-insaturés la recommande particulièrement dans les cas d'*hypercholestérolémie* et d'*athérosclérose*.

- DOSES MOYENNES : 2 cuillerées à soupe au lever et avant le repas du soir.

Cette huile sera avantageusement adoptée dans la cuisine habituelle et les crudités.

Varech vésiculeux

Fucus vesiculosus.

Fucacée.

Synonymes : Chêne marin, laitue marine.

Cette algue brune, fixée aux rochers, est abondante sur les côtes de la Manche et de l'Atlantique, du Nord aux tropiques.

- PARTIES UTILISÉES : Le thalle, séché et pulvérisé.

- PRINCIPAUX CONSTITUANTS : Iode (0,03 % dans la poudre), une huile essentielle, une matière colorante, un alcool (mannitiol), mucilages (algine), principe amer, vitamines : C, B_1, E, ergostérol, nombreux sels minéraux ; potassium, sodium, magnésium, calcium, fer, brome, silice.

- PROPRIÉTÉS :

— Augmente les échanges (remède analogue à la thyroïdine mais plus inoffensif : Schultz).
— Antigoitreux.
— Amaigrissant (absorbant de la graisse : Duchesne-Duparc).

● INDICATIONS :

— Obésité.
— Cellulite.
— Goitre.
— Rhumatismes.
— Goutte.
— Adénite, scrofulose.
— Lymphatisme.
— Asthme.

● MODE D'EMPLOI :

Usage interne :

— Décoction : 1 cuillerée à café par tasse. Bouillir cinq minutes. 2 à 4 tasses par jour, avant ou entre les repas (goût désagréable). Pour l'obésité, ajouter à chaque tasse 1 cuillerée à café de bourdaine et une pincée d'anis vert.

— Extrait hydroalcoolique en pilules à 0,05 g : 3 ou 4 le matin à jeun.

— Pilules contre l'*obésité :*

Extrait aqueux de fucus	0,10 g
Extrait aqueux de bourdaine	0,03 g
Sulfate de potassium	0,05 g

3 pilules par jour.

— Teinture-mère : 20 gouttes dans le café au réveil et après le repas de midi.

INCOMPATIBILITÉS : Farineux, bière.

Usage externe :

— Décoction en compresses : adénites, engorgements lymphatiques.

— Cataplasmes de son et fucus sur les amas graisseux ou cellulitiques, sur les goitres.

— Bains généraux : troubles circulatoires, obésité, cellulite, arthrose, asthénie, rachitisme, insuffisances glandulaires.

Les bains sont *contre-indiqués* en cas de maladies infectieuses aigues, inflammations aigues, certaines dermatoses (eczéma suintant), tuberculose pulmonaire évolutive, décompensation cardiaque, hyperthyroïdie, certaines maladies mentales.

— L'algine en poudre, appliquée sur les plaies et blessures, favorise leur cicatrisation (Smith).

CHAPITRE VII

JUS DE FRUITS ET DE LÉGUMES

L'IMPORTANCE des jus de fruits et de légumes ne cesse d'augmenter dans l'esprit du public. Rien n'étant véritablement nouveau sous le soleil, on en revient tardivement à certaines habitudes des Romains qui aromatisaient leurs boissons à l'aide de fruits écrasés, de plantes odorantes, de fleurs ou de miel.

Précieux pour de nombreux malades qu'ils améliorent ou guérissent quelquefois à eux seuls, les jus de fruits et de légumes — surtout s'ils sont extraits par l'usager au moment de l'emploi — s'avèrent pour le bien portant, à la fois une alimentation énergétique souvent incomparable et l'une des plus fidèles protections contre la maladie.

Leur composition (et celle que nous leur reconnaissons actuellement semble déjà suffire) explique leurs possibilités énergétiques. 1 litre de jus de raisin, ou d'ananas, avec leurs huit à neuf cents calories, représente, du point de vue énergétique, 1,300 l de lait, 650 g de viande, une dizaine d'œufs ou 3 livres de pommes de terre. 1 litre de jus de pomme apporte près de 500 calories ; 1 litre de jus de cerise, 450 ; 1 litre de jus de poire, 420 ; 1 litre de jus d'orange, 400 ; 1 litre de jus de fraise, 220.

Mais un aliment, on le sait, ne vaut pas uniquement en fonction de son pouvoir calorique. On a depuis longtemps démontré qu'une alimentation « calorique » peut être pourvue de ses « principes vitaux » essentiels (vitamines, diastases, oligo-éléments...) ou, selon les cas, être plus ou moins — sinon entièrement — dévitalisée, par le vieillissement notamment ou certaines fermentations préjudiciables, ou bien encore par de trop nombreux traitements nocifs.

Pour certains auteurs, nos cellules se nourrissent avant tout d'énergies électro-magnétiques issues de la lumière solaire. Il est certain qu'envisagés sous cette optique particulière, les végétaux frais et sains occupent — et de loin — une place prépondérante.

En tout état de cause et en l'état actuel de nos connaissances, l'intérêt des fruits et des légumes — consommés à l'état naturel et particulièrement sous forme de jus — semble pouvoir être trouvé dans leurs innombrables éléments constitutifs découverts : sucres directement assimilables, lipides, protides (les acides aminés indispensables), diastases, mucilages, facteurs antibiotiques, principes hormonaux divers, vitamines, sels minéraux, oligo-éléments et, d'une manière générale, tous les constituants qui en font des solutions ionisées. Leur intérêt se rencontre également au niveau de l'indispensable équilibre acide-base qu'ils concourent à maintenir ou à retrouver.

Voici, brièvement exposées, les propriétés et indications principales des jus de fruits et de légumes actuellement les plus utilisés. Pour plus de précisions, on voudra bien se reporter aux études particulières qui leur ont été consacrées dans les pages précédentes.

1. JUS DE FRUITS

Jus d'abricot :

La richesse de ce fruit en vitamines et sels minéraux nous fait comprendre l'intérêt de son jus dans les cas de fatigues physique et intellectuelle, l'anémie, les convalescences.

Jus d'ananas :

Fruit également très bien pourvu en vitamines, oligo-éléments et sels minéraux. Il renferme, en outre, un ferment digestif très puissant. Son jus sera indiqué dans les cas d'insuffisances digestives, dans la croissance, les convalescences. Diurétique, il a par ailleurs des propriétés désintoxicantes.

Jus de cassis :

A ceux qui le préfèrent à l'infusion de feuilles de cassis, il rendra des services analogues par ses propriétés antirhumatismales, anti-arthritiques, antigoutteuses, et son action stimulante hépatique.

Jus de cerise :

Il est reminéralisant, dépuratif, antirhumatismal et indiqué aux artérioscléreux, aux pléthoriques, aux goutteux, aux arthritiques. Energétique, c'est également un facteur de prévention du vieillissement par son action régénératrice et éliminatrice des déchets et des toxines.

Arthritiques, obèses, constipés prendront, avec avantage, le jus de 1 kg de fruits par jour.

Jus de citron :

Comme l'orange, le pamplemousse, la carotte, la pomme, le raisin, le jus de citron bénéficie d'une saine réputation bien établie. Ce fruit a été étudié dans mon ouvrage : *Aromathérapie*. Ses indications sont multiples. Il est même indiqué en cas d'ulcère gastrique, et ses propriétés dépuratives sanguines doivent le faire recommander pour chaque jour.

On le consommera pur ou mélangé aux autres jus, quels qu'ils soient.

Jus de fraise :

Il s'agit là d'un jus reminéralisant, antirhumatismal et anti-goutteux par son action éliminatrice de l'acide urique. Il est également stimulant hépatique, régulateur du système nerveux, indiqué dans l'artériosclérose, l'auto-intoxication, les lithiases urinaires. Il possède, en outre, des propriétés bactéricides, relevées contre le bacille de la typhoïde notamment.

Jus de framboise :

Boisson cataloguée parmi les plus agréables. Indiquée, pure ou coupée d'eau, dans les rhumatismes, la goutte, les dermatoses, les états fiévreux.

Le mélange jus de framboise et jus de groseille, très rafraîchissant est, étendu d'eau, une boisson recommandée dans les fièvres éruptives, les affections fébriles d'une façon générale, les inflammations urinaires.

Jus de groseille :

Il est apéritif et digestif, diurétique, dépuratif. Son action se manifeste sur la circulation sanguine (états pléthoriques), sur le foie (insuffisance et congestion hépatiques), les inflammations du tube digestif et des voies urinaires, les rhumatismes, la goutte. Ce jus, étendu d'eau, est une excellente boisson pour les fébricitants.

Jus de mandarine :

Il changera agréablement des jus comparables. Il est revitalisant et, par son brome, jouit de propriétés sédatives.

Jus de mûre :

Etendu d'eau, c'est un rafraîchissant et un laxatif. On peut l'utiliser en gargarismes contre les angines, aphtes et stomatites.

Jus de myrtille :

Il est spécialement indiqué dans le traitement des infections intestinales : entérites, colites, diarrhées, dysenteries amibiennes ou autres, putréfactions intestinales, colibacillose. Il a une action élective sur un certain nombre de germes intestinaux pathogènes comme le bacille d'Eberth (typhoïde), le colibacille. C'est, par ailleurs, un dissolvant de l'acide urique. Il augmente enfin la vision nocturne.

Jus d'orange :

Boisson adoptée par la plupart pour ses propriétés rafraîchissantes et toniques. C'est aussi un fluidifiant sanguin et un protecteur vasculaire. Pour un effet plus puissant, on utilisera l'écorce en même temps que la pulpe du fruit.

Jus de pamplemousse :

Apéritif, digestif, dépuratif, le jus de pamplemousse est également un stimulant hépatique puissant et un excellent draineur de la vésicule biliaire. Comme le précédent, c'est un fluidifiant sanguin et un protecteur vasculaire.

Jus de pêche :

Diurétique et laxatif léger, le jus de pêche rendra également service aux dyspeptiques. Il sera d'ailleurs souvent plus pratique de consommer les fruits bien mûrs, tels quels.

Jus de poire :

Dépuratif, diurétique, éliminateur de l'acide urique, le jus de poire est également reminéralisant, indiqué dans les anémies, le surmenage, la tuberculose. Astringent, il remédie aux diarrhées.

Jus de pomme :

Jus qui jouit, à bon droit, d'une très grande renommée. Tonique musculaire et nervin, diurétique et antirhumatismal, antigoutteux, antiseptique intestinal, dépuratif, il est indiqué dans quantité d'affections. Les constipés en useront largement.

Le jus de pomme sera, comme la carotte, mélangé à quantité d'autres jus pour leur communiquer sa saveur.

Jus de prune :

Stimulant nerveux, énergétique, le jus de prune est également diurétique, laxatif et désintoxicant. Son emploi rendra service aux rhumatisants, artérioscléreux et fatigués d'une façon générale.

Jus de raisin :

Ses qualités sont telles qu'on a pu l'appeler « une sorte de lait végétal ». Son éloge n'est plus à faire. Sa valeur calorique est importante : plus de 900 calories par kilo. C'est un stimulant, un reminéralisant, un puissant facteur de détoxication, indiqué dans les états pléthoriques, l'arthritisme, les rhumatismes, la goutte, les lithiases, l'excès d'urée sanguine, les troubles de l'hypertension, l'entérite, la congestion hépatique.

Une cure de 1000-1200 g de jus de raisin pendant quelques jours rendra service aux obèses et aux surmenés.

Selon le degré de la toxémie, la cure pourra s'étendre sur quinze jours-trois semaines avec une moyenne de 1200-1400 g par jour.

2. JUS DE LÉGUMES

Jus d'artichaut :

Ce jus n'est pas d'utilisation courante. On pourra en ajouter, en petite quantité, à d'autres jus pour une action hépatique plus marquée, en cas d'excès d'urée ou de cholestérol sanguins.

Le *cerfeuil,* la *chicorée,* l'*estragon,* le *persil* seront utilisés de la même manière, ajoutés à certains mélanges pour en rehausser le goût et surtout en raison de leurs vertus particulières. (Cerfeuil : dépuratif, diurétique ; chicorée : dépuratif, stimulant hépatique et rénal, apéritif ; estragon : antiseptique général et des voies digestives ; persil : dépuratif, stimulant, agent circulatoire).

Jus de betterave :

Energétique, il est indiqué aux anémiés, aux déminéralisés, aux tuberculeux, aux nerveux, aux goutteux. On l'utilisera, de préférence, mélangé à d'autres jus.

Il colore, par ses pigments, les urines en rouge.

Jus de carotte :

Anémies, ulcères gastriques et duodénaux, colites, entérites, diarrhées ou au contraire constipation, affections hépato-biliaires, intoxications, dermatoses, voilà quelques-unes des multiples indications de ce jus qui devrait être utilisé journellement. Fer, calcium, phosphore, magnésium, nécessaires à la constitution sanguine et tissulaire d'une façon générale, vitamines multiples, surtout la provitamine A, pectines, tout vient expliquer les étonnantes propriétés du jus de carotte. Les nourrissons et les vieillards en tireront un incomparable profit et, entre les deux, les adultes qui, par son usage, retarderont leur vieillissement.

Le jus de carotte est fade. On pourra l'agrémenter de jus de céleri, de tomate, de persil ou de citron, ou bien encore de cet ensemble qui fournira un des cocktails de santé les plus actifs.

Jus de céleri :

On préférera le jus de céleri « en branche », mais le céleri-rave a des propriétés comparables. Draineur hépatique et rénal, tonique nervin et des surrénales, dépuratif, antirhumatismal et antigoutteux, pourvu de propriétés antiseptiques, il a, comme on le voit, de nombreuses indications. On l'utilisera pur ou mélangé à de la carotte, du citron ou d'autres préparations.

Jus de concombre :

Dissolvant de l'acide urique, dépuratif, désintoxicant, le jus de concombre — fade et, pour certains, écœurant — sera ajouté à d'autres jus (carotte, raisin, pomme, céleri).

Son action locale antirides est utilisée, d'une façon générale, pour les soins de beauté.

Jus de cresson :

Ce jus est un draineur hépatique et rénal, un antiseptique pulmonaire, un reminéralisant, un puissant antiscorbutique. Outre l'essence sulfurée qu'il contient, outre ses minéraux et ses vitamines qui expliquent ses multiples propriétés, il est doté de vertus anti-cancer et antidiabétiques. Il est indiqué, en outre, dans les dermatoses et les affections du système pileux (cuir chevelu).

Une cure de jus de cresson est une cure de désintoxication et de beauté.

Jus d'épinard :

Régénérateur sanguin par sa chlorophylle et le fer qu'il contient, reminéralisant, on l'utilisera avec profit dans les cas d'anémie, les convalescences, les fatigues physiques ou intellectuelles, chez les enfants comme chez les personnes âgées. L'ajouter aux mélanges divers.

Les associations : épinard-carotte, épinard-carotte-céleri, épinard-cresson en quantités égales possèdent de grandes vertus.

Jus de fenouil :

On l'ajoutera à d'autres jus pour ses propriétés diurétiques, antirhumatismales, vermifuges, galactogogues.

Jus de laitue :

Très riche en minéraux et en vitamines, c'est aussi, par son lactucarium, un antispasmodique et un sédatif.

Il sera utile aux nerveux, aux insomniaques, aux spasmés.

On le fera généralement entrer dans divers mélanges.

Jus de navet :

Sa composition rend compte de ses effets salutaires sur les bronches, les voies biliaires, dans les états de déminéralisation. C'est un revitalisant général et nervin, un diurétique, un rafraîchissant. On l'emploiera de préférence mélangé avec le jus de carotte (une partie de jus de navet pour trois ou quatre parties de jus de carotte).

Jus d'oignon :

Il sera utilement ajouté en petites quantités à d'autres jus. Les diabétiques, les rhumatisants, les prostatiques, les fatigués, les porteurs d'œdèmes en tireront le plus grand profit.

Jus de pissentlit :

Fera partie des cures dépuratives indiquées aux pléthoriques, aux lithiasiques, aux insuffisants biliaires, aux propriétaires de cholestérol en excès... à tout le monde. On l'ajoutera à des mélanges.

Jus de poireau :

Diurétique éliminateur de l'acide urique, indiqué dans les rhumatismes, la goutte, les lithiases urinaires, l'artériosclérose... On a pu dire qu'une cure de poireau équivalait à une cure à Vichy.

Ce jus est à ajouter à d'autres (carotte, céleri).

Jus de pomme de terre :

Très désagréable au goût, sera précieux dans les cas d'ulcères gastriques et duodénaux, de diabète. Un demi-verre, quatre à cinq fois par jour pendant un mois pour les ulcères, par petites cures de dix jours tous les mois ou tous les deux mois chez les diabétiques, sont des doses à ne pas dépasser. L'adjoindre à la carotte ou au citron.

Le jus composé de pomme de terre, de carotte et de céleri en quantités égales est particulièrement riche en principes revitalisants.

Jus de radis :

Noir ou rose, le radis est un stimulant hépatique et de la vésicule biliaire, un antiscorbutique puissant, un diurétique, un antiseptique pulmonaire. Ses effets seront utiles dans les cas de rhumatismes, d'inappétence, de paresse hépatique, de lithiases biliaire ou urinaire. On l'emploiera mélangé à d'autres jus.

Jus de rhubarbe :

Sera ajouté à d'autres jus auxquels il conférera ses propriétés dépuratives, stimulantes générales et hépatiques, anti-anémiques.

Jus de tomate :

Son usage est devenu courant et son association avec le céleri est désormais classique. On utilisera des tomates bien mûres. Ses nombreuses propriétés l'indiquent aux déminéralisés comme aux pléthoriques, aux rhumatisants, aux intoxiqués, aux artérioscléreux, à tous ceux que préoccupe le vieillissement précoce.

Selon la saison, on ajoutera avec profit aux légumes destinés à faire des jus quelques haricots verts, des feuilles de carottes ou de radis, ou de la tétragone parfois appelée « l'épinard du pauvre ». Les vertus dépuratives de quelques feuilles de souci, les propriétés toniques et anti-anémiques des jeunes pousses d'ortie piquante ne devront pas non plus être oubliées.

Le goût déplaisant, voire rebutant, de certains de ces jus sera modifié agréablement par l'adjonction de jus de fruits divers. Chacun composera son « cocktail » en fonction de ses goûts. L'amertume qui malgré tout pourra quelquefois subsister sera largement compensée par les immenses avantages que ne manque jamais d'apporter la pratique régulière des divers jus de légumes (1).

3. QUELQUES EXEMPLES DE JUS D'HERBES UTILES

Ils intéressent trop de malades... et de bien portants (comme la « cure de printemps » qui va suivre) pour ne pas être évoqués brièvement à l'occasion de ce chapitre.

On les consommera avec avantage à la dose de 1 ou 2 verres quotidiens, pendant quinze à vingt jours, au moment de la saison.

1. **Jus d'herbes amer et apéritif :**

Angélique (tiges vertes)	1 petite poignée
Fumeterre	2 grosses poignées
Pensée sauvage	2 grosses poignées
Chicorée	2 grosses poignées
Pissenlit	2 grosses poignées

Affections biliaires.

(1) *N. B.* — Etant donné les trop fréquents « traitements » des légumes et des fruits par des pesticides de toutes natures, il est indispensable de laver les légumes et les fruits à grande eau avant de les peler pour les utiliser sans arrière pensée ; moyennant quoi vous avez intérêt à faire vos jus vous-mêmes : vous savez ce que vous absorberez et vous ferez des économies.

2. **Jus d'herbes amer et tonique :**

Menthe poivrée	1 petite poignée
Véronique	2 grosses poignées
Petite centaurée	2 grosses poignées
Trèfle d'eau	2 grosses poignées
Houblon (tiges vertes)	2 grosses poignées

Débilité.

3. **Jus d'herbes antiscorbutique :**

Cochléaria	3 poignées
Bourse à pasteur	2 poignées
Cresson de fontaine	3 poignées

Scorbut, ulcérations de la bouche.

4. **Jus d'herbes rafraîchissant :**

Pourpier	1 poignée
Oseille	1 poignée
Laitue	1 poignée
Poirée	1 poignée
Scorsonère	1 poignée
Pissenlit	1 poignée

Diurétique.

4. LA CURE DE PRINTEMPS DU CURÉ J. KUNZLÉ

Les fatigués, les nerveux, les rhumatisants, les goutteux, les pléthoriques, les cardio-vasculaires, les gros et les maigres, les constipés, les cellulitiques et combien d'autres encore en tireront d'incontestables bienfaits.

Certains pourront en récolter les éléments eux-mêmes et, de ce fait, bénéficier d'un bon bol d'air supplémentaire et loin du bruit. L'époque venue, ils iront couper des rameaux de toutes les plantes épineuses rencontrées dans les haies : églantier, mûrier, épine-vinette, ronces diverses. Ils y ajouteront des rameaux de groseillier, de framboisier, de sapin, de hêtre, de noisetier, de chêne, de cerisier, de mélèze, de frêne, de peuplier, éventuellement des boutons d'arbres fruitiers.

L'ensemble sera soumis au hachoir et le résultat, soigneusement mélangé, sera conservé en nappes dans un endroit frais et aéré. On l'utilisera à la dose de 1 poignée pour 2 litres d'eau que l'on fera bouillir quelques minutes et infuser.

Pour une cure efficace, il est recommandé de boire journellement 1 litre de décoction pendant une à deux semaines.

Aux bains de pin que J. Kunzlé recommandait d'associer, nous préférons des bains composés d'un mélange d'essences aromatiques *naturelles* et totales, choisies pour leurs propriétés polyvalentes et synergiques : antirhumatismales, circulatoires, renforçatrices des défenses naturelles, antiseptiques générales, pulmonaires, intestinales, génito-urinaires, tonifiantes et antispasmodiques, car rééquilibrantes.

CHAPITRE VIII

L'ARGILE

Du point de vue de la forme sauf lorsqu'on s'amuse à la modeler, l'argile n'a évidemment rien qui puisse rappeler un légume ou un fruit. Mais, comme les végétaux qu'elle porte et enrichit, elle contient de nombreux minéraux et des oligo-éléments en quantité. Elle est comme eux pourvue d'innombrables pouvoirs. Aussi ai-je cru devoir lui consacrer quelques pages dans le cadre de ce travail.

Tout ce que j'ai dit au sujet du chou et de ses applications, par voie interne ou externe, pourrait être répété presque mot à mot en ce qui concerne l'argile. Cette thérapeutique très ancienne est en effet d'une puissance rare et son seul tort est certainement d'avoir été trop connue donc vulgarisée, pour ne pas dire : aux yeux de certains devenue vulgaire. Cependant, il est facile de retrouver dans la littérature des siècles passés des exemples étonnants de guérisons dans une foule d'affections souvent graves.

L'argile semble posséder à peu près toutes les qualités. C'est un agent très puissant de régénération physique. On le comprend mieux maintenant qu'on a découvert les oligo-éléments utilisés en thérapeutique. La composition de l'argile nous permet d'expliquer son action *reminéralisante, rééquilibrante,* également *antitoxique.* Toutes ces propriétés étaient bien connues dans l'Antiquité et aux siècles passés.

Il semble qu'au sujet de l'argile, comme en d'autres domaines, certains travaux anciens aient été perdus. Nous savons toutefois que les Egyptiens l'utilisaient pour la momification de leurs défunts (propriétés antiseptiques de l'argile).

Dans un de ses ouvrages, Zimmermann écrit : « ... Aux malades qui viennent montrer à Jésus leurs membres noueux et leurs difformités... il leur indique un endroit au bord du fleuve, où se trouve de la boue chauffée par les rayons du soleil ». Et Jésus de leur dire : « Enfoncez vos pieds dans cette boue afin que l'embrassement de l'*ange de la Terre* puisse tirer de vos os toutes les impuretés et toutes les maladies qui les rongent. Alors vous verrez comme Satan et vos douleurs seront chassées par l'embrassement de l'*ange de la Terre*. Et les grosseurs de vos os se dissoudront et vos membres se redresseront et vous serez délivrés de toutes douleurs ».

Ce texte ne nous renseigne évidemment pas sur le membre et la qualité des guérisons enregistrées à l'époque par ce moyen thérapeutique. Si on le prend à la lettre, l'argile paraît avoir été douée, il y a fort longtemps, de certaines puissantes vertus disparues de nos jours. Il ne nous viendrait en effet plus à l'idée de traiter des tumeurs ou des déformations osseuses par des emplâtres d'argile, sauf en traitement d'appoint.

Est-ce à dire que certaines populations privées d'autres moyens n'utilisent pas encore pour soigner de tels cas les seuls emplâtres ou bains d'argile et n'en obtiennent pas satisfactions ?

Il se peut néanmoins qu'appliqués à certaines lésions osseuses, les emplâtres ou bains d'argile n'entraînent plus de nos jours les bienfaits observés autrefois en raison, soit d'accoutumance (?) portant sur plusieurs générations, soit de modifications physiologiques survenues chez certains groupes humains (de civilisation occidentale par exemple). Les composantes biologiques de nos contemporains sont en effet certainement quelque peu différentes de celles de l'homme qui vivait il y a deux ou trois mille ans. Ainsi, il n'y a pas encore un demi-siècle, on estimait que le taux normal de la cholestérolémie se situait entre 1,80 g et 2,20 g par litre. Actuellement, nombre d'auteurs pensent qu'il peut être porté à 2,40-2,50 g.

Ainsi les réactions aux thérapeutiques peuvent-elles se modifier en fonction des modalités physiologiques du moment. Peut-être est-ce là une des explications possibles à certaines « modes thérapeutiques» parfois décriées: les médications nouvelles prenant le relais d'anciennes devenues à la longue inactives.

En Indochine, dans les années 1950-1953, beaucoup de médecins ont remarqué que certains médicaments, devenus inopérants pour les blessés français, étaient très favorables lorsqu'ils étaient administrés aux Vietnamiens.

Il semble que l'accoutumance aux médications naturelles soit beaucoup plus exceptionnelle et habituellement limitée dans le temps. Mais aussi, pour nombre de contemporains, en raison du long oubli dans lequel il a parfois été tenu, le traitement par l'argile est peut-être susceptible de tenir le rôle de thérapeutique « nouvelle » avec ses diverses possibilités.

Le médecin grec Dioscoride attribuait à l'argile une force extraordinaire.

Pline l'Ancien, Galien, Avicenne en ont longuement parlé dans leurs écrits.

Louis XIV absorbait volontiers de l'argile. C'est que son solide appétit lui causait quelquefois certains désagréments. La littérature nous a d'ailleurs souvent entretenu des fissures anales, des hémorroïdes et autres infirmités de « pléthore » du Roi Soleil. Est-ce la raison pour laquelle, selon Saint-Simon, Louis XIV faisait grande débauche de parfums ?

Dans *Sciences et Voyages,* on a lu sous la signature de MM. Deribéré et A. Esme : « Marco Polo signalait déjà que les pèlerins allant à la ville sainte de Niabar étaient souvent atteints de fièvre tierce ou quarte qu'ils chassaient en absorbant un peu de terre rouge du lac situé près de la cité ».

Plus près de nous, Kuhn (de Leipzig), Strunpf, Just, Kneipp ont beaucoup contribué à la réhabilitation de la thérapeutique par l'argile. Le Professeur Strunpf, de l'Université de Berlin, prescrivit l'argile à de nombreux malades atteints de choléra asiatique en 1903. Devant les résultats obtenus, un libraire, A. Just, se fit le propagateur de la méthode.

Pendant la Guerre 1914-18, on ajoutait à la moutarde destinée à certains régiments français une petite quantité d'argile. Contrairement à d'autres unités, ces régiments ne furent pas décimés par la dysenterie. Les troupes russes, également, utilisaient l'argile par voie interne.

La méthode est d'ailleurs toujours employée sous des formes diverses dans de nombreux milieux populaires. Il est des pays où les malades continuent à se traiter par ingestion d'argile, notamment en Afrique, en Amérique du Sud, en Inde où Gandhi en recommandait l'emploi.

La géophagie de certaines peuplades, comme le rappelle G. Feuillet, est en réalité un fait bien connu. Elle apporte à ceux qui en font usage divers sels minéraux et des métaux tels que le fer et le calcium.

En Indochine, j'ai été souvent surpris de l'habitude qu'ont les autochtones de troubler l'eau des ruisseaux avant de la boire. L'explication qu'on nous en a donnée était que l'eau claire recèle « l'esprit malin ». En troublant l'eau, on la débarrasse de cet esprit. Je pense que la véritable explication est tout autre et plus simple : il s'agit sans doute d'un acte de salubrité dont les origines ont été oubliées. Les grands ancêtres des Vietnamiens actuels buvaient probablement de l'eau argileuse parce qu'ils en avaient reconnu les vertus désinfectantes et tonifiantes.

Quoi de plus naturel si l'on se souvient des paroles d'Alexis Carrel : « Nous sommes littéralement faits du limon de la terre. C'est pourquoi notre corps et ses qualités physiologiques et mentales sont influencés par la constitution géologique du pays où nous vivons ». Il est d'ailleurs curieux de rapprocher ces mots de la phrase du pasteur Felke : « On guérit le corps plus parfaitement en se servant de l'élément duquel il a été tiré ».

Le Dr Keller-Hœrschelmann qui, dans son établissement hospitalier, traitait par l'argile déclarait de son côté que « son usage interne en cas de pleurésie, de péritonite, d'inflammation du bas-ventre, de catarrhe de la vessie, appendicite, calculs biliaires, vers, cancers, ulcères, pleurite, etc., est d'une *efficacité* surprenante ».

Certains auteurs pensent que notre usage actuel du sel et des eaux minérales n'est, en définitive, qu'une forme déguisée et plus raffinée de la simple ingestion de terre. Il ne saurait, on le conçoit, en présenter les avantages.

En ce qui concerne l'utilisation de l'argile par voie externe, les animaux qui connaissent d'instinct les plantes nécessaires à leur santé savent aussi se plonger dans la boue d'argile lorsqu'ils sont blessés ou malades.

Les hommes l'ont également employée de cette manière depuis les temps les plus reculés et les descriptions abondent dans la littérature.

La « boue des couteliers » qui n'était autre que de l'argile était utilisée, il n'y a pas encore longtemps en France, contre les brûlures. Actuellement, on connaît l'action comparable du kaolin, du silicate d'alumine. Or l'argile est composée pour une grande part de ce dernier produit.

Héritier d'une longue tradition, le curé Kneipp utilisait couramment un mélange d'argile et de vinaigre de vin pour ses cataplasmes et ses emplâtres.

De nos jours, en Allemagne et en Suisse, certains spécialistes phtysiologues enduisent le thorax de leurs malades d'un emplâtre d'argile chaude conservé plusieurs heures et parfois toute la nuit.

Les *propriétés* de l'argile sont nombreuses.

Comme on l'a vu précédemment, elle est *antiseptique* et, comme tous les autres antiseptiques naturels (les essences aromatiques, en particulier), elle ne présente pas les inconvénients de certains antiseptiques chimiques usuels qui tuent à la fois les microbes en lésant les cellules composant nos tissus.

Alexis Carrel, avec bien d'autres, a fréquemment parlé « d'intelligence de la nature ». L'argile en est certainement pourvue mais cette intelligence, ainsi qu'il l'écrivait, est « inexplicable à l'aide de nos concepts actuels ».

Les propriétés *bactéricides* de l'argile seront mises à profit dans de nombreux états infectieux : entérites, colites, colibacillose, affections pulmonaires ou parasitaires (parasitoses intestinales).

Une plaie purulente traitée par l'argile guérit à une vitesse qui nous étonne. Le pus est éliminé et les tissus se reconstruisent. Comme on l'a dit du chou, l'argile — par voie interne ou externe — attire la suppuration et en définitive désinfecte, dépure l'organisme.

L'analyse effectuée en mai 1928 par le Pr Laborde, professeur à la Faculté de Pharmacie de Strasbourg, a permis de constater que l'argile curative est stérile, c'est-à-dire *exempte de germes microbiens.*

Il semble, par ailleurs, que l'argile soit radio-active, comme d'ailleurs probablement tous les corps. Sa concentration serait selon les cas de 0,3 à 1,25 unités Mache.

A côté de ses propriétés antiseptiques et *cicatrisantes,* l'argile est un *adsorbant* remarquable : 5 g suffisent pour décolorer 10 ml d'une solution de bleu de méthylène à 0,1 ‰. Elle adsorbe les mauvaises odeurs (désinfection facile des tinettes et vases de nuit). C'est son pouvoir adsorbant qui probablement explique la conservation des œufs à la mode extrême-orientale. Chacun a entendu parler des « œufs pourris » des Chinois. Ce ne sont pas des œufs pourris mais des œufs qui ont été conservés dans la terre argileuse.

De son pouvoir absorbant, on peut rapprocher les propriétés *antitoxiques* de l'argile.

On a donné une quantité minime d'une solution de strychnine à des rats. Ils moururent quelques minutes plus tard. On a donné la même dose de strychnine à d'autres rats en y ajoutant cette fois un peu d'argile. Les animaux supportèrent le poison sans inconvénient.

Son pouvoir *adsorbant* est également considérable et a toujours fait utiliser l'argile pour éliminer l'odeur désagréable de certaines huiles médicinales et de certaines matières grasses qui veulent concurrencer le beurre.

L'industrie s'en sert pour la décoloration des huiles minérales ou végétales.

C'est la raison pour laquelle l'argile a des propriétés dégraissantes et décolorantes : les blanchisseurs romains foulaient le linge dans de l'eau argileuse (terre à foulon). Or aux Etats-Unis, on utilise chaque année des centaines de milliers de tonnes de terre à foulon, notamment pour le traitement des produits pétroliers.

L'analyse de l'argile verte a donné les chiffres suivants : silice : 49,10 % ; alumine : 14,61 % ; sesquioxyde de fer : 5,65 % ; chaux : 4,44 % ; magnésie : 4,24 % ; oxydes alcalins : 3,08 % ; anhydride titanique : 0,74 % ; humidité : 7,40 % ; perte au feu : 10,85 %.

Sa forte teneur en *silice* l'indique dans de nombreuses affections, en particulier l'artériosclérose, la tuberculose, le vieillissement, les états dégénératifs multiples.

L'importance du magnésium, du fer, du calcium en thérapeutique permet d'expliquer le rôle des cures argileuses dans les asthénies, les déminéralisations, les états cancériniques, les anémies.

L'argile par voie externe.

La préparation de la pâte d'argile est très facile. On verse de l'argile dans un récipient en verre, en bois, en faïence, en porcelaine (jamais en métal nu ni en matière plastique), et on remue — en ajoutant de l'eau — jusqu'à obtention d'une pâte épaisse à peine plus malléable que la pâte à modeler. Certains conseillent de couvrir l'argile d'eau et d'attendre quelques heures pour que soit obtenue une bouillie homogène.

On en fera des *cataplasmes,* épais — selon les indications — de 1/2 à 2 cm, et d'une surface légèrement supérieure à la région traitée.

Les cataplasmes — ou emplâtres — seront selon les cas appliqués froids, tièdes ou chauds :

Froids sur les régions enflammées ou le bas-ventre. Ils seront alors renouvelés dès qu'ils seront devenus chauds (quinze, vingt à trente minutes généralement). En cas de sensation persistante de froid, on remplacera l'emplâtre par une application tiède.

— Tièdes ou chauds sur la région hépatique, les reins, la vessie, les os. Le cataplasme sera appliqué directement sur la peau, à la rigueur par l'intermédiaire d'une gaze.

Certaines affections (affections cardiaques, contusions, varices) relèvent — tout au moins en début de traitement — d'applications de *compresses* préalablement à celles d'emplâtres. Pour les préparer, il suffit d'obtenir une bouillie très claire dans laquelle on plongera un morceau de toile qu'il suffira d'égoutter avant la mise en place.

Compresses et emplâtres seront fixés, selon les régions traitées, par une bande Velpeau, une ceinture de flanelle ou un bandage en T (pour le périnée).

Pour un emplâtre à la nuque, fixer la bande de contention autour du front et non autour du cou.

La durée d'application varie selon les cas de une heure à deux-trois heures, parfois toute la nuit. En cas de sensations désagréables (froid, douleur), on retirera l'emplâtre et on ne le renouvellera que douze ou vingt-quatre heures plus tard. Si le cataplasme sèche trop rapidement, on le remplacera par un autre fraîchement préparé.

Après ablation de l'emplâtre ou de la compresse, enlever les particules restées adhérentes à la peau à l'aide d'un lavage simple à l'eau froide ou tiède.

Le *rythme* des applications varie suivant les affections à traiter et les réactions du malade.

— *Abcès, suppurations diverses :* Renouveler les emplâtres toutes les demi-heures ou toutes les heures, puis toutes les heures et demie, jour et nuit si nécessaire. On pourra, pour la nuit, remplacer l'emplâtre par une compresse d'eau argileuse que l'on renouvellera une ou deux fois.

— *Régions lombaires, abdomen, bas-ventre, région hépatique :* Les applications peuvent provoquer des réactions plus ou moins vives. Aussi les limitera-t-on à un cataplasme par jour, d'une durée de deux à quatre heures. On pourra parfois laisser l'emplâtre toute la nuit.

On ne fera pas plusieurs applications en même temps. Dans les cas où les emplâtres seront indiqués en plusieurs endroits (bas-ventre et poumon, par exemple), on respectera un intervalle de deux à quatre heures entre les diverses applications.

On s'abstiendra d'applications d'argile pendant les règles.

Il est nécessaire de *jeter l'argile* après usage, car elle est imprégnée de toxines. On lavera les gazes, toiles et bandes utilisées.

Toute cure externe d'argile doit être précédée ou concomitante d'un traitement détoxicant interne par phyto-aromathérapie, jus de citron, laxatifs légers, argile en ingestion, alimentation saine, atoxique.

Une fois commencée, la cure à l'argile ne doit pas être — sauf exceptions — interrompue avant le résultat désiré. Elle déclenche, en effet, un ensemble de processus successifs (drainage, revitalisation) et les stopper dans leur déroulement pourrait être néfaste. Au début même, comme pour nombre d'autres cures actives, on pourra observer une aggravation apparente de l'affection (agrandissement d'une plaie atone, d'un ulcère, recrudescence temporaire des douleurs rhumatismales.

On commencera toujours par des cataplasmes peu épais (1/2 cm), peu étendus, d'une à deux heures. Progressivement, on utilisera des emplâtres de 1 à 2 cm d'épaisseur, de formats plus grands et de plus longues durées. Tout ceci, à la condition que les applications soient bien supportées.

Outre les emplâtres et compresses, l'argile sera utilisée avec profit en *poudrage,* en guise de talc, tant chez les bébés que chez les enfants et les adultes. Sur les excoriations cutanées et les plaies, le saupoudrage d'argile a une action antiseptique et cicatrisante. Il en est de même pour les crevasses, les eczémas, les ulcères, certains cas d'érythème.

Les *masques de beauté* contiennent très souvent de l'argile. On opèrera plus simplement, plus économiquement et de manière efficace, en utilisant de l'argile en poudre dont on fera une pâte avec moitié eau, moitié jus de concombre, de tomates ou de raisin (R. Dextreit). Cette pâte sera étendue en couche mince sur tout le visage et conservée tant qu'elle sera humide (quinze minutes à une demi-heure généralement). On l'enlèvera à l'eau tiède. Cette pratique, une fois par semaine, ne présente que des avantages.

On pourra traiter de la sorte l'acné, les éruptions du visage, la couperose, les rides.

L'argile en poudre, mélangée à de l'huile d'olive, donne une crème adoucissante également efficace dans tous ces cas.

Par ailleurs, l'argile peut être utilisée en *injections vaginales* et en *lavements,* à la dose de 3 à 4 cuillerées à soupe par litre d'eau, légèrement tiédis (pertes blanches, métrites, colites, rectites, parasitoses intestinales).

Pour les malades *justiciables de bains de boue* qui n'auraient ni le temps ni les moyens de se rendre dans une station thermale spécialisée, voici le moyen de bénéficier, malgré tout, de cette méthode thérapeutique. On préparera une bouillie d'argile en quantité suffisante pour remplir une cuve ou un baquet. Le bain pourra être utilisé plusieurs fois. Il suffira d'y ajouter, à chaque fois, une quantité suffisante d'eau chaude.

La durée de ces bains sera de cinq-dix minutes au début, puis quinze à vingt minutes. Ils seront pris tous les deux jours ou deux fois par semaine, pendant un mois. Répéter, si besoin, après une interruption de trois à cinq semaines.

Ces bains sont indiqués notamment dans l'arthritisme, les affections rhumatismales ou osseuses, également dans l'anémie.

Des bains locaux seront pratiqués dans les cas de rhumatismes des mains ou des pieds.

Il semble profitable de composer les préparations d'argile avec de l'eau salée (au *sel marin,* s'entend). L'activité de l'argile en paraît augmentée.

De par sa composition, le sel marin *non raffiné* a toujours occupé une place importante dans le traitement de nombreuses affections. Il contient du magnésium, du brome, de l'iode, du cuivre, du nickel, de l'or, du cobalt, du sodium, du phosphore, du calcium, à l'état de sels divers, en substances pondérables ou sous forme de catalyseurs. Aussi intervient-il obligatoirement dans les carences et procède-t-il puissamment aux phénomènes d'oxydo-réduction. Ses pouvoirs bactéricides, tonifiant et cytophylactique sont depuis longtemps reconnus et largement utilisés.

Le sel marin peut être tenu pour l'intermédiaire entre la mer et la terre. Comme l'argile, il semble attirer les toxines.

L'*eau salée* est indiquée pour le lavage des plaies, les gargarismes, les bains de bouche (dans l'arthrite dentaire et la pyorrhée, il est recommandé de faire, chaque matin et plusieurs fois par jour, des bains de bouche avec de l'eau très salée : 1 cuillerée à soupe de sel marin pour 1 verre d'eau).

Les *bains d'eau salée* sont tonifiants, antiscrofuleux, anti-anémiques : 2 à 3 kg de sel marin pour un bain chaud de quinze à vingt minutes pour les adultes. 1 kg pour un enfant de moins de 12 ans. On prendra, de la sorte, un à deux bains par semaine.

Les bains de pieds chauds d'eau salée (3 poignées de sel marin) ont des vertus comparables.

Dans certains cas de déséquilibre endocrinien, on ajoutera au bain chaud salé une décoction de *varech vésiculeux* (le goémon) ou de *laminaria flexicaulis,* algues couramment utilisées dans le commerce. (Voir les chapitres : algues, laminaires, varech).

Les cataplasmes préparés avec le varech vésiculeux et du sel ont, par ailleurs, des propriétés amaigrissantes.

Sel marin, eau salée font immédiatement penser à l'*eau de mer* dont les vertus thérapeutiques, connues depuis des millénaires, ont été expliquées scientifiquement par de multiples travaux, particulièrement ceux de Quinton.

La composition de l'eau de mer est très complexe : sodium, potassium, lithium, césium, rubidium, calcium, strontium, baryum, magnésium, aluminium, titane, fer, manganèse, cobalt, zinc, cuivre, plomb, argent, arsenic, étain, brome, iode, phosphore, acide sulfurique, fluor, chlore, ammoniaque, silice, matières organiques basiques et acides, acides organiques, matières colloïdales, radioactivité (cité par laboratoire de la Biomarine).

Sa complexité est telle qu'on n'a pu la reconstituer et que les tentatives d'élevages d'animaux et de cultures végétales dans l'eau de mer artificielle se sont soldées par des échecs.

Mais on connaît, depuis longtemps, les effets souvent remarquables des bains chauds d'*eau de mer* dans les rhumatismes, les arthroses, les affections gynécologiques, les syndromes douloureux dans leur ensemble. Un de mes amis, vieux médecin breton familiarisé depuis de nombreuses années avec les thérapeutiques par l'eau de mer, préconise depuis longtemps un traitement original des tuberculoses osseuses. Il s'agit simplement d'un radeau sur lequel seraient allongés les malades, de telle sorte que la mer les recouvre presque entièrement. Un canot à moteur tirerait le radeau. A l'action de l'eau salée s'ajouterait ainsi un massage doux, à la fois tonifiant tissulaire.

Je rappellerai brièvement que certains produits pharmaceutiques ne sont autres que des dilutions isotoniques d'eau de mer prélevée à 10 ou 20 m de profondeur. L'identité de ces solutions avec le milieu intérieur des animaux supérieurs est telle qu'il est possible d'y faire vivre des cellules isolées, en particulier les globules blancs et rouges, du sang. Aussi, ces préparations ont-elles acquis, depuis de nombreuses années, une place de choix dans le traitement de nombreuses affections, par une régénération véritable de l'organisme : remplacement graduel du milieu intérieur, appauvri ou souillé, par le milieu le plus propre au développement et à l'activité maxima des cellules. En sont justiciables des affections très diverses, telles que :

— Chez les nourrissons : la toxicose, les gastro-entérites, l'anorexie, certains eczémas.

— Chez l'enfant et l'adulte : les syndromes dysentériques, l'entérite et la constipation, de nombreuses affections cutanées, la tuberculose, certaines affections endocriniennes et gynécologiques, les rhinites, sinusites, certaines myélites, la sénescence, l'anémie, l'asthénie, les modifications de terrain.

L'eau de mer peut être utilisée telle quelle, par voie buccale, dans tous les syndromes et affections précités.

Voici maintenant — bien que le sujet soit quelque peu éloigné de l'argile — quelques mots à propos du *sable* et de ses applications.

Les *bains de sable* ont des indications multiples : débilité, déminéralisation, rachitisme, affections osseuses, arthritisme, rhumatismes. Hérodote, environ 5 siècles avant J.-C., en relevait les applications dans l'asthme, les congestions pulmonaires, la goutte, certaines paralysies, la maigreur, l'hydropisie, les névralgies.

Pour les prendre, il suffit de creuser légèrement la couche de sable, de s'allonger dans la fosse et de se faire recouvrir d'une bonne épaisseur de sable, la tête exceptée, bien entendu, qu'une ombrelle protègera du soleil. Ces bains seront pris en dehors des périodes digestives et ne devront pas excéder, au début, quinze minutes pour arriver, en huit à dix jours, à un total d'une heure par jour à répartir sur deux ou trois séances.

Comme pour les bains de mer ou de rivière, on évitera d'être indisposé par une sensation de froid.

Les *cataplasmes de sable* devront être également — en de nombreuses circonstances — présents à l'esprit. On fait chauffer du sable (de mer ou, à défaut, de rivière) dans une poêle ou dans un four. On le verse dans un petit sac adapté à la région envisagée et on applique chaud. Le cataplasme sera maintenu une demi-heure, 1 heure ou plus, et on le répètera deux à quatre fois par jour (névralgies, déminéralisation).

L'argile par voie interne.

L'argile n'est pas plus difficile à absorber que le bismuth et le kaolin universellement prescrits. Elle semble en outre, pour certains auteurs, supérieure à ces produits et ses indications sont beaucoup plus vastes. De tout temps d'ailleurs l'argile a fait partie de multiples préparations pharmaceutiques et récemment encore un laboratoire en a lancé une supplémentaire sur le marché.

Il convient d'adopter une argile grasse finement tamisée, exempte de sable, non cuite et non mélangée de produits médicamenteux. Il est des argiles vertes, blanches, jaunes, rouges. Quelques essais peuvent permettre de déterminer, pour chacun, la variété la plus active. En principe, l'argile du terroir sur lequel on vit est la plus recommandable. Personnellement, j'utilise l'argile verte d'une manière générale.

La dose quotidienne habituelle est 1 cuillerée à café pour 3/4 de verre d'eau (1/2 cuillerée pour les enfants au-dessous de 12 ans). Il peut être utile de commencer par ne boire que l'eau argileuse pendant quatre à cinq jours. Pour certaines affections : dysenteries, affections gastro-intestinales, anémies, tuberculose, on pourra, au contraire, absorber 2 à 3 cuillerées à café par jour.

La préparation doit se faire la veille : on met 1 cuillerée à café d'argile dans 3/4 de verre d'eau, on laisse reposer toute la nuit et, le lendemain matin, on avale après avoir remué. On peut également prendre l'argile au coucher, ou encore une demi-heure avant l'un des deux repas principaux.

En cas de constipation provoquée, diminuer la dose d'argile, augmenter la quantité d'eau et boire la ration en deux ou trois fois dans la journée (une demi-heure avant les repas).

Si la constipation persistait, il faudrait interrompre les ingestions d'argile pendant dix à quinze jours.

Aux enfants qui, manifestement, ne pourraient avaler la solution d'argile, on préparera de petites boulettes d'argile avec une infusion aromatique (bourgeons de pin, eucalyptus, thym, menthe). Ils suceront ces boulettes et en obtiendront les mêmes bienfaits.

D'ailleurs, il est recommandé de sucer de petits morceaux d'argile en cas de gingivites, stomatites, pyorrhée alvéolaire, angines, rhumes.

Selon la posologie de la plupart des auteurs, je fais suivre la première cure d'argile pendant trois semaines. Puis dix jours par mois, ou une semaine sur deux.

La cure d'argile est incompatible avec une alimentation riche en matières grasses, et il est indiqué de boire suffisamment, entre les repas, des citronnades, des infusions ou une eau pure.

L'action *bactéricide et antiseptique* de l'argile envisagée plus haut est à retenir. Son pouvoir *adsorbant* lui permet en outre de neutraliser le goût désagréable de certaines eaux.

L'argile peut d'ailleurs être utilisée pour stériliser les eaux de boissons. Il suffit d'en ajouter quelques pincées par litre. En cas d'épidémies, citron ou argile seront employés régulièrement de cette manière.

Dans l'intestin, l'argile absorbe les gaz et les toxines néfastes. On l'administrera, particulièrement, aux malades atteints d'affections contagieuses.

Dans les affections du tube digestif, le plâtrage argileux est supérieur à beaucoup d'autres, en raison de ses propriétés *éliminatrices, cicatrisantes* et *reconstructives* (ulcère, cancers, dysenteries, colites, entérites).

Les nouveau-nés atteints de diarrhées bénéficieront de quelques cuillerées à café quotidienne d'eau argileuse. La constipation est également souvent favorablement influencée par cette médication.

En raison de ses propriétés *polyvalentes,* l'ingestion d'argile se trouve également indiquée dans l'anémie, le lymphatisme, la furonculose. C'est qu'elle dépure le sang et l'organisme tout entier, neutralise les toxines, apporte au milieu intérieur et aux cellules certains éléments indispensables à leur vitalité et à leur défense : silice, alumine, fer, calcium, sodium, potassium, magnésium,...

Comme il a été dit à propos du chou, l'analyse de l'argile, toutefois, ne suffit pas à expliquer toutes ses possibilités. Force nous est d'admettre encore — même de nos jours — que nous n'avons pas encore pu trouver d'explication à tous les mystères. Les générations futures le feront vraisemblablement.

Quoi qu'il en soit, l'argile stimule les organes déficients et — comme les oligo-éléments dont elle est richement pourvue — elle semble parfois agir plus *par sa présence* que par sa masse.

Elle agit sur les glandes endocrines qu'elle régularise, agissant tantôt comme excitant, tantôt comme modérateur.

C'est également un antiparasitaire puissant, et l'utilisateur le constatera souvent par l'examen de ses selles.

Lors de l'analyse qu'il effectua à propos de l'argile, en 1928, le Pr Laborde, professeur à la Faculté de Pharmacie de Strasbourg, déclarait en conclusion : « La terre curative, prise régulièrement ou périodiquement, est le don purifiant, vivifiant, compensant et guérissant, propriété essentielle de la nature. C'est un puissant dynamogène qui rétablit un équilibre stable en réveillant l'activité des glandes déficientes. Elle entrave les cultures microbiennes, les tue, augmente l'activité du ferment diastasique qui existe dans les cellules et les produits de sécrétions de l'organisme. Elle est douée du pouvoir d'absorber les produits de l'inflammation et active l'excrétion des matières fécales. La terre curative rétablit la force de résistance, rehausse la gaieté et la joie au travail, elle régularise la circulation intracorporelle ».

Le Pr Graeser, de son côté, écrit que l'argile « devrait devenir un médicament populaire domestique et que toute mère de famille devrait apprendre à le connaître.

« Dans toutes les institutions, casernes, prisons, dans lesquelles les infections s'infiltrent et se propagent si facilement, ainsi que sur les paquebots, la poudre d'argile devrait toujours être à disposition.

« Ce médicament est parfaitement sans danger, même s'il est pris en vain ou en trop grande mesure. Des préparations bien plus dangereuses sont avalées par le public, sans critique et sans examen ».

Indications et modes d'emploi de l'argile (1)

- *Abcès, anthrax, furoncles, panaris :* Cataplasmes épais d'une heure environ. S'il y avait sensation de chaleur intense, renouveler un peu plus tôt le cataplasme par un frais. Quatre à six cataplasmes par jour ou, en alternance, deux ou trois fois dans la journée,
  — avec des cataplasmes chauds d'oignons cuits au four, laissés une heure,
  — ou avec des applications de feuilles de chou,
  — ou avec compresses à base d'un mélange particulier d'essences aromatiques naturelles (*Tegarome*).

  Poursuivre quelques jours après la fin de la suppuration.

  Traitement général adapté, désintoxication (régime, plantes). Argile par voie interne, chaque matin.

- *Abcès dentaires :* Cataplasmes d'argile sur la joue, qu'on renouvellera toutes les deux heures. Bien entendu, consultation dentaire.

- *Acné :* Applications, deux à trois fois par semaine, d'eau argileuse ou de boue, qu'on laisse sécher. Laver vingt minutes plus tard, à l'eau pure ou à l'eau de rose, et appliquer du jus de citron. Argile par voie interne, chaque matin.

- *Adénites* (voir abcès).

- *Aérophagie* (voir ulcère gastrique).

- *Affections nerveuses* (tics, chorée, convulsions, spasmes, épilepsie, paralysies) : cataplasmes d'argile à la nuque, sur la colonne vertébrale et le bas-ventre. Frictions des membres et de la colonne vertébrale.
  Argile par voie interne : 1 cuillerée à café dans 1/2 verre d'eau, chaque jour, pendant des périodes de dix-vingt jours.
  Consultation médicale nécessaire.

- *Albuminurie* (voir reins).

---

(1) Cf. la Préface au début de l'ouvrage, ainsi que les généralités du chapitre XI. En plus, les applications de feuilles de chou ou l'usage de complexes choisis d'essences aromatiques naturelles nous ont paru parfois plus efficaces.

- *Angine, laryngite :* Cataplasmes d'argile sur la gorge, trois ou quatre fois par jour, chaque fois de deux heures. Gargarismes à l'eau salée, à l'eau citronnée, à l'eau argileuse, ou avec une décoction de feuilles de ronce, avec un mélange choisi d'essences aromatiques naturelles largement étendu d'eau tiède (*Tegarome*).

- *Anthrax* (voir abcès).

- *Arthrite dentaire, pyorrhée :* Alterner, en dentifrice, l'argile et l'eau très salée (1 cuillerée à soupe de sel marin *brut* pour 1 verre d'eau). Cette eau salée doit être utilisée chaque jour en bains de bouche de deux à trois minutes.
Sucer un petit morceau d'argile dans la journée et au coucher.

- *Asthénie* (voir fatigue générale).

- *Asthme, bronchites :* Cataplasmes tièdes d'argile sur la poitrine et le dos : deux à quatre heures par jour.
Inhalations d'essences aromatiques naturelles.

- *Blépharites* (voir yeux).

- *Blessures* (voir plaies).

- *Bronchites* (voir asthme).

- *Brûlures :* Cataplasmes épais d'une heure, en intercalant une gaze entre la brûlure et l'argile. Ne pas enlever la gaze si elle est adhérente aux tissus. L'argile évite l'infection, élimine les cellules nécrosées, favorise la cicatrisation. Renouveler toutes les deux heures, y compris la nuit, jusqu'à formation de tissus neufs. On se contentera alors de trois ou quatre applications de deux heures chaque jour, puis une ou deux jusqu'à cicatrisation. La cicatrice est généralement de bonne qualité. Pour les brûlures des mains et des pieds, plonger le membre dans un récipient contenant de la boue d'argile, pendant une heure. Renouveler deux fois par jour. Entre chaque application, pansement de tulle gras.
Egalement : Complexe spécial d'essences aromatiques naturelles.
Voir aussi : Chou... et, pour les brûlures graves, le médecin.

- *Cardiaques* (affections) : Commencer par des compresses d'eau argileuse à 18-20°, d'une demi-heure d'abord, puis, au bout de quelques jours, d'une à deux heures.

Si les compresses sont bien supportées, huit à dix jours plus tard, les remplacer par des cataplasmes minces (1/2 cm), légèrement tièdes, à conserver une à deux heures.

On pourra quelques jours plus tard, s'il est bien toléré, laisser le cataplasme six à huit heures en place.
Mais, avant tout, voir un médecin.

- *Chorée* (voir affections nerveuses).
- *Cirrhose* (voir foie).
- *Cœur* (voir cardiaques).
- *Coliques hépatiques* (voir foie).
- *Coliques néphrétiques* (voir reins).
- *Colites* (voir constipation).
- *Congestion cérébrale et insolation :* Cataplasmes froids d'argile à la nuque : durée une heure. Renouveler plusieurs fois par jour. En même temps, cataplasmes sur le bas-ventre (deux fois deux heures par jour).
Poursuivre pendant quelques jours.
On peut alterner avec les applications de feuilles de chou.
- *Conjonctivite* (voir yeux).
- *Constipation :* Cataplasmes d'argile froids sur l'abdomen : deux fois deux à trois heures par jour et toute la nuit si besoin. Argile par voie interne : 1 cuillerée à café dans 1/2 verre d'eau, chaque jour, pendant des périodes de dix à vingt jours (stopper si la constipation n'est pas rapidement améliorée).
- *Contusions :* Cataplasmes froids d'argile d'une durée d'une à deux heures. Renouveler plusieurs fois par jour.
Compresse d'eau argileuse pour la nuit.
Egalement applications de feuilles de chou.
- *Convulsions* (voir affections nerveuses).
- *Coryza* (voir sinusites).
- *Cystite* (voir vessie).
- *Déminéralisation* (voir fatigue générale).

- *Dermatoses :* Argile par voie interne chaque matin.
  Phytothérapie appropriée.
  Localement : Badigeons, une ou deux fois par jour, d'argile qu'on laisse sécher. Laver vingt minutes plus tard.
- *Diarrhées, dysenterie* (entérites, colites) : voir constipation.
- *Douleurs gastriques* (voir ulcère gastrique).
- *Douleurs rhumatismales, névralgies :* Cataplasmes d'argile, froids ou tièdes en cas de crises aigues, chauds dans les états chroniques. Deux à trois applications par jour, de deux à quatre heures, ou toute la nuit. Une seule application par jour pour un traitement d'entretien.
- *Eczémas* (voir dermatoses).
- *Entérite* (voir constipation).
- *Epilepsie* (voir affections nerveuses).
- *Estomac* (voir ulcère gastrique).
- *Fatigue générale* (également *anémie, neurasthénie, lymphatisme, rachitisme)* :

  Argile par voie interne : 1 cuillerée à café dans un verre d'eau, chaque jour, pendant des périodes de dix à vingt jours. Egalement : ingestions d'eau de mer.
  Cataplasmes d'argile tiède à la nuque et sur le bas-ventre (deux à trois heures si bien tolérés).
- *Foie, vésicule biliaire* (ictère, cirrhose, congestion, coliques hépatiques, tumeurs) : Cataplasmes froids légers laissés en place deux heures (s'il n'y a pas de sensation de refroidissement, de malaise, de douleurs). Si les applications sont bien supportées, utiliser quelques jours plus tard des cataplasmes plus épais (2 cm).

  Dans le cas contraire, appliquer un cataplasme tiède, ou chaud. Celui du soir peut être conservé toute la nuit s'il ne provoque aucun trouble.
- *Furoncles* (voir abcès).
- *Furoncles et folliculites des narines :* Applications répétées, d'une heure chacune, d'une boulette d'argile introduite dans la narine. (Voir abcès). Ne *jamais* triturer ces furoncles.

- *Gangrène* (voir plaies).
- *Gastrite* (voir ulcère gastrique).
- *Goitre :* Cataplasmes d'argile sur toute la face antérieure du cou. A conserver toute la nuit.
- *Goutte* (voir douleurs rhumatismales).
- *Hémorroïdes :* Petits cataplasmes d'argile froids d'une à deux heures. On peut alterner avec des applications de feuilles de chou. Traitement général indispensable.
- *Ictère* (voir foie).
- *Impétigo* (voir dermatoses).
- *Insolation* (voir congestion cérébrale).
- *Intestin* (voir constipation).
- *Jambes* (varices, syndromes vasculaires divers) : Enduire la jambe d'une couche d'argile liquide. Laisser en place une heure et laver. Une ou deux fois par jour. On peut alterner avec des applications de feuilles de chou.
  Traitement général indispensable.
- *Jaunisse* (voir foie).
- *Laryngite* (voir angine).
- *Lithiase* (voir reins).
- *Lumbago :* Cataplasmes d'argile tièdes ou chauds, un ou deux par jour, de deux à quatre heures, ou toute la nuit en l'absence de troubles.
- *Lymphatisme* (voir fatigue générale).
- *Masque de beauté* (voir acné).
- *Métrites :* Injections vaginales quotidiennes avec 2 cuillerées à café d'argile pour un bock d'eau tiède. Consultation gynécologique.

- *Migraines :* Cataplasmes d'argile alternés sur front et nuque : sur le front, argile froide pendant une heure, sur la nuque, argile tiède ou chaude pendant deux heures.
  Prendre des bains de pieds chauds.
  (Traitement de la cause indispensable : foie, ovaires...).
- *Morsures* (voir plaies).
- *Nécroses* (voir plaies).
- *Néphrites* (voir reins).
- *Nerfs* (voir affections nerveuses).
- *Neurasthénie* (voir fatigue générale).
- *Névralgies* (voir douleurs rhumatismales).
- *Névroses :* argile par voie interne : 1 cuillerée à café dans un verre d'eau chaque jour, pendant des périodes de dix à vingt jours.
  Cataplasmes d'argile sur la nuque, d'une à deux heures, trois à quatre fois par jour. Applications sur le front, le bas-ventre et la colonne vertébrale.
- *Nævus* (voir verrues).
- *Otites :* Cataplasmes sur l'oreille et la débordant, surtout en arrière. A renouveler toutes les heures ou deux heures. Pour les affections légères ou chroniques, un ou deux cataplasmes de deux heures chaque jour.
  Trois fois par semaine, quelques gouttes de citron dans l'oreille (sauf en cas de tympan perforé). On peut, la veille, mettre quelques gouttes d'huile d'olive tiède dans l'oreille. Consultation O.R.L.
- *Palpitations* (voir cardiaques).
- *Panaris* (voir abcès).
- *Papillomes* (voir verrues).
- *Paralysies* (voir affections nerveuses).
- *Pertes blanches* (voir métrites).

- *Plaies :* Cataplasmes froids d'argile, d'une durée d'une à deux heures, à renouveler deux à trois fois par jour. Laver ensuite à l'eau salée, puis placer une compresse d'eau argileuse. On a pu constater des cas où les corps étrangers avaient été attirés par l'argile.
  (Les cataplasmes d'argile agissent favorablement dans les cas d'*adhérences* ou de *cicatrices*).

- *Plaies atones* (voir plaies infectées).

- *Plaies (infectées, gangréneuses) :* Cataplasmes épais d'une heure environ. A renouveler plus tôt en cas de douleurs ou sensation de chaleur insupportable. Six à huit fois par jour. La nuit : pansement humide de décoction de buis (40 g de feuilles par litre d'eau, bouillir à réduction de moitié), ou avec une solution étendue d'essences aromatiques choisies.

N.B. : au début du traitement, il y a généralement une aggravation apparente (extension de la plaie ou de l'ulcère) due à l'élimination des tissus nécrosés.

- *Pleurésies :* Cataplasmes localisés tièdes en alternant poitrine et dos, un jour sur deux (un ou deux côtés) deux à trois heures. En même temps, cataplasmes froids sur le bas-ventre un jour sur deux alternés avec cataplasmes tièdes sur la région hépatique, deux à quatre heures.

  Trois semaines plus tard, on pourra appliquer journellement un cataplasme tiède sur la poitrine et sur le dos (trois à six heures).

  Egalement : Essences aromatiques par la bouche et en inhalations, nombreux traitements préconisés. Voir le médecin d'urgence.

- *Prostatisme :* Cataplasmes d'argile froids alternés avec des applications de feuilles de chou : une à deux fois par jour, de deux à trois heures.

- *Pyorrhée* (voir arthrite dentaire).

- *Rachitisme* (voir fatigue générale).

- *Reins* (néphrites, coliques néphrétiques, lithiase, albuminurie), argile par voie interne : 1 cuillerée à café dans un verre d'eau,

chaque jour, pendant des périodes de dix à vingt jours.
Cataplasmes d'argile froids alternés avec des applications de feuilles de chou : une à deux fois par jour, de deux à trois heures.

- *Rhumatismes* (voir douleurs rhumatismales).
- *Rhume* (voir asthme).
- *Salpingites* (voir métrites).
- *Sénescence* (voir fatigue générale).
- *Sinusites :* Respirer de l'eau argileuse, deux à trois fois par jour (1 cuillerée à café d'argile dans 1 tasse d'eau, préparée vingt-quatre heures à l'avance). Répéter plusieurs fois pour chaque narine.
Egalement : Inhalations avec un mélange d'essences aromatiques (eucalyptus, thym, aiguilles de pin, lavande), ou avec *Climarome* (produit hygiène).
Si besoin : Cataplasmes d'argile le long des ailes du nez et sur le front.
- *Spasmes* (voir affections nerveuses).
- *Tics* (voir affections nerveuses).
- *Toux* (voir asthme).
- *Tuberculose* (voir pleurésies).
- *Tumeurs :*

1. Se souvenir que, souvent, les *cancers* sont des affections générales et que la tumeur n'en est que la manifestation locale. Grande importance par conséquent du traitement général et d'une alimentation biologique.
Voir un médecin le plus tôt possible.
Localement toutefois application de cataplasmes d'argile.
Commencer par des cataplasmes minces (1/2 cm) une fois par jour, d'une durée de une à deux heures. En même temps, un cataplasme sur la partie sous-ombilicale de l'abdomen pendant deux heures.
Une semaine plus tard, deux cataplasmes par jour, sur la tumeur (deux à trois heures), un sur le bas-ventre.
Une semaine plus tard, deux cataplasmes épais (2 cm) par jour sur la tumeur, pendant deux à trois heures. Continuer sur le bas-ventre.

Durée de l'application non précisée. La méthode ne semble pas entraîner de miracles.

2. *Tumeurs bénignes :* Un cataplasme ou deux chaque jour (deux à trois heures chaque fois). Pas de miracles non plus.

- *Ulcères* (voir plaies infectées).

- *Ulcère gastrique :* Cataplasmes quotidiens d'argile sur le creux épigastrique, entre les repas (deux heures après les repas, enlever une heure avant le repas suivant).

  Par voie interne : 1/2 cuillerée à café d'argile dans 1/2 verre d'eau, une demi-heure avant les repas.
  (Voir chou).

- *Varices* (voir jambes).

- *Verrues, papillomes, nœvus :* Application d'une petite quantité d'argile laissée en place une à deux heures. Renouveler plusieurs fois par jour. Ce traitement peut demander plusieurs semaines et est souvent inefficace.

  L'intervention du médecin est généralement indiquée.

- *Vers* (voir constipation).

- *Vésicule biliaire* (voir foie).

- *Vessie :* Deux cataplasmes par jour, de deux à quatre heures chaque fois, sauf s'il y a sensation de refroidissement ou malaise quelconque — loin des repas et jamis pendant les règles.

- *Vieillesse* (voir fatigue générale).

- *Yeux* (irritations diverses, *conjonctivites, blépharites*) : consultation ophtalmologique souvent indiquée.

  Un traitement général est souvent indiqué.

  Localement : cataplasmes d'argile dans de la gaze, appliqués sur l'œil fermé (une à deux fois par jour, si nécessaire, jusqu'à la guérison).

Par ailleurs, lotions et lavages des yeux avec camomille, eau salée... également cette formule du Dr Leclerc :

Feuilles de plantain	10 g
Fleurs de mélilot	5 g
Fleurs de bleuet	5 g

En infusion de quinze minutes dans 250 g d'eau bouillante. Passer à travers un linge (bains oculaires, lotions).
Citron : 1 goutte dans chaque œil, deux ou trois fois par semaine.

- *Yeux larmoyants* (obstruction des voies lacrymales) : Citron dans l'œil, cataplasmes d'argile sur les yeux et le long des ailes du nez. Voir un médecin.

CHAPITRE IX

LE POLLEN

Pas plus que l'argile, le pollen ne saurait être classé parmi les légumes ou les fruits. Mais en raison de la richesse particulière de ses constituants, partant, de ses intéressantes propriétés, n'est-il pas digne de figurer dans ces pages ?

J'en ai parlé dans d'autres ouvrages. Pour ce court chapitre, j'ai extrait l'essentiel de mes précédents écrits tirés de ma propre expérience, des travaux antérieurs, surtout de ceux de Jacques Meurant, apiculteur à Castellane (Basses-Alpes) (1).

Des nombreuses observations qu'il m'a été donné de recueillir, certaines spontanément adressées par les usagers eux-mêmes, il ressort que le pollen mérite le nom *d'aliment-médicament*. Un de plus que les technocrates ne savent pas encore où placer dans la nomenclature.

Je doute qu'on puisse un jour classer le pollen dans une liste quelconque, et surtout en imposer la vente par telle ou telle catégorie de commerçants. Quels seraient les vendeurs ? les producteurs bien sûr, mais les épiciers de grandes surfaces ou certains autres ? les magasins de diététiques, les pharmaciens ? Ne trouvons-nous pas certaines catégories de pains chez les boulangers,

(1) Ets *Apijouvence* - 04120 Castellane. Je remercie J. Meurant de m'avoir permis, grâce à ses produits (pollen, gelée royale, propolis, ...) une large expérimentation depuis 20 ans.

dans les maisons de régime, à Inno, Prisunic et chez des pharmaciens ? De même pour les miels, la gelée royale, et tellement d'autres produits inclassables puisqu'ils tiennent à la fois de l'aliment et d'une médication.

Quoi qu'on dise et qu'on fasse, il sera probablement difficile d'interdire à certains produits de la Nature — même s'ils sont doués de pouvoirs salutaires — le droit d'être consommés chaque jour comme il se fait depuis les origines, et d'être vendus partout.

C'est le cas du persil dont les propriétés sont innombrables. Un de ses extraits figure depuis longtemps dans la pharmacopée.

C'est également le cas de la carotte qui fut étudiée par le Pr Léon Binet et M. Strumza pour ses propriétés anti-anémiques et son action sur le transit et sur la flore de l'intestin.

C'est aussi le cas du chou qui permet de bonnes potées, de somptueuses choucroutes, mais dont l'action est aussi reconnue scientifiquement dans l'ulcère d'estomac et les cirrhoses.

C'est le cas bien sûr du germe de blé, des algues, des aromates et de combien d'autres fruits, légumes, céréales, tous « aliments-médicaments ».

*
* *

Le Pollen fait partie de la cohorte.

Grâce à son exceptionnelle richesse en vitamines, en acides aminés, en minéraux et oligo-éléments divers, il apporte en effet à l'organisme de nombreux éléments indispensables dont l'alimentation moderne se trouve trop fréquemment privée !

Tout comme dans le germe de blé ou dans les algues, ses éléments agissent en synergie, tels que la nature les a associés et non point dans des proportions fantaisistes, comme c'est le cas pour de nombreuses fabrications modernes, produits incomplets « de confection ».

Pas plus que le germe de blé ou les algues alimentaires, pas plus que le miel ou les huiles de table vierges, le pollen ne saurait être

---

(1) Voir, pour Louveau et Caillas, et E. Lenormand, le dosage moyen de certains éléments le tableau en fin de chapitre.

assimilé à un quelconque médicament. C'est, avant tout, un aliment que sa richesse interdit d'ailleurs de consommer à doses exagérées.

Il est tonifiant. Les personnes âgées, comme tous les sujets fatigués (intellectuellement ou physiquement[2], les femmes enceintes...), en bénéficieront de manière sensible, parfois très rapidement. Les anémiques, les sujets affectés d'une moindre résistance aux infections en tireront d'incontestables profits. Par les facteurs de croissance qu'il contient, le pollen est utile aux enfants.

Comme nombre de produits naturels, et beaucoup plus que certains, le pollen se comporte comme un rééquilibrant organique.

L'expérience a en outre prouvé qu'il possédait certaines propriétés régulatrices (intestinales notamment) et désintoxicantes générales.

Pour l'expérimentation que — il y a quelque 20 ans — j'ai entreprise à ce propos, je me suis servi du pollen de J. Meurant. Ainsi ai-je pu contrôler la réalité des observations que ce spécialiste avait depuis longtemps scrupuleusement notées.

Outre les asthénies, le nervosisme et l'insomnie, de nombreux troubles colitiques d'origines très diverses (y compris les colites amibiennes) sont heureusement influencée par les cures de pollen. Les constipations comme les diarrhées, même très anciennes, sont dans une notable proportion de cas améliorées, voire effacées. Des malades souffrant d'arthrose vertébrale ont pu se déclarer soulagés à la suite d'une cure de pollen.

L'usage répété du pollen a pu faire prendre du poids à certains malades amaigris que rien n'arrivait à faire grossir. A l'inverse, le

---

(2) Du point de vue sexuel, il est des usagers qui se sont déclarés satisfaits. Expérimentalement, des souris nourries exclusivement de pollen et d'eau ont pu se reproduire au-delà de la sixième génération.

pollen ne saurait alourdir un tempérament dirigé vers l'embonpoint. Le prostatisme, si je puis en juger par ce qu'il m'a été donné de constater (pour des cas toutefois encore trop limités), serait également justiciable en partie des cures de pollen.

Une cure comprendra pour un adulte 500 g à 1 kg de pollen que l'on prendra, à des doses variables selon les cas et les sujets, au petit déjeuner ou avant le repas de midi, accompagné d'une gorgée d'eau. Il est préférable de commencer par une cuillérée à café, pendant huit à quinze jours. On augmentera progressivement jusqu'à la dose d'une cuillérée à soupe.

Chez certains utilisateurs, l'ingestion de pollen peut, au début, entraîner des effets laxatifs — généralement discrets — qu'apprécieront surtout les constipés chroniques. Il suffira, pour les autres, de diminuer la prise pour voir l'inconvénient disparaître très vite.

Pour les enfants au-dessous de dix ans, une demi-cuillerée à café chaque matin, pendant un ou deux mois, semble être habituellement la dose utile et nécessaire.

On pourra utilement répéter les cures de pollen. Deux ou trois cures annuelles de chacune un mois et demi à deux mois, représenteront le rythme souhaitable pour la majorité. On les alternera, ou on les associera selon les cas, avec la gelée royale à la dose de 1,50 g pour 100 ou 125 g de miel (formule de J. Meurant, déjà cité).

Comme pour l'alimentation, il conviendra de s'adresser à un producteur sérieux, garantissant la pureté de ses produits, condition *sine qua non* de leur efficacité et de leur innocuité.

Un extrait de pollen a été expérimenté sur un certain nombre d'enfants de 3 mois à 12 ans hospitalisés à la clinique médicale infantile J.B. Thiéry à Nancy (1974). On a pu relever ses effets favorables dans le manque d'appétit, sur la courbe de poids et dans l'asthénie. « Le fait, concluent les expérimentateurs, qu'il s'agit d'un produit naturel, d'origine végétale, ne peut qu'inciter à sa prescription ».

Composition moyenne du pollen

(d'après Louveau et Caillas, et E. Lenormand)

Vitamines (en mg/g)		Acides aminés (en p. 100 du poids sec total		Matières minérales et oligo-éléments (en p. 100 de cendre)		
Thiamine	8	Arginine ..	6	Potassium	35	
Riboflavine ..	18	Histidine ..	3	Magnésium	9	(1 à 12)
Ac. nicotinique	150	Isoleucine ..	5	Calcium	10	(1 à 15)
Pyridoxine ..	5	Leucine	7	Cuivre	0,07	
Ac. pantothénique	30	Lysine	7	Fer	0,2	(0,01 à 0,3)
Biotine	0,15	Méthionine	2	Silicium	2 à 10	
Ac. folique ..	5	Phénylanaline	4	Phosphore	1 à 20	
Lactoflavine	1,5	Thréonine ..	3	Soufre	1	
Vitamine A	(présence)	Tryptophane	1,5	Chlore	0,8	
Vitamine B_2	17	Valine	6	Manganèse	1,4	
Vitamine C	150 à 450					
Vitamine D	0,4					
Vitamine E	0,25					
Inositol	35					
Vitamine B_{12}	(présence)					

Facteurs régulateurs de croissance et nombreux pigments

N.B. Le pollen des abeilles contient environ 20 p. 100 de miel. Dans une cuillerée à soupe (20 g), il y a donc 4 g de miel.

CHAPITRE X

ALIMENTS RICHES EN VITAMINES

J'AI pensé qu'il pourrait être agréable au lecteur de pouvoir se faire une idée de la richesse en vitamines de certains aliments choisis parmi les plus usuels (ou tout au moins qui devraient l'être).

Les vitamines sont, on le sait, actuellement classées selon leur pouvoir de solubilité dans l'eau ou les corps gras, en deux catégories : hydrosolubles et liposolubles. Aussi ai-je rapporté deux tableaux explicites publiés par l'Institut supérieur de l'alimentation. Les différents aliments sont classés par ordre de richesse décroissante en vitamines. On a noté en italique les aliments qui renferment quatre vitamines en quantité notable.

On pourra constater que d'une manière générale les céréales, les fruits et les légumes occupent sur ce chapitre d'excellentes positions. On remarquera particulièrement que les feuilles de radis, habituellement jetées à la poubelle, seraient en raison de leur grande richesse infiniment mieux utilisées dans une assiette de hors-d'œuvre ou encore ajoutées aux potages. Les ménagères soucieuses de la santé de leur famille ont conservé, il faut le dire, cette saine habitude héritée de leur mère. Beaucoup d'autres l'ont fait... pendant l'occupation. Il s'agissait surtout alors dans leur esprit de ne rien laisser se perdre, mais l'abondance revenue... Comme on le verra, la feuille de radis vaut mieux qu'un pis-aller.

Jadis, on savait enrichir les salades de feuilles de capucine ou de fraisier. On le fait d'ailleurs toujours dans certaines régions où les salades « mixturées » conservent la faveur. Mais nous sommes encore loin des salades du temps de Napoléon Ier qui comportaient parfois jusqu'à quinze variétés de végétaux mélangés.

Jadis encore, on pensait à ne jamais priver les soupes de légumes de quelques nouvelles pousses d'ortie. Des analyses relativement récentes ont une fois de plus démontré que la coutume était valable et que les Anciens « étaient dans le vrai ».

A notre époque où les hypovitaminoses comme les carences d'une manière générale sont innombrables et d'autant plus dangereuses qu'elles ne sont généralement pas diagnostiquées, il n'était peut-être pas inutile de rappeler qu'effectivement, comme l'écrivait Claude Nativelle, « il y a un trésor dans les plantes ».

1. **Aliments riches en vitamines hydrosolubles**

C - ANTISCORBUTIQUE	B1 - ANTIBERIBERIQUE OU ANTINEVRITIQUE	B2 - D'UTILISATION NUTRITIVE
Fruit d'églantier.	**Levure de bière.**	**Levure.**
Fruit d'aubépine.	***Germes de céréales.***	**Extrait de levure.**
Persil.	***Foie cru.***	***Foie cru.***
Piment.	***Jaune d'œuf.***	**Extrait de malt.**
Chou vert.	**Graines de légumineuses.**	***Jaune d'œuf.***
Cresson.	**Farine de lentille.**	**Rognon.**
Oseille.	***Pois frais.***	**Camembert.**
Feuilles de radis.	**Citron.**	***Bette.***
Pois frais.	**Orange.**	**Aubergine.**
Chou de Bruxelles.	***Huître.***	**Pruneau.**
Orange.	**Châtaigne.**	**Graines de légumineuses.**
Citron.	***Pissenlit.***	**Mâche.**
Epinards.	**Graines de céréales.**	**Abricot sec.**
Bette.	**Betterave.**	**Châtaigne.**
Mâche.	***Bette.***	***Pois frais.***
Châtaigne.	**Figue sèche.**	**Blanc d'œuf.**
Pissenlit.	**Carotte.**	***Epinards.***
Foie cru.	**Chicorée.**	***Feuilles de radis.***
Pamplemousse.	***Feuilles de radis.***	***Oseille.***
Aubergine.	**Raisin sec.**	***Pissenlit.***
Chicorée.	**Pruneau.**	**Graines de céréales.**

1. Aliments riches en vitamines hydrosolubles (suite)

C - ANTISCORBUTIQUE	B1 - ANTIBERIBERIQUE OU ANTINEVRITIQUE	B2 - D'UTILISATION NUTRITIVE
Ail.	*Epinards.*	Chou.
Poireau.	*Oseille.*	*Cresson.*
Tomate.	Pain complet.	*Persil.*
Céleri.	*Persil.*	Lait (petit-lait).
Endive.	Romaine.	*Germes de céréales.*
Pomme de terre.	*Cresson.*	*Huître.*
Radis		

2. Aliments riches en vitamines liposolubles

CAROTENE PROVITAMINE A	VITAMINE A - ANTIXEROPHTALMIQUE	VITAMINE D - ANTIRACHITIQUE	VITAMINE E - DE REPRODUCTION
Persil.	Huile de foie.	Huile de foie.	Huile de germes.
Pissenlit.	Huile de thon.	Huile de thon.	Huile de blé.
Chicorée.	Huile de morue.	Huile de flétan.	*Germes de céréales.*
Endive.	Huile de poisson.	Huile de morue.	Foie.
Bette.	*Foie cru.*	Huile de hareng.	Huile d'arachide.
Epinards.	Cervelle.	Huile de sardines.	Graine de cotonnier.
Potiron.	Beurre.	Huile de merlan.	Huile de palme.
Oseille.	*Jaune d'œuf.*	*Jaune d'œuf.*	Huile de soja.
Laitue.	Œuf.	Beurre d'été.	Laitue.
Abricot.	Rognon.	Beurre de noix de coco.	*Cresson.*
Cresson.	Crème.	*Foie cru.*	Muscle de bœuf.
Feuilles de radis.	Fromages gras.	*Huître.*	Graisse de porc.
Carotte.	Graisse de bœuf.	Lait écrémé d'été.	Huile d'olive.
Pois frais.	*Huître.*		Huile de noix.
Pruneau.	Lait condensé sucré.		Beurre.
Pois sec.	Lait frais.		Pain complet.
Piment.	Viande grasse.		
Olive.			
Betterave.			
Céleri.			
Tomate.			
Amande.			
Banane.			
Germes de céréales.			
Ail.			
Noix.			

CHAPITRE XI

FORMULAIRE (1)

Au terme de cette étude, un certain nombre de précisions apparaissent nécessaires, au risque même de quelques répétitions.

Lorsqu'on relèvera sous la rubrique « anémie » les noms de l'abricot, du cresson, du pissenlit ou du raisin, on ne devra pas en conclure que ces fruits ou ces légumes doivent, *à eux seuls* et *en toutes circonstances,* suffire à provoquer une remontée des globules rouges ou du taux de l'hémoglobine. Mais ils seront incontestablement *dans tous les cas* de très utiles sinon d'incomparables traitements d'appoint.

Peut-être pourraient-ils chez certains sujets résoudre à eux seuls le problème. Mais comme je l'ai déjà écrit, je pense que pour donner aux malades le maximum de chances, il faut utiliser conjointement diverses médications synergiques : elles ne manquent d'ailleurs pas dans le domaine naturel.

Il doit être entendu par ailleurs *que ce formulaire ne saurait,* pas plus qu'un autre, *remplacer le savoir du médecin* en cas d'affections graves ou simplement mal étiquetées. En août 1961, la presse a relaté le cas d'un jeune cultivateur de dix-huit ans atteint de

(1) Qui sera utilement complété par ceux qui figurent dans mes livres « Aromathérapie » et « Phytothérapie » du même éditeur. A ce propos, on m'a parfois demandé pourquoi je n'en avais pas écrit qu'un seul. La question était apparemment judicieuse. Mais un volume de plus de 2 000 pages serait-il très maniable ?

Voir *aussi* « Aromathérapie » et « Phytothérapie »
(Valnet - Maloine)

douleurs abdominales et que son père ne tenait pas à faire examiner avant la fin des moissons. Trois jours plus tard, le malade mourait d'une péritonite appendiculaire. De tels exemples ou comparables sont hélas ! beaucoup plus fréquents qu'on ne l'imagine.

Mais ce travail saura sans doute trouver de nombreuses raisons d'être.

Les indications actuellement retenues ne sauraient être considérées comme les *seules* possibles et *définitivement fixées*. On en découvre (ou redécouvre) constamment de nouvelles à la faveur d'un hasard ou d'une expérimentation. Ainsi les décoctions de feuilles de bouleau, appliquées en compresses ou bains locaux, ont permis de guérir un certain nombre d'eczémas anciens rebelles à toutes les thérapeutiques administrées. Seul un hasard bienveillant permit un jour de découvrir le phénomène. De la même manière la myrtille, bien connue pour ses propriétés astringentes antiputrides, bactéricides (anticolibacillaires notamment) et dissolvantes uriques, se trouve, depuis quelques années seulement, préconisée pour augmenter la vision nocturne.

Pour l'instant, de nombreuses affections reconnues par le médecin pour n'être point liées à certaines lésions organiques graves (mais n'en demeurant pas moins rebelles aux diverses médications instituées) s'avèreront justiciables d'une variété de traitements simples suggérés dans cet ouvrage.

ABCÈS CHAUDS : Argile, bette, carotte, chou, citrouille, figue, laitue, lentille, melon, navet, olive, oseille, poireau.

ABCÈS DENTAIRE : Argile, chou, figue.

ABCÈS FROIDS : Argile, chou.

ACIDE URIQUE (voir goutte).

ACNÉ : Argile, chou, laitue, navet, pissenlit, tomate.

ADÉNITES : Algues, argile, chou, laminaires, varech vésiculeux.

ADIPOSITÉ (voir obésité).

ADOLESCENCE (voir croissance).

Voir *aussi* « Aromathérapie » et « Phytothérapie » (Valnet - Maloine)

AÉROCOLIE (voir aérophagie, météorisme).

AÉROPHAGIE : Argile, chou.

AFFECTIONS CARDIAQUES (voir coronarites, fatigue cardiaque, palpitations).

AFFECTIONS CARDIO-VASCULAIRES (les mêmes et artériosclérose).

AFFECTIONS FÉBRILES (voir états fébriles).

AFFECTIONS NERVEUSES (voir nervosisme).

AFFECTIONS PULMONAIRES (voir aussi bronchites, pleurésie, toux, tuberculose) : Argile, asperge, carotte, cassis, cerfeuil, cresson, figue, orge, oseille, pamplemousse, pignon doux, radis noir, radis rose, raisin.

AFFECTIONS URINAIRES (voir voies urinaires).

AIGREURS D'ESTOMAC (voir gastrite).

ALBUMINURIE : Argile, chou, haricot.

ALCOOLISME : Argile, chou, persil.

ALGIES (voir goutte, névralgies, rhumatismes).

ALLAITEMENT : Insuffisance lactée : amande douce, blé, carotte, lentille, topinambour. Pour faire tarir la lactation : artichaut, cerfeuil, persil.

ALLERGIES : Algues, radis noir.

ALOPÉCIE : Cresson.

AMÉNORRHÉES : (voir règles).

ANÉMIE : Abricot, algues, ananas, argile, asperge, aubergine, betterave, blé, carotte, champignons, châtaigne, chicorée sauvage, chou, cresson, datte, épinard, levures, mâche, melon, noix, olive, orange, persil, pissenlit, poire, poireau, pomme, prune, raifort, raisin, rhubarbe, tétragone.

ANGINES : Argile, cassis, céleri, chou, figue, mûrier noir, mûre sauvage, navet.

Voir *aussi* « Aromathérapie » et « Phytothérapie »
(Valnet - Maloine)

ANGINE DE POITRINE (urgence médicale, voir coronarites).

ANGIOCHOLITE : Pissenlit, radis noir.

ANGOISSES (voir nervosisme).

ANOREXIE (voir inappétence).

ANTHRAX (voir furonculose).

ANXIÉTÉ (voir nervosisme).

APHONIE : Argile, céleri, cerfeuil, chou, figue.

APHTES : Carotte, mûrier noir, myrtille.

APPÉTIT (voir inappétence).

ARTÉRIOSCLÉROSE : Algues, ananas, argile, artichaut, blé, carotte, cerise, chou, fraise, laminaires, levures, mâche, myrtille, noix, poireau, pomme, prune, seigle, soja, tomate, tournesol, pollen.

ARTÉRITE (voir artériosclérose).

ARTHRITISME : Ananas, argile, artichaut, asperge, banane, cassis, cerise, chicorée sauvage, chou, concombre, fraise, groseille, laitue, mâche, pamplemousse, panais, poire, poireau, pomme, pomme de terre, radis noir, radis rose, raisin, tomate.

ARTHRITE DENTAIRE (voir pyorrhée).

ARTHROSE (voir rhumatisme chronique).

ASCARIS (voir parasites intestinaux).

ASCITE : Argile, chou.

ASTHÉNIE : Abricot, algues, amande douce, argile, asperge, arachide, avoine, banane, blé, café, carotte, céleri, châtaigne, chicorée sauvage, chou, citrouille, cresson, datte, épinard, fenouil, figue, fraise, framboise, grenade, haricot, laminaires, lentille, levures, maïs, millet, mûrier noir, orange, persil, pissenlit, poire, pois chiche, pomme, prune, raisin, rhubarbe, riz, salsifis, soja, tétragone, tomate, topinambour, varech vésiculeux, pollen.

ASTHÉNIE INTELLECTUELLE (voir surmenage).

ASTHÉNIE SEXUELLE (voir impuissance).

Voir *aussi* « Aromathérapie » et « Phytothérapie » (Valnet - Maloine)

ASTHME : Argile, carotte, cerfeuil, chou, laitue, laminaires, persil, radis noir, radis rose, raifort, varech vésiculeux.

ATHÉROMATOSE (voir cholestérol).

ATONIE DIGESTIVE (voir dyspepsies).

ATONIE GASTRIQUE (voir dyspepsies).

ATONIE BILIAIRE : Persil, pissenlit, radis noir.

AZOTÉMIE : Artichaut, framboise, myrtille, pissenlit, poireau, raisin, riz, tomate.

BALLONNEMENTS (voir météorisme).

BEAUTÉ (voir visage).

BLÉPHARITE (voir paupières).

BLESSURES (voir plaies).

BRONCHITE AIGUE : Argile, carotte, cerfeuil, chou, laitue, mûrier noir, mûre sauvage, navet, pomme, radis noir.

BRONCHITE CHRONIQUE : Argile, asperge, carotte, cerfeuil, chou, coing, cresson, figue, laitue, mâche, orge, pomme, radis noir, radis rose, raifort.

BRULURES : Amande douce, argile, bette, carotte, chou, citrouille, coing, épinard, figue, laitue, melon, pomme de terre.

CALCULS (voir lithiases).

CALVITIE (voir alopécie).

CANCERS : Argile, betterave, carotte, céleri, cerfeuil, chou, cresson, datte, épinard, fraise, pêche, persil

CAPILLAIRES (voir fragilité capillaire).

CARIES DENTAIRES : Carotte.

CATARRHES (voir bronchite chronique).

CELLULITE : Algues, laminaires, persil, pissenlit, varech vésiculeux.

CÉPHALÉES : Argile, chou, pomme.

CHEVEUX (chute) : Cresson, olive.

Voir *aussi* « Aromathérapie » et « Phytothérapie »
(Valnet - Maloine)

CHLOROSE : Algues, épinard, carotte.

CHOLÉCYSTITE : Radis noir.

CHOLESTÉROL (excès de) : Artichaut, laminaires, maïs, noix, pissenlit, soja, tournesol.

CHUTES (voir contusions).

CIRCULATION (voir troubles circulatoires).

CIRRHOSE : Argile, chou.

CŒUR (voir coronarites, fatigue cardiaque, palpitations).

COLIBACILLOSE : Avocat, carotte, concombre, mâche, myrtille.

COLIQUES HÉPATIQUES : Amande douce, argile, cerfeuil, chicorée sauvage, chou, radis noir.

COLIQUES INTESTINALES : Concombre.

COLIQUES NÉPHRÉTIQUES : Amande douce, argile, céleri, chou, noisette.

COLITES (voir intestins et spasmes).

CONGESTION HÉPATIQUE (voir aussi hépatisme) : Chicorée sauvage, pissenlit, raisin.

CONJONCTIVITE : Argile, cerfeuil, chou.

CONSTIPATION : Abricot, algues, amande douce, argile, aubergine, bette, carotte, cerfeuil, cerise, chicorée sauvage, chou, citrouille, épinard, figue, fraise, framboise, groseille, laitue, laminaires, mâche, melon, mûrier noir, myrtille, olive, orange, oseille, pêche, pissenlit, pomme de terre, prune, raisin, rhubarbe, seigle, tomate, topinambour, pollen.

CONTUSIONS : Argile, cerfeuil, chou, laminaires, persil.

CONVALESCENCES : Abricot, algues, amande douce, ananas, asperge, avocat, céleri, châtaigne, datte, épinard, figue, haricot, maïs, orange, pomme, raisin, soja, topinambour.

CONVULSIONS : Argile, chou.

Voir *aussi* « Aromathérapie » et « Phytothérapie »
(Valnet - Maloine)

COQUELUCHE : Argile, chou, coing, laitue, radis noir.

CORONARITES (voir aussi artériosclérose) : Argile, chou, laminaires, pomme, seigle.

CORNÉE : (taies de la) : Pissenlit.

CORS : Figue, poireau.

CORYZA : Argile, chou.

COUPEROSE (voir visage).

COUPS (voir contusions).

COUPURES (voir plaies).

COURBATURES (voir rhumatismes).

CREVASSES : Amande douce, argile, carotte, chou, coing, concombre, olive, pomme de terre.

CROISSANCE : Abricot, algues, amande douce, ananas, aubergine, avocat, avoine, banane, blé, carotte, cerise, châtaigne, datte, figue, haricot, laminaires, levures, maïs, noisette, orange, orge, persil, salsifis, soja, topinambour.

CUIR CHEVELU (voir alopécie, cheveux).

CYSTITE : Argile, chou, navet, orge, poireau.

DARTRES : Amande douce, argile, carotte, chou, concombre, cresson, groseille, haricot, olive, oseille.

DÉBILITÉ (voir rachitisme, scrofulose).

DÉMANGEAISONS (voir prurit).

DÉMINÉRALISATION : Algues, amande douce, ananas, argile, asperge, betterave, blé, carotte, céleri, cerise, champignons, chou, datte, fraise, groseille, laitue, laminaires, levures, orange, orge, pomme, radis noir, radis rose, raisin, soja.

DENTS (voir caries).

DÉPRESSION NERVEUSE (voir surmenage).

DERMATOSES : Algues, amande douce, argile, asperge, bette, carotte, cerfeuil, chou, cresson, fraise, framboise, levures, noix, orange, pissenlit, raisin, riz, salsifis.

Voir *aussi* « Aromathérapie » et « Phytothérapie »
(Valnet - Maloine)

DIABÈTE : Argile, asperge, avoine, chicorée sauvage, chou, cresson, haricot, laitue, levures, mûrier noir, myrtille, noisette, noix, olive, pomme de terre, salsifis.

DIARRHÉES : Abricot, argile, carotte, cassis, châtaigne, chou, coing, figue de barbarie, grenade, mûrier noir, mûre sauvage, myrtille, néflier, noix, orge, poire, pomme, riz.

DIGESTIONS LENTES (voir dyspepsies).

DOULEURS GASTRIQUES (voir gastralgies).

DOULEURS INTESTINALES (voir spasmes).

DOULEURS RHUMATISMALES (voir rhumatismes).

DURILLONS : Poireau.

DYSENTERIES : Argile, châtaigne, chou, citrouille, coing, figue de barbarie, grenade, myrtille, néflier, orge, persil, rhubarbe.

DYSMÉNORRHÉES (voir règles douloureuses).

DYPEPSIES : Ananas, argile, aubergine, céleri, chou, ciboule, citrouille, fenouil, framboise, groseille, orange, orge, oseille, pamplemousse, pêche, persil, pois chiche, pomme de terre, radis noir, raifort, raisin, rhubarbe, topinambour.

ECCHYMOSES (voir contusions).

ECORCHURES (voir plaies).

ECZÉMA : Amande douce, argile, asperge, carotte, chou, cresson, navet, olive, orange, pissenlit, radis noir, raisin.

EMBARRAS GASTRIQUE (voir indigestion).

EMBONPOINT (voir obésité).

EMPHYSÈME (voir bronchite chronique).

ENERVEMENT (voir nervosisme).

ENFANTS (voir croissance, rachitisme, scrofulose).

ENGELURES : Argile, carotte, céleri, cerfeuil, chou, coing, navet, pomme de terre.

ENGORGEMENT LAITEUX (voir allaitement).

Voir *aussi* « Aromathérapie » et « Phytothérapie »
(Valnet - Maloine)

ENROUEMENT (voir aphonie).

ENTÉRITE ET ENTÉROCOLITE (voir intestins).

ENTORSE : Argile, chou.

EPILEPSIE : Argile, chou, noisette.

EPISTAXIS (voir hémorragies).

ERÉTHISME :
Cardio-vasculaire : Aubergine.
Génital : Laitue.

ERUPTIONS : Pomme de terre.

ERYSIPÈLE : Haricot, pomme de terre.

ESSOUFFLEMENT (voir asthme).

ESTOMAC (voir dyspepsies, gastralgies, ulcère).

ETATS DÉPRESSIFS (voir surmenage).

ETATS FÉBRILES : Carotte, concombre, figue, framboise, groseille, orange, orge, pamplemousse, persil, pomme, raisin.

ETOURDISSEMENTS (voir vertiges).

EXCITATION SEXUELLE : Laitue.

EXTINCTION DE VOIX (voir aphonie).

FAIBLESSE OU FATIGUE GÉNÉRALE (voir asthénie, impuissance, surmenage).

FATIGUE CARDIAQUE : Argile, chou, haricot vert (voir coronarites).

FERMENTATIONS INTESTINALES : Amande douce, carotte, cerise, ciboule, laitue, myrtille, persil, pissenlit, radis noir, radis rose, rhubarbe.

FÉTIDITÉ DE L'HALEINE (voir haleine).

FIÈVRES (voir états fébriles).

FISSURES ANALES : Argile, chou, coing.

FLATULENCES (voir météorisme).

FOIE (voir hépatisme).

Voir *aussi* « Aromathérapie » et « Phytothérapie »
(Valnet - Maloine)

FRACTURES (séquelles de) : Algues.

FRAGILITÉ CAPILLAIRE : Argile, chou, myrtille, orange, pamplemousse, sarrasin.

FRIGIDITÉ (voir impuissance).

FURONCULOSE : Argile, bette, carotte, chou, figure, laitue, levures, navet, olive, oseille, pissenlit, raisin.

GALE : Cresson, pomme.

GANGRÈNE : Argile, chou.

GASTRALGIES : Argile, carotte, chou, coing, fenouil, figue, laitue, pomme, pomme de terre.

GASTRITE (voir gastralgies et ulcère).

GERÇURES (voir crevasses).

GINGIVITE : Figue, mûrier noir, mûre sauvage, myrtille, orange.

GLANDES ENDOCRINES (voir troubles glandulaires).

GOITRE : Argile, chou, laminaires, varech vésiculeux.

GOUTTE : Ananas, argile, artichaut, asperge, carotte, cassis, céleri, cerfeuil, cerise, chicorée sauvage, chou, concombre, fraise, framboise, groseille, haricot, laitue, melon, navet, néflier, olive, persil, pissenlit, poire, poireau, prune, radis noir, raifort, raisin, salsifis, tomate, topinambour, varech vésiculeux.

GRAVELLE : Carotte, chicorée sauvage, concombre, navet, néflier, pissenlit.

GRIPPE : Argile, chou, orange.

GROSSESSE : Amande douce, avocat, blé, datte, figue, millet, noisette, poire, pomme, raisin (voir aussi convalescences).

HALEINE FÉTIDE : Algues, argile, artichaut, persil, pissenlit, pomme.

HÉMATURIE : Pêche, pourpier.

HÉMOPHILIE : Pourpier.

HÉMOPTYSIE : Coing, pourpier.

Voir *aussi* « Aromathérapie » et « Phytothérapie »
(Valnet - Maloine)

HÉMORRAGIES : Mûrier noir, mûre sauvage, myrtille, pourpier.

HÉMORRAGIES GASTRO-INTESTINALES : Carotte.

HÉMORROIDES : Argile, bette, cerfeuil, châtaigne, chou, melon, myrtille, pissenlit, poireau, pomme de terre.

HÉPATISME : Argile, artichaut, asperge, aubergine, avocat, carotte, cassis, céleri, cerfeuil, cerise, chicorée sauvage, chou, coing, cresson, fraise, groseille, haricot vert, laitue, myrtille, olive, orange, orge, pamplemousse, persil, pissenlit, pomme, pomme de terre, prune, radis noir, raifort, raisin, rhubarbe.

HERPÈS : Pomme.

HYDROPISIE : Cerfeuil, cresson, groseille, raifort.

HYPERACIDITÉ GASTRIQUE (voir gastralgies).

HYPERCHOLESTÉROLÉMIE (voir cholestérol).

HYPERGLYCÉMIE (voir diabète).

HYPERTENSION ARTÉRIELLE : Algues, fraise, laminaires, olive, raisin, riz, seigle.

HYPERTHYROIDIE : Maïs.

HYPERVISCOSITÉ SANGUINE : Algues, asperges, laminaires, orange, pamplemousse, seigle, tomate, varech vésiculeux.

HYPOACOUSIE (voir surdité).

HYPOTENSION : Orge.

HYPOTHYROIDIE (voir insuffisance thyroïdienne).

ICTÈRE : Argile, artichaut, carotte, céleri, cerfeuil, chicorée sauvage, chou, groseille, laitue, pissenlit, radis noir, radis rose.

IMPÉTIGO : Argile, carotte, chou.

IMPUISSANCE : Avoine, céleri, pignon doux (voir aussi asthénie et surmenage).

INAPPÉTENCE : Abricot, céleri, chicorée sauvage, coing, cresson, framboise, orange, pamplemousse, persil, raifort, rhubarbe, tomate, pollen.

Voir *aussi* « Aromathérapie » et « Phytothérapie »
(Valnet - Maloine)

INDIGESTION : Coing, framboise.

INFARCTUS DU MYOCARDE (voir coronarites).

INFECTIONS INTESTINALES (voir fermentations intestinales et intestins).

INFECTIONS PULMONAIRES (voir affections pulmonaires).

INFECTIONS URINAIRES (voir voies urinaires).

INSECTES (voir piqûres).

INSOLATION : Argile, chou.

INSOMNIE : Abricot, argile, avoine, chou, citrouille, laitue, pêche, pomme.

INSTABILITÉ (voir nervosisme).

INSUFFISANCE HÉPATIQUE (voir hépatisme).

INSUFFISANCE RÉNALE (voir oligurie).

INSUFFISANCE SURRÉNALE : Céleri.

INSUFFISANCE THYROIDIENNE : Algues, avoine.

INTESTINS (entérite, colite) : Argile, artichaut, avocat, carotte, chou, citrouille, figue, groseille, laminaires, levures, mâche, mûrier noir, myrtille, navet, néflier, orange, orge, pissenlit, pomme, pourpier, raisin, tomate, pollen (voir aussi spasmes).

INTOXICATIONS (alimentaires et autres) : Ananas, argile, artichaut, concombre, levures, orange, pamplemousse, panais, prune, raisin, tomate.

IRRITABILITÉ (voir nervosisme).

IVRESSE : Argile, chou.

JAMBES (voir artérite, troubles circulatoires, varices).

JAUNISSE (voir ictère).

LACTATION (voir allaitement).

LARYNGITE (voir aphonie).

LASSITUDE (voir asthénie).

Voir *aussi* « Aromathérapie » et « Phytothérapie »
(Valnet - Maloine)

LEUCORRHÉES (voir pertes blanches).

LITHIASES :

Lithiases biliaires : Ananas, artichaut, cerise, cresson, fraise, laitue, olive, pissentlit, pomme de terre, radis noir, radis rose, raisin, tomate.

Lithiases urinaires : Amande douce, argile, asperge, avoine, céleri, cerfeuil, cerise, chou, cresson, fraise, groseille, haricot, mâche, melon, navet, néflier, noisette, noix, pêche, persil, pissenlit, poireau, pois chiche, pomme, pourpier, radis noir, raifort, raisin, tomate.

LOMBALGIES, LUMBAGO (voir névralgies, rhumatismes).

LYMPHANGITE : Argile, chou.

LYMPHATISME : Algues, argile, cerfeuil, chou, cresson, laminaires, raifort, varech vésiculeux.

MAINS (entretien des : voir visage).

MALADIES INFECTIEUSES (voir états fébriles).

MASTITE : Persil.

MAUX DE TETE (voir céphalées).

MÉLANCOLIE (voir neurasthénie, surmenage).

MÉMOIRE (troubles de la : voir surmenage).

MÉNOPAUSE : Abricot, algues, argile, banane, carotte, cerise, châtaigne, chou, datte, épinard, figue, noisette, orange, pamplemousse, seigle, soja, topinambour.

MÉNORRAGIES (voir hémorragies).

MENSTRUATION (voir règles).

MÉTRITES (voir pertes blanches).

MÉTÉORISME : Argile, coing, fenouil, orange, persil.

MÉTRORRAGIES (voir hémorragies).

MIGRAINES : Amande douce, argile, cerise, chou, fenouil.

MORSURES : Argile, chou.

Voir *aussi* « Aromathérapie » et « Phytothérapie »
(Valnet - Maloine)

MUGUET : Myrtille.

MYXŒDÈME : Algues.

NÉCROSE (voir gangrène).

NÉPHRITE (voir voies urinaires).

NERFS (voir nervosisme).

NERVOSISME : Abricot, argile, aubergine, avocat, avoine, betterave, céleri, chou, coing, laitue, levures, pêche, persil, pomme, soja, pollen.

NEURASTHÉNIE : (voir surmenage).

NÉVRALGIES : Algues, amande douce, argile, chou, olive, persil, raifort (voir aussi rhumatismes).

NÉVRITES : Argile, bette, chou, levures.

NÉVROSES (voir nervosisme).

OBÉSITÉ : Algues, céleri, cerise, laminaires, navet, panais, pissenlit, poireau, pomme, pomme de terre, varech vésiculeux (voir aussi pléthore).

ŒDÈMES : Argile, cerfeuil, chou, persil, raisin.

OLIGURIE : Argile, artichaut, asperge, aubergine, café, cerfeuil, cerise, chou, citrouille, cresson, haricot, melon, pamplemousse, panais, persil, pissenlit, poireau, pois chiche, pomme, pourpier, prune.

OPHTALMIES : Cerfeuil, laitue, persil.

OTALGIES : Amande douce, argile, chou, pomme.

OTITES : Argile, chou.

OXYURES : Persil (voir parasites intestinaux).

PALPITATIONS : Amande douce, argile, asperge, aubergine, chou, laitue.

PALUDISME : Néflier, orange, persil.

PANARIS : Argile, chou (voir abcès).

Voir *aussi* « Aromathérapie » et « Phytothérapie »
(Valnet - Maloine)

PAPILLOMES (voir verrues).

PARALYSIE : Argile, chou, raifort.

PARASITES INTESTINAUX : Argile, carotte, chou, citrouille, cresson, grenade, noix, persil, poireau, pois chiche, pourpier, rhubarbe.

PATRAQUERIE (voir asthénie, surmenage).

PEAU (voir dermatoses, visage).

PERTES BLANCHES : Argile, chou, coing, noix, oseille, persil, raifort.

PHARYNGITES : Argile, chou, myrtille.

PIQURES D'INSECTES : Argile, cerfeuil, chou, persil, poireau, tomate.

PLAIES : Argile, carotte, céleri, chou, persil, poireau, varech vésiculeux.

PLAIES ATONES : Argile, banane, carotte, céleri, cerfeuil, chou, cresson, épinard, figue, myrtille, noisette, persil, pomme, pomme de terre.

PLÉTHORE : Céleri, cerise, fraise, groseille, laitue, mâche, pamplemousse, persil, pissenlit, pomme, seigle, tomate.

PLEURÉSIE : Argile, chou.

POUMONS (voir bronchites).

PRIAPISME : Laitue.

PROSTATISME : Argile, chou.

PRURIT : Amande douce, cerfeuil, concombre.

PSYCHASTHÉNIE (voir neurasthénie, surmenage).

PUTRÉFACTIONS INTESTINALES (voir fermentations).

PYORRHÉE ALVÉO-DENTAIRE : Argile, chou, olive, pissenlit, raifort.

RACHITISME : Abricot, algues, argile, blé, carotte, chou, épinard, laminaires, levures, noix, olive, radis noir, radis rose, soja, varech vésiculeux, pollen.

Voir *aussi* « Aromathérapie » et « Phytothérapie » (Valnet - Maloine)

RÈGLES :
Absentes : Persil.
Douloureuses : Argile, chou, laitue, persil.
Insuffisantes : Fenouil, figue, persil.

REINS (voir voies urinaires).

RESPIRATION DIFFICILE (voir asthme).

RETOUR D'AGE (voir ménopause).

RHUMATISMES CHRONIQUES : Algues, argile, artichaut, asperge, carotte, cassis, céleri, cerfeuil, cerise, chou, cresson, fenouil, fraise, framboise, groseille, haricot, laminaires, melon, néflier, olive, oseille, persil, pissenlit, poire, poireau, pomme, prune, radis noir, radis rose, raifort, raisin, salsifis, tomate, topinambour, varech vésiculeux, pollen.

RHUME : Argile, chou (voir aussi bronchites).

RHUME DES FOINS (voir asthme).

RIDES (voir visage).

SALPINGITES : Argile, chou.

SCIATIQUE (voir rhumatismes).

SCORBUT : Argile, cerfeuil, chou, cresson, épinard, groseille, orange, pissenlit, pomme de terre, radis noir, radis rose, raifort.

SCROFULOSE : Algues, aubergine, carotte, céleri, laminaires, noix, raifort, varech vésiculeux.

SÉBORRHÉE : Argile, chou.

SÉNESCENCE : Abricot, algues, argile, banane, carotte, cerise, châtaigne, chou, datte, épinard, figue, noisette, orange, pamplemousse, seigle, soja, topinambour.

SIALORRHÉE : Coing.

SINUSITE : Argile, chou.

SPASMES : Amande douce, argile, chou, laitue, pêche.

SPERMATORRHÉE : Laitue.

Voir *aussi* « Aromathérapie » et « Phytothérapie »
(Valnet - Maloine)

STOMATITES (voir gingivites).

SUDATION (des pieds, aisselles) : Amande douce.

SURDITÉ : Amande douce, argile, chou.

SURMENAGE INTELLECTUEL : Abricot, algues, amande douce, arachide, asperge, avocat, avoine, banane, blé, café, céleri, châtaigne, datte, épinard, haricot, laminaires, millet, orange, poire, pomme, prune, raisin, riz, soja, pollen.

SYMPATHIQUE (voir dyspepsies, spasmes).

SYSTÈME NERVEUX (voir nervosisme, surmenage).

TACHES DE ROUSSEUR : Amande douce, concombre, cresson, persil, pissenlit.

TAIES (voir cornée).

TÉNIA : Carotte, citrouille, grenade, noisette, noix.

TEIGNE : Pomme.

TÊTE (voir céphalées, migraine).

THYROIDE (voir goitre, hyperthyroïdie, insuffisance thyroïdienne, myxœdème).

TICS : Argile, chou.

TOUX : Amande douce, argile, chou, coing, laitue, navet, radis noir.

TRACHÉITE : Figue, radis noir.

TRANSPIRATION (voir sudation).

TROUBLES CIRCULATOIRES : Algues, argile, chou, laminaires, myrtille, pissentlit.

TROUBLES GLANDULAIRES : Algues, laminaires, soja, varech vésiculeux.

TUBERCULOSE : Algues, amande douce, argile, betterave, blé, céleri, cerise, chou, coing, cresson, datte, fraise, melon, noisette, noix, orge, pignon doux, poire, raifort.

TUMEURS : Bette, carotte, céleri, navet.

Voir *aussi* « Aromathérapie » et « Phytothérapie »
(Valnet - Maloine)

TUMEURS BLANCHES : Argile, chou, oseille.

TYPHOIDE : Orge.

ULCÈRES GASTRO-DUODÉNAUX : Argile, carotte, chou, pommes, pomme de terre.

ULCÈRES DE JAMBES (voir plaies atones).

URÉE (voir azotémie).

VARICES : Argile, chou, myrtille, pissenlit.

VERRUES : Argile, chou, figue, pissentlit, salsifis.

VERS (voir parasites intestinaux).

VERTIGES : Fenouil, orange.

VÉSICULE BILIAIRE (voir cholécystite, hépatisme, lithiase biliaire).

VESSIE (voir cystite, voies urinaires).

VIEILLISSEMENT (voir sénescence).

VISAGE : Abricot, amande douce, ananas, argile, carotte, cerfeuil, cerise, chou, coing, fraise, melon, orange, pêche, persil, poireau, pomme, raisin.

VISCOSITÉ SANGUINE (voir hyperviscosité sanguine).

VOIES URINAIRES : Argile, chicorée sauvage, chou, citrouille, cresson, figue, framboise, groseille, laitue, orge, pissenlit, poireau, pourpier, raisin.

VOMISSEMENTS NERVEUX : Fenouil.

VUE (faiblesse de la) : Myrtille.

YEUX LARMOYANTS : Chou.

ZONA : Chou.

CHAPITRE XII

ADRESSES UTILES

- Syndicat national des producteurs de plantes médicinales : 91490 Milly-la-Forêt.
- UNADIET (Union syndicale des détaillants spécialisés en produits diététiques), 163, rue Saint-Honoré - 75001 Paris.
- Répression des fraudes : pour Paris, 12-14, quai de Gesvres - 75004.
  Autres départements : préfectures.
- *Trois mensuels* clairement rédigés : informations générales, articles spécialisés, nombreux conseils :
  — *Vie et Santé* - 60, avenue Émile-Zola - 77190 Dammarie-les-Lys.
  — *Vie naturelle* - B.P. 39 - 83501 La Seyne/Mer Cédex.
  — *Médecines douces* - 40, rue de Paradis - 75010 Paris.
  Deux trimestriels particulièrement recommandés, de très haute qualité :
  — *Ecologie*. Directeur Lucie Voix, 83780 Flayosc (5 numéros par an).
  — *Nature et Progrès*. Directeur Roland Chevriot, Château de Chamarande - 91730 Chamarande
  qui publie également le *Guide de la vente directe* de produits de l'agriculture biologique.

- *Pour les professionnels,* deux trimestriels très techniques :
  - — *Plantes médicinales et Phytothérapie.* Directeur Pr R. Paris, Secrétaire Pr Jolivet. Faculté mixte de Médecine et de Pharmacie - 49000 Angers.
  - — *Médecine et Nutrition.* Directeur Pr H. Gounelle, 4, av. de l'Observatoire - 75005 Paris.

Les S.A.M.U., Les S.M.U.R.
Les Centres anti-poison
en France

(extraits du « *Particulier* »
mai 1980)

• **Les S.A.M.U. ou S.M.U.R.**

1) Qu'est-ce qu'un S.A.M.U. ou un S.M.U.R. ?

C'est, en un sens, l'hôpital qui vient aux malades en détresse ou aux accidentés pour leur apporter sur les lieux du sinistre ou chez eux les soins d'urgence.

• Le S.M.U.R. — Service mobile d'urgence et de réanimation — a été le premier à être créé. C'est une ambulance médicalisée, ayant à son bord des étudiants en médecine en fin de scolarité, qui ont généralement suivi un enseignement particulier.

• le S.A.M.U. — Service d'aide médicale urgente — est apparu en 1973. Il peut envoyer, en tout lieu, par véhicules terrestres ou aériens des équipes médicales ; il dispose donc d'ambulances terrestres, d'hélicoptères ou d'avions ; il a accès aux lits d'accueil hospitalier ou dispose en propre de structures d'accueil.

Le S.A.M.U. doit être en mesure de contrôler la totalité des ressources médicales d'un département ou d'une région (lits disponibles, liste de médecins de garde), et de faire intervenir ses propres S.M.U.R. ou ceux des autres hôpitaux.

2) Où s'adresser ?

Abbeville (80) SMUR ..	24.28.50
Agen SAMU 47	66.12.24
Aix-en-Provence (13) SMUR	23.98.00
Ajaccio SAMU 20	21.50.50
Albi SMUR 81	54.25.87
Alès (30) SMUR	52.14.24
Amiens SAMU 80	91.33.33
	91.00.51
Angers SMUR 49	88.69.51
Angoulême SAMU 16 ...	95.27.61
Annecy SAMU 74	51.21.21
Argenteuil (95) SMUR....	961.16.20
Arras (62) SAMU.........	21.51.51
Aubagne (13) SMUR	03.60.90
Auch SAMU 32	05.11.10

Aulnay-sous-Bois
(93) SMUR 939.66.60
Aurillac SAMU 15 .... 48.45.45
Auxerre SAMU 89 .... 52.45.67
Avallon (89) SMUR 34.02.36
Avignon (84) SMUR 81.01.90
Bayonne SAMU 64A 63.33.33
Beauvais (60) SMUR 448.48.94
Besançon SAMU 25 ...... 82.80.23
Béthune (62) SMUR 25.30.00
Béziers (34) SMUR 76.00.00
Blois SAMU 41 .... 78.78.78
Bobigny SAMU 93 .... 831.04.60
830.32.50
830.75.34
Bordeaux SAMU 33 ...... 96.70.70
Boulogne-sur-Mer
(62) SMUR 30.12.12
Bourges SAMU 18 .... 70.70.70
Bourgoin (voir Grenoble)
Bressuire (79) SMUR 65.00.48
65.12.32
Brest SAMU 29 .... 46.11.33
Briey (54) SMUR 21.15.45
Caen SAMU 14 .... 94.45.45
94.49.99
Cahors SMUR 46 .... 35.07.97
Carcassonne SAMU 11 .. 25.00.00
Carhaix (29) SMUR 93.01.19
Castres (81) SMUR 59.24.00
Châlons-sur-Marne
(51) SMUR 68.12.74
Chalon-sur-Saône
(71) SMUR 48.85.00
Chambéry SAMU 73 ..... 69.25.25
Charleville-Mézières
SAMU 08 .... 57.21.21
Chartres (28)
SMUR 21.53.50
Château-Salins
(57) SMUR 05.10.89
05.11.34
05.10.68

Cherbourg (50)
SMUR 52.61.11
Clamart (92)
SMUR 630.21.22
Clermont-Ferrand (63)
SAMU 26.56.70
Clichy (Beaujon)
(92) SMUR 739.33.40
Colmar SMUR 68 .... 41.16.00
Compiègne (60)
SMUR 420.99.20
Corbeil SAMU 91 .... 088.33.33
088.20.59
Créteil SAMU 94 .... 207.51.41
Dax (40)
SMUR 74.22.22
Dieppe (76) SMUR 84.84.84
Dijon SAMU 21 .... 41.12.12
Dôle (39) SMUR 72.24.03
Draguignan (83)
SMUR 68.15.26
Dreux (28) SMUR 46.28.47
Eaubonne (95) SMUR ... 959.55.20
Etampes (91) SMUR 494.80.74
Evreux SAMU 27 .... 39.00.00
Fécamp (76) SMUR 28.41.11
Figeac (46) SMUR 34.22.70
Fréjus St-Raphaël
(83) SMUR 95.44.44
Gap SAMU 05 .... 51.02.15
Garches SAMU 92 .... 741.79.11
Gisors (27) SMUR 30.91.11
Gonesse (95)
SMUR 985.96.22
Gourdon (46) SMUR 37.01.04
Grenoble SAMU 38 ...... 42.42.42
Haguenau (67)
SMUR 93.12.22
Kremlin-Bicêtre
(94) SMUR 677.81.77
Laon (02) SMUR 23.29.30
La Rochelle
SAMU 17 .... 41.23.23

La Roche-sur-Yon (85) SAMU	62.62.15
Le Havre SAMU 76 B	21.11.00
Le Mans SMUR 72	84.96.11
Le Puy SAMU 43	02.02.02
Les Escaldes (66) SMUR	30.08.01
Libourne (33) SMUR	51.05.05
Lille SAMU 59	54.22.22
Limoges SAMU 87	33.33.33
Lisieux (14) SMUR	31.17.76
Longjumeau (91) SMUR	909.59.20
Lons-le-Saunier SAMU 39	47.29.47
Lourdes (65) SMUR	94.22.58
Lunel (34) SMUR	71.10.50
Lunéville (54) SMUR	73.21.68
Lyon SAMU 69	54.51.55
Mâcon (71) SMUR	38.19.82
Marseille SAMU 13	49.49.49
Meaux (77) SMUR	433.01.33
Melun SAMU 77	437.10.11
Metz SAMU 57	762.27.11
Millau (12) SMUR	60.11.27
Moissac (82) SMUR	04.03.80
Montauban (82) SMUR	03.51.01
Mont-de-Marsan (40) SAMU	75.44.44
Montdidier (80) SMUR	78.04.76
Montélimar (26) SMUR	01.60.53
Montfermeil (93) SMUR	936.11.34
Montmorency (95) SMUR	964.38.71
Montpellier SAMU 34	63.00.00
Montreuil (93) SMUR	858.90.80
Morlaix (29) SMUR	88.60.00
Moulins SAMU 03	44.24.73
Mulhouse SAMU 68	44.22.44
Nancy SAMU 54	332.85.79
Nantes (44) SMUR	47.10.10
Narbonne (11) SMUR	32.04.00
Nevers SMUR 58	57.31.41
Nice SMUR 06	55.91.50
Nîmes SAMU 30	67.00.00
Orléans SAMU 45	63.33.33
Paris SAMU 75	567.50.50
— Aéroports (service médical) :	
Le Bourget	284.06.55
Charles de Gaulle	862.28.00
Orly	687.60.44
— La Pitié SMUR	336.04.56
— Lariboisière SMUR	878.00.66
— Necker SMUR	567.50.50
— Saint-Antoine SMUR	344.33.33
Pau SAMU 64B	27.15.15
Pamiers (09) SMUR	67.18.56
Pamiers (09) SMUR	67.18.56
Péronne (80) SMUR	84.10.86
Perpignan SAMU 66	61.06.66

Poissy (78) SMUR 965.56.10
Poitiers SAMU 86......... 88.33.34
Pont-à-Mousson
(54) SMUR 81.11.78
Pontivy (56)
SMUR 25.00.28
Pontoise SAMU 95 .... 464.52.53
Provins (77) SMUR 400.17.54
Quimper (29)
SMUR 95.44.22
Reims SAMU 51 .... 06.07.08
Rennes SMUR 35 .... 79.13.14
(35) SMUR 89.13.13
Roanne (42) SMUR 71.76.73
Rodez SMUR 12 .... 68.15.84
Rouen SAMU 76A 88.44.22
Saint-Brieuc (22)
SMUR 33.68.03
Saint-Denis (93)
SMUR 752.23.04
Saint-Etienne
SAMU 42 .... 57.42.42
Saint-Gaudens (31)
SMUR 89.33.33
Saint-Germain-en-Laye
(78) SMUR 973.20.01
Saint-Julien
(74) SMUR 49.11.33
Saint-Nazaire
(44) SMUR 70.42.42
Saint-Quentin
(02) SMUR 62.67.94
Salon (13) SMUR 56.09.37
Sarrebourg (57)
SMUR 03.22.32
Saverne (67)
SMUR 91.13.51
Semur-en-Auxois
(21) SMUR 97.91.11
Senlis (60)
SMUR 453.01.71
Sète (34) SMUR 74.34.30
Strasbourg SAMU 67 .... 33.33.33
Tarbes SAMU 65.......... 44.44.62
Thionville (57)
SMUR 88.16.85
Toul (54)
SMUR 43.12.49
Toulon SAMU 83 .... 27.07.07
Toulouse SAMU 31 ...... 49.33.33
49.11.33
Tours SAMU 37........... 64.44.44
Troyes SAMU 10.......... 82.33.33
Tulle (19) SMUR.......... 26.21.50
Valence SMUR 26 .... 42.22.00
Vannes SMUR 56......... 54.22.42
Vendôme (41)
SMUR 77.25.88
Verdun (55)
SMUR 86.09.80
Verneuil-sur-Avre
(27) SMUR 32.07.90
Vernon (27)
SMUR 51.00.75
Versailles
SAMU 78 .... 950.92.33
Vienne (voir Grenoble).
Villefranche-de-Rouergue
(12) SMUR 45.13.67
Villeneuve-Saint-Georges
(94) SMUR 925.10.90
Voiron (38) SMUR 05.00.92

- **Les centres anti-poison**

Angers 48.21.21
Bordeaux.................... 96.40.80
Clermont-Ferrand 27.33.33
Grenoble 42.42.42
Lille 54.55.56
Lyon......................... 54.14.14
Marseille 75.25.25
Montpellier 63.24.01
Nancy 32.36.36

Nantes	48.38.88	Rouen........................	88.44.00
Paris...........................	205.63.29	Strasbourg	35.41.03
Reims	06.07.08	Toulouse	49.33.33
Rennes........................	59.22.22	Tours.........................	66.15.15

CHAPITRE XIII

ANNEXES

DU TABAC DANS LA SOUPE

Le tabac au secours de la faim du monde, qui l'eut cru ? Ce rêve est néanmoins en cours de réalisation car « l'herbe à Nicot » s'est révélée d'une exceptionnelle richesse en protéines comestibles dont on connaît le rôle capital dans une alimentation équilibrée.

Pour beaucoup d'usagers, protéines (ou protides) sont avant tout, sinon exclusivement, synonymes de viande ou de poisson. Or, de nombreux végétaux en contiennent, et parfois beaucoup plus que l'aliment carné. Il en est ainsi des levures alimentaires, des champignons, du soja, du maïs, du pois, du pois chiche, du haricot, des algues... L'homme étant, jusqu'à plus ample informé, toujours classé dans la catégorie des omnivores, on admet généralement que son alimentation doit faire la part aux produits animaux à côté des légumes, des fruits et des céréales. Mais contrairement à ce que beaucoup pensent, la viande n'est pas la nourriture énergétique au long cours idéale. En plus, c'est un aliment cher, donc pour nantis, car l'animal ne restitue sous forme de viande que 6 à 20 % des protéines qu'il absorbe. Par ailleurs, si certains végétaux fournissent de 25 à 30 % (et plus) de protéines, la viande n'en contient que 15 à 20.

On mesure donc tout l'intérêt de chercher à obtenir des protéines végétales toujours en plus grand nombre.

L'incroyable déficit français

La notion de solidarité internationale exige que les pays les mieux pourvus apportent leur aide aux nations défavorisées, surtout dans le domaine alimentaire. Qu'un seul enfant puisse encore mourir de faim à notre époque est à la mesure de la honte que les occidentaux, comme aussi les ressortissants d'autres pays de divers continents, devraient normalement tous ressentir. Or 15 à 20 millions d'enfants meurent de faim chaque année à la surface du globe.

Comme tout un chacun, je ne méconnais pas l'opinion de certains de nos concitoyens, pas seulement des Français loin de là, pour qui cette mortalité est un bien, une sorte de sélection « naturelle », puisque les dirigeants des pays en voie de développement se refusent à limiter les naissances alors qu'ils connaissent, ou devraient connaître, leur impossibilité de remédier aux disettes. Pour d'autres partisans de laisser se poursuivre l'hécatombe, se rappelant sans doute « qu'on est souvent trahi par ceux que l'on a initiés » (ici on comprendra : sauvés de la mort par inanition), l'actuelle situation, longuement entretenue, retardera d'autant l'heure où ces peuples deviendront assez puissants pour envisager notre destruction, y participer ou, d'eux-mêmes, finalement l'obtenir.

Tous les raisonnements peuvent être respectables, sans que nous ayions toutefois l'obligation de les faire nôtres. Et pour des situations aussi atroces, refusons farouchement.

Il paraît que la plus jolie femme ne peut donner que ce qu'elle a. S'il est notoire que la France a de tout temps participé, sous tous les climats et selon ses moyens, aux mesures de sauvetage qui lui paraissaient s'imposer, il est une chose qu'elle serait actuellement bien en peine de réaliser, c'est l'exportation — même pour une cause sacrée — d'un seul gramme de protéine végétale étant donné son incroyable déficit en la matière.

Tributaire de l'étranger à 92 % dans ce domaine, notre pays a importé en 1979 pour 4,5 milliards de protéines, ce qui place ce secteur au troisième rang des responsables de notre déficit commercial, le premier étant le domaine pétrolier — ce qui n'étonnera personne — et le deuxième le marché du bois !... Je croyais jusqu'ici que la forêt française était la plus fournie d'Europe (1).

Heureusement, tout n'est jamais perdu même quand l'incompétence, soigneusement entretenue, associée à des intérêts sans nombre, oblige à de douloureux réveils. Car, même s'ils nourrissent de louables vertus philanthropiques, quoique bien cachées, plusieurs trusts français (et de la Communauté, pour rester entre nous) ont depuis quelque temps entrevu de sympathiques revenus se profiler. Il convient néanmoins de les féliciter. Les protides végétales fournies par les usines ne seront, nous le savons déjà, pas tellement bon marché, mais elles seront quand même beaucoup moins chères que la viande. Elles auront, de ce fait, toutes les chances de mettre un frein à l'ahurissant gaspillage, caractéristique première des pays industrialisés.

Protides végétales sans limites

Cette dépendance actuelle, non d'hier, de la France en protéines alimentaires est, en réalité, le fait des Français eux-mêmes qui, selon P. Méhaignerie, ministre de l'Agriculture en novembre 1980, « veulent des réformes mais répugnent aux changements ». La situation économique du pays n'est — on ne cesse de nous le ressasser — pas spécialement réjouissante : tout est en baisse (en récession pour employer le terme convenable... inconnu du Larousse en 1926), sauf le nombre des chômeurs, et la consommation de la viande qui s'est multipliée par 1,5 depuis quinze ans.

Pour suivre la demande en bifteck (on ne gagne plus son pain mais son bifteck à la sueur de son front), il a fallu améliorer le rendement des animaux d'élevage (hormones et antibiotiques y ont été, et y sont toujours hélas, pour quelque chose) en leur donnant de plus en plus de protéines, surtout du soja mais, comme ceux du pétrole, les prix du soja se sont emballés depuis quelques années. Et comme la majorité des tourteaux de soja nous vient des Etats-Unis et du Brésil, et qu'un certain embargo a vu le jour en 1973, un « plan protéines » a été décrété en France... trois ans plus tard...

(1) 14 millions d'hectares, en fait mal mis en valeur.

Depuis, furent augmentées les surfaces cultivées en pois, féveroles, colza, tournesol, fourrages... En convertissant à ces cultures un million d'hectares sur les vingt-quatre millions cultivables, la France peut espérer faire passer sa dépendance de 92 % à 65 %. Il y a donc encore beaucoup à faire et, comme on peut en déduire, le programme d'obtention des protides végétales est, en fait, sans limites.

Le tabac nourricier

Car il s'agit à la fois de nourrir un cheptel en constante progression, et aussi le consommateur humain. Plusieurs conditions doivent être prises en considération : de grandes surfaces cultivées, des végétaux reconnus les plus riches en protéines, enfin l'équilibre souhaitable des protéines en acides aminés possédant la valeur biologique nécessaire, une qualité nutritionnelle au moins égale à celle de la viande.

D'où les trois catégories de protéines d'extraction actuellement retenues :

— celles produites par les légumineuses et les oléagineux : soja, arachide, colza, pois, féveroles, tournesol...;

— celles produites par certains micro-organismes : levures, algues, bactéries, champignons ;

— celles produites par certaines plantes : tay-grass, luzerne, sorgho...

Dans les plantes vertes, on distingue les protéines *chloroplastiques* et les protéines *cytoplasmiques*, ces dernières étant, en raison de leurs fonctions enzymatiques, pour les animaux monogastriques (un seul estomac) dont l'homme fait partie, les seules digestes, au contraire des protéines chloroplastiques (très fibreuses et de poids moléculaire élevé) qui ne peuvent être assimilées que par les ruminants.

La recherche prépondérante de plantes riches en protéines cytoplasmiques a porté, et porte toujours, sur les plantes potagères, fourragères, ornementales (rappelons-nous que la pomme de terre fut d'abord connue en France pour ses fleurs qui, un jour, agrémentèrent la boutonnière de Louis XVI), médicinales, ... C'est ainsi que le tabac *(nicotiana tabacum)* se révéla l'une des sources les plus importantes de protéines de grande valeur alimentaire.

De la famille des Solanacées, comme la pomme de terre, la tomate et l'aubergine, connu surtout comme herbe à fumer, le tabac comporte de nombreuses variétés classées dans les espèces *Nicotiana rustica et Nicotiana tabacum.*

C'est Christophe Colomb qui, en même temps que l'Amérique, le découvrit en 1492. Acclimaté en Europe une soixantaine d'années plus tard, le tabac fut introduit en France par Jean Nicot, alors ambassadeur à Lisbonne. Richelieu eut tôt fait de prélever un droit d'entrée que Colbert transforma en privilège royal concernant la fabrication du tabac à fumer, sa vente et sa distribution (le premier tabac de troupe fut perçu par les soldats de Louis XIV).

A l'époque, la culture se faisait en Franche-Comté, en Alsace et dans les Flandres. Etendue depuis à d'autres régions (Lot-et-Garonne, Dordogne, ...), la culture du tabac est actuellement en nette régression (70 000 ha recensés en 1970, 18 000 en 1980), en raison probablement des contraintes attachées : semis (1) sous abri avant repiquage des plants — entre 15 000 et 50 000 à l'ha (2) — lorsqu'ils présentent 8 à 10 feuilles et 10 à 20 cm de hauteur. Au total, environ 2 500 heures de travail à l'ha.

Pour se développer, le tabac exige des éléments fertilisants en importantes quantités : azote, phosphore, potassium, chlore, calcium, magnésium, soufre... des oligo-éléments : fer, cuivre, zinc, manganèse, molybdène, bore... Pour en donner une idée : 150 à 250 kg de phosphore à l'ha, 150 kg de calcium, 150 à 400 kg de soufre, etc...

La récolte du tabac se fait en 3 temps, feuille par feuille, de la base vers le sommet. Avant complète maturité, on récolte un tabac léger, et plus tard un produit « corsé ».

Le triage succède, puis le séchage effectué dans des séchoirs, soit à l'air et au soleil, soit à l'air pulsé non chauffé, soit à l'air chaud... les modalités pouvant se combiner.

(1) A titre de curiosité : il y a quelque 12 000 graines de tabac au gramme.

(2) Aux fortes densités de plantation, la teneur en nicotine du tabac diminue.

La fermentation nécessaire exige des empilages, le retournement des piles, avec le contrôle de la température qui peut avoisiner 60°. Pendant ces diverses opérations, certains produits apparaissent (acides gras, aldéhydes, ...) quand d'autres diminuent, c'est le cas de la nicotine qui perd entre 15 et 30 % de sa masse.

Alcaloïde majeur, et redouté, du tabac, la nicotine (0,5 à 1,6 % du poids sec de la plante) est accompagnée de nombreux autres parmi lesquels la nicotéine, la nicotimine, la nicotelline, la nicotyrine, pyrolydène, anabasine,... formant 1,8 à 6 % de la concentration totale en alcaloïdes.

La fermentation corrige heureusement certaines de ces caractéristiques, en transformant par exemple la nicotine en vitamine PP (amide nicotinique) (cf. vitamine B_3 au chapitre III).

Dernier stade de la minutieuse préparation du tabac : la fermentation achevée, les piles sont emballées pour être mélangées à dix ou trente espèces de provenances différentes avant d'être aromatisées par des « sauces » (« glycérine, réglisse, sucre de raisin ou d'érable » par exemple, ou « rhum, essences d'orange ou de pêche »...). Enfin, c'est le hachage.

Consumable et consommable

Voilà, brièvement résumées, quelques notions relatives au tabac consumable. Les méfaits de la toxicomanie engendrée sont de mieux en mieux connus de l'usager : le tabagisme exerce son action maléfique au niveau des poumons, du système cardio-vasculaire, du système nerveux, de l'appareil digestif, en somme sur toute l'économie. Il est formellement déconseillé à la femme enceinte de fumer. De nombreux travaux s'en sont expliqués parmi lesquels la remarquable étude : « Le tabac », des Laboratoires Midy, parue en 1969 (Documents Midy n° 74), toujours d'actualité.

Une dernière précision : la tabagie entre, selon les pays, pour 5 à 17 % des revenus nationaux.

Si des centaines de milliers de personnes en France vivent de la tabagie, l'herbe à Nicot est susceptible d'en nourrir beaucoup plus dans l'avenir grâce à ses protéines cytoplasmiques dont elle est richement pourvue, et qui lui confèrent une valeur alimentaire élevée, avec l'équilibre souhaitable en acides aminés. 60 % des protéines peuvent être obtenues par simple pression de la plante. Les résidus fibreux, qui contiennent encore 15 à 18 % de protéines, pourront constituer un excellent fourrage pour les ruminants.

Un tableau U.S. permettra d'apprécier les rendements comparés en matière sèche (M.S.) et en protéines extraites par hectare et par an, chiffres exprimés en tonnes pour cinq sortes de culture :

	M.S.	Protéines
Tabac	15	3,6
Luzerne	12,5	2,7
Soja (graines)	2	0,8
Maïs (grains)	9,5	0,85
Blé (grains)	3,1	0,45

Le tabac se trouve donc en bonne place.

Les Américains ont évalué les rendements de la culture du tabac, destiné à l'extraction de protéines, de 16,5 à 33 tonnes de matière sèche par ha et par an (S.-C. Wildman). Les auteurs français envisagent au départ des rendements de 10 tonnes de matière sèche de tabac par ha et par an. Il en résultera 2,7 tonnes de protéines alimentaires à destinées humaines ou animales.

Cependant, malgré la faible teneur des jeunes plants en nicotine, laquelle est en outre encore moins élevée dans des cultures serrées, il sera nécessaire d'obtenir des variétés de tabac dépourvues de cet alcaloïde.

Encore beaucoup de problèmes

Par ailleurs, le tabac est soumis à de nombreuses causes de maladies : bactériennes (divers pseudomonas), mycosiques, virales (virus de la mosaïque du tabac, de la mosaïque du concombre, ...), dues aux insectes et à leurs larves, à des nématodes, aux limaces.

Les instruments de la lutte sont, outre la désinfection des sols, l'emploi d'antibiotiques, d'antifongiques, de nématicides, d'insecticides, ... et surtout la création de variétés résistantes. Car il en est ici comme pour toutes les cultures destinées à l'alimentation, le problème des résidus toxiques conserve une importance majeure. Qu'on ne se fasse pas d'illusions, l'insecticide chimique restera encore longtemps le procédé le plus employé par les cultivateurs. « Si on se contente d'utiliser intelligemment les insecticides chimiques de synthèse, on aura déjà fait un grand pas en avant », a dit P. Ferron (directeur de la Station de recherche de lutte biologique de l'I.N.R.A.) aux Assises de l'environnement à Paris en décembre 1980. Or beaucoup d'agriculteurs français font des « traitements aveugles en assurances tous risques » (3). Ils emploient beaucoup trop de produits toxiques et dans n'importe quelles conditions, d'où cette quasi généralisation des résidus toxiques dans la chaîne alimentaire.

L'avenir est cependant à la lutte biologique (frelons, araignées, coccinelles, fourmis...) avec tous ses avantages : moindre pollution de l'environnement et coût moins élevé... ce qui, fatalement, n'arrangera pas nombre de mercantis. Lutte biologique aussi grâce à des insecticides végétaux (le pyrèthre depuis longtemps connu, d'autres à base d'anis, d'ail, de toxines, extraits de champignons), à des toxines bactériennes comme celle du *bacillus thurigiensis*, appelée thuricide.

A propos de cette dernière, j'ai pu lire dans un compte rendu de presse de décembre 1980 : « ces nouveaux produits ». Or, le *bacillus thurigiensis* a été expérimenté pour la première fois il y a plus de quinze ans et dans la première édition de mon livre « *Docteur Nature* » (4) en 1970, j'avais relaté les travaux du Pr belge R. Reding, président de la Ligue pour la prévention du cancer et la défense de la Santé publique. Dès 1966, les expériences menées sur diverses cultures avaient été concluantes. Poison des chenilles et de nombreux autres parasites, le thuricide avait — selon l'auteur — agit également comme un véritable stimulant de la végétation.

(3) Il s'agit là d'un manque de conscience professionnelle évident sur lequel on a déjà tout dit. Mais ces cultivateurs payent parfois très cher leur dangereuse et malhonnête attitude : combien sont morts où devenus gravement malades ! En août 1980, je fus le témoin d'un exemple supplémentaire en Haute-Saône : un agriculteur avait été déjà deux fois hospitalisé pour cette raison, sa fillette de dix ans, de son côté, faillit mourir. Cet inconscient n'en a pas changé de méthode pour autant.

(4) Fayard, édit.-réédité en 1980.

J'avais cru, à l'époque, pouvoir émettre l'espoir « qu'un jour, les fabriques de pesticides dangereux ayant reconverti leurs capitaux à d'autres fins, les pouvoirs publics ayant décidé de protéger efficacement la santé générale, la pratique de la lutte biologique contre les parasites retrouverait sa place prépondérante ».

En 1981, quinze ans plus tard, les grands trusts chimiques n'ont apparemment pas encore eu le temps de se reconvertir. On se demande d'ailleurs pourquoi ils seraient pressés de le faire étant donné qu'on l'a vu plus haut, grâce à une publicité massive, elle-même intoxicante, 90 % des paysans restent attachés aux poisons qui les entraînent parfois eux-mêmes à l'hôpital ou à la morgue.

Quant aux pouvoirs publics, constitués pour la grande majorité d'hommes désireux de bien faire, quelle pourrait être leur attitude pour une meilleure efficacité ? « les dirigeants — dont parle Françoise Giroud — qui, malgré leur tentation de réduire les puissants en s'appuyant sur le peuple, doivent composer avec les églises ou capitaux qu'ils incarnent ou représentent ».

La lutte biologique anti-parasites de toutes sortes pour, à la fois, préserver les plantations et aussi leur permettre un rendement accru en respectant les sols, ne pourra que s'imposer dans l'avenir. L'importance des chercheurs des laboratoires pharmaceutiques et toxicologiques des Facultés de pharmacie est ici capitale, car les doses de résidus toxiques dans l'alimentation estimées maximales devront être prises toujours plus en considération par les gouvernants comme par une Opinion largement informée.

La culture des végétaux porteurs de protéines à usage alimentaire humain est susceptible d'accélérer le processus. Toutefois, comme pour toutes les plantes et plus encore sans doute en ce qui concerne le tabac, de nombreuses recherches restent encore nécessaires, d'ordre génétique, agronomique, physio-pathologique, nutritionnel, toxicologique... conditionnant l'économique.

Quand tous ces problèmes seront résolus — ils le seront un jour car entre l'invention de la brouette et celle des satellites, de larges créneaux sont encore disponibles — les protéines végétales auront atteint leur but. L'herbe à Nicot fera un véritable « tabac » quand nous pourrons enfin chanter : « J'ai du bon tabac dedans ma soupière » (5).

L'EAU

« Il y a plus de vieux buveurs de vin que de vieux buveurs d'eau », un dicton très ancien qui trouve son écho dans cette phrase de Louis Pasteur : « nous buvons 90 % de nos maladies ».

Pour Fred Vlès, « la biologie est, pour la plus grande part, la science de l'eau ». Il faut dire que le nouveau-né est formé de 85 % d'eau. De la naissance à la vieillesse, on assiste à une déshydratation constante des tissus, le vieillard ne contient plus que 60 à 65 % d'eau. Chez le mammifère, les os en contiennent 80 % et l'ivoire dentaire 10 %. Un homme de 70 kg, constitué de 70 % d'eau, en contient approximativement 49 litres.

Sans eau, la vie est impossible : pas de végétation donc ni animaux ni êtres humains. De tout temps et en tous lieux, ce sont autour des points d'eau que se sont créées les agglomérations.

A l'origine, sources, puits, fontaines fournissaient une eau pure, c'est-à-dire non souillée. En raison de l'infiltration des eaux de ruissellement et, selon la nature des couches filtrantes du sol, les eaux ne tardèrent pas à se souiller des déjections animales et humaines, d'autant plus rapidement et massivement que la quasi-totalité des points d'eau furent exposés avec une rare inconscience, sinon une incroyable indifférence, à toutes les infections : proximité

---

(5) Beaucoup de précisions relatives à ce chapitre ont été relevées dans l'article « Le tabac : combustible et prodigieux producteur de protéines comestibles », de T. Stason, Directeur de la Station des antibiotiques et de bioconversion I.N.R.A., rue du Maréchal Leclerc, 28110 Lucé (in « Méd. et Nut. » 1980, n° 5).

des écuries, des fumiers, des fosses d'aisances, ... Combien de puits se trouvent dans la cour des fermes ! Et les fontaines sont généralement au milieu du village, à son point le plus bas. Un lavoir les jouxte souvent, ajoutant sa propre contamination.

Il existe même des puits creusés dans l'écurie. Les chevaux refusent souvent d'en boire l'eau, mais nous avons connu des cultivateurs qui la consommaient sous prétexte qu'elle était fraîche et que leurs devanciers le faisaient. On voit que fraîcheur n'est pas toujours synonyme de qualité.

Pour le Dr Maurice Piérot (1) « la plus grande meurtrière de l'habitat rural est l'eau d'alimentation, qu'elle soit dispensée par des citernes, des puits ou des fontaines ». Son travail de 14 pages, très documenté, fourmille d'observations relatives à la tuberculose et aux cancers, tirées d'un demi-siècle de pratique en Franche-Comté. En voici quelques-unes :

— Un café-restaurant changea trois fois de propriétaire en trente ans. Il utilisait une citerne située à proximité des fosses d'aisances.

Le premier propriétaire est mort d'un cancer de la face, sa femme d'un cancer de l'utérus. Trois de leurs six enfants moururent tuberculeux.

Le deuxième propriétaire est mort d'un cancer du foie, sa femme d'un cancer du pylore, leur fils unique de tuberculose pulmonaire.

La femme du troisième propriétaire est morte tuberculeuse.

— Deux ménages occupaient une grande maison bourgeoise. D'un côté, on utilisait l'eau d'une citerne. Le mari et la femme sont morts d'un cancer du larynx. De l'autre côté, on buvait l'eau d'un puits. Le père et le fils ont succombé de tuberculose pulmonaire.

— Dans l'agglomération de P..., moururent à intervalles rapprochés trois cancéreux : un du larynx, un du rectum, un de la face. Les deux premiers utilisaient une citerne, le troisième l'eau d'un puits.

— Dans la commune de C..., 120 habitants pour 26 foyers. En vingt-cinq ans : 23 cancers et 24 tuberculeux.

---

(1) « Du cancer et de la tuberculose. Leur origine hydrique » - 1952. (Pacomhy, édit. 7, rue Gustave-Nadaud - Paris 16e).

— A G..., puits à proximité de l'écurie ou du fumier. Bilan : 1 - un cancer du rein et une tuberculose. 2 - deux tuberculeux. 3 - deux tuberculeux et un angiosarcome. 4 - un tuberculeux et un cancéreux. 5 - un cancer.

— Dans un village comportant seize habitations alimentées en eau par des puits individuels et une fontaine : 1 - un cancer du larynx et une tumeur blanche. 2 - deux cancers et une tuberculose. 3 - un cancer et un tuberculeux. 4 - deux cancers. 5 - un cancer et un tuberculeux. 6 - un cancer et trois tuberculeux. 7 - deux tuberculeux. 8 - un cancer. 9 - un cancer. 10 - deux cancers. 11 - deux cancers. 12 - un cancer. 13 - deux cancers, trois tuberculeux. 14 - un tuberculeux. 15 - cinq tuberculeux. Soit 17 cancers et 17 tuberculeux.

Pour M. Piérot, *la maison à cancer,* dont l'existence est depuis longtemps prouvée, se confond avec la *maison à tuberculose.* Rappelant les travaux de certains de nos prédécesseurs (Galtier, A. Lumière, Chauveau, H. Vincent, Bec, P. Durand de Courville, Fiessinger...) sur le pouvoir pathogène du bacille de Koch d'une part, et du colibacille d'autre part, retrouvés dans les citernes, puits et fontaines étudiées, Piérot trouve la raison de l'importante morbidité rurale en matière de tuberculose et de cancers dans l'ingestion d'eaux contaminées. La généralisation des adductions d'eau sous la surveillance des services d'hygiène est de nature à expliquer, tout au moins partiellement, la décroissance des cas de tuberculose. En matière de cancérose, des études devraient être reprises au niveau du colibacille qui, pour Bec et d'autres, ajoute très certainement à ses nombreux méfaits une part de responsabilité dans la genèse des cancers.

Eau minérale ou végétale ?

S'il est un livre qui mériterait une prochaine réédition, c'est celui du Dr Julien Besançon : « Ma médecine », paru en 1942 et depuis longtemps introuvable. Cette mine d'enseignements, fondée sur une longue expérience hospitalière et en pratique de ville, a déjà rendu les plus grands services aux médecins comme à l'usager. Le style est alerte, sans mots ronflants, l'encrier débordait d'humour et de bon sens.

En ce qui concerne l'eau dont il avait une horreur légendaire, Besançon ne l'admettait, pour lui-même et ses patients, que sous forme d'infusions ou de potages. Ainsi, utilisait-il une eau bouillie et, de surcroît, enrichie des principes antimicrobiens ou antitoxiques contenues dans les végétaux. Sa description des eaux de source, de torrent, vaut d'être considérée. L'examen au microscope d'une goutte de ces eaux riantes lui avait permis d'observer une foule de saletés, des poils de rat, beaucoup d'autres incongruités.

J. Besançon distinguait l'eau minérale et l'eau végétale (celle des légumes et des fruits) en accordant une nette préférence à celle qui, pour lui, était le nec plus ultra, au vin, la boisson qui, disait Pasteur, était « la plus hygiénique » au monde. Le vin est, en effet, à la condition d'être pur et « loyal », un aliment et un antiseptique intestinal (1). Comme pour toutes choses, l'abus n'est certes pas recommandé. Il faut croire que Besançon, grand médecin s'il en fut, savait user du vin puisqu'il mourut à 94 ans... d'un stupide accident.

Quant aux eaux minérales, résumons à l'extrême ce qui fut souvent écrit. Celles qui sont vendues en bouteille sont parfois revêtues de propriétés thérapeutiques. Malgré les sacro-saintes publicités « méthode Coué pour petites têtes piégées », elles ne devraient être consommées que sur avis médical (à la condition que le médecin ait quelque idée sur la question). Celles qui ne sont pas assorties de vertus médicales peuvent être consommées habituellement. Dans ce cas, l'eau du robinet fait aussi bien l'affaire. Elle a parfois un goût désagréable ? On se trouvera toujours bien d'avoir à l'avance, exposées à la lumière, trois ou quatre carafes ou bouteilles d'eau du robinet, dans lesquelles on aura mis, au choix, une cuillerée

(1) Il se comporte aussi comme un favorisant de la digestion, surtout pour ceux qui entendent continuer à se vouloir omnivores. Une alimentation constituée de produits animaux, à côté des obligatoires végétaux, ne saurait s'accorder d'eau pendant les repas. Dans toutes les collectivités qu'il m'a été donné d'observer (pensionnats, certains couvents ou monastères), lorsque la carafe d'eau remplaçait le pichet de vin aux repas, les colites et les troubles digestifs étaient généralisés, les dépenses pharmaceutiques en constante ascension. Pour les mêmes raisons, supprimer le vin à des personnes âgées est anti-scientifique, anti-diététique, un non-sens. Le « doigt de vin », c'est-à-dire le minimum d'un demi-verre, est un tonifiant, un protecteur. L'éliminer sous un prétexte illusoire, c'est provoquer des désordres et, sans doute, abréger l'existence.

à café de poudre d'argile par litre, ou une cuillerée de jus de citron. Le lendemain, ou même douze heures plus tard, vous bénéficierez d'une eau n'ayant rien à envier à toute autre. Et au retour du marché hebdomadaire dans les grandes surfaces, quel soulagement pour le coffre de la voiture, la colonne lombaire et le porte-monnaie !

Dans un ordre d'idées quelque peu différent, le problème de la qualité de l'eau s'est d'ailleurs encore compliqué depuis de nombreuses années en raison de tous les résidus toxiques rejetés dans les rivières par les usines dont les P.D.G., il y a encore peu, préféraient risquer des amendes plutôt que modifier leurs installations. On sait que grâce à la détermination des pouvoirs publics — une fois n'est pas coutume — des résultats substantiels ont été obtenus. Mais il reste encore de nombreux dépôts de déchets toxiques sur notre sol, que les eaux de ruissellement se font une joie d'entraîner dans les puits et les fontaines. Au Conseil des ministres du 10.12.80, on précisa que les quatre-vingts dépôts recensés en France seront éliminés dans trois ans. Au même Conseil, un satisfecit fut donné en raison de la régression de la pollution des eaux depuis 1976, « assainissement cependant à poursuivre ».

Le malheur, mais ce serait tout de même trop demander au Ciel, c'est que les toxiques qui s'infiltrent dans l'eau ne neutralisent ni les microbes, ni les virus (c'est à partir de l'eau du robinet que le Pr Lépine a fabriqué son vaccin anti-polio).

Enfin, je ne voudrais pas ici passer sous silence les remarquables travaux du Pr L.-Cl. Vincent — que j'ai analysés et auxquels j'ai partiellement participé dès 1954, en particulier avec J.-Cl. Reddet (1). Pour Vincent, si les eaux souillées par les germes microbiens provoquent les hécatombes infectieuses bien connues, les eaux polluées rendues artificiellement potables sont génératrices des maladies dites de civilisation en progression constante : athérosclérose, névroses, diabète, arthroses et cancers notamment. Il en trouve l'explication dans les chiffres du pH, du potentiel d'oxydo-réduction et de la résistivité.

---

(1) « Docteur Nature » (Fayard, édit.) - « Aromathérapie » (Maloine).

La théorie *bio-électronique,* dont il est l'un des pionniers les plus connus, ne résolvant sans doute pas tout, demeure l'un des facteurs les plus crédibles, avec l'abus des médicaments chimiques de synthèse, dans l'explication du glissement de la pathogénie dans les nations industrialisées.

La question des adoucisseurs a suscité un certain nombre de travaux médicaux repris par la grande presse. Voici l'essentiel de ce que j'ai cru devoir lui consacrer dans mon ouvrage « *Docteur Nature* ».

L'eau douce se rencontre dans certaines régions, montagneuses ou autres, et il n'est pas besoin d'en être averti pour le savoir : il suffit de se laver les mains, on a la curieuse impression de ne pouvoir se débarrasser du savon. Très intéressant pour la toilette et le lavage du linge, cette eau hypo-minéralisée est moins favorable à la denture. Il n'était pas rare de rencontrer dans les pays d'eau douce, il n'y a pas encore trente ans, des édentés de moins de vingt ans. C'est le sexe féminin qui apparemment payait le plus lourd tribu.

En revanche, dans les régions que j'ai plus particulièrement connues dès mon jeune âge (le Doubs et la Haute-Saône), l'état général des campagnards ne laissait rien à désirer et les affections cardio-vasculaires étaient l'exception.

Depuis les constatations de l'Anglais J.N. Morris avant 1970, on a cru pouvoir affirmer que les eaux moins riches en calcaire (et probablement déséquilibrées au niveau d'autres ions) provoquent un accroissement des affections cardio-vasculaires. Mais, fait à contrôler, les communications qu'il m'a été donné de lire ne parlent pas de l'eau douce *naturelle,* mais de l'eau *adoucie.* Ainsi le Pr Jean Vigne met-il en garde contre l'eau *adoucie* utilisée pour la boisson. Sans doute se trouve-t-il une fois de plus la différence fondamentale entre un élément naturel (qui peut ne pas être toujours favorable, bien entendu) et un produit comparable obtenu artificiellement.

De son côté, le Pr Y. Raoul a présenté un rapport sur l'adoucissement des eaux, le 11.1.1977, devant l'Académie de médecine. Le voici, intégralement retranscrit :

« L'eau potable doit répondre à de nombreuses exigences nutritionnelles et hygiéniques qui commandent le choix des captages et éventuellement certains traitements. La composition minérale, la limite de teneur en matières organiques, l'analyse microbiologique donnent lieu notamment à des contrôles réguliers de la part des compagnies de distribution auxquelles incombe la responsabilité de la qualité de l'eau potable. Le transport de celle-ci jusqu'au point d'utilisation n'est pas moins important puisqu'il serait inutile de remplir correctement les conditions précédentes si, au niveau de la distribution, des traitements inopportuns venaient altérer la composition finale. La qualité de l'eau ainsi manipulée échapperait à la garantie des sociétés de distribution qui, par leur compétence et leur action, peuvent seules en prendre la responsabilité.

« Or, une pratique fréquente se situant entre la livraison aux immeubles et la distribution à l'utilisateur consiste à déminéraliser l'eau potable dans des appareils dits « adoucisseurs » à base de résines échangeuses d'ions. *Cette pratique* peut être justifiée pour l'eau circulant dans les chaudières de chauffage et les distributions d'eau chaude mais *n'est pas admissible pour l'eau destinée à l'alimentation.* En effet, l'eau potable renferme encore des ions utiles, et notamment du calcium, en proportions contrôlées et la manipulation ultérieure de l'eau modifie cette composition. L'eau ainsi déminéralisée est « agressive » et *attaque les canalisations métalliques* qu'elle détruit *en se chargeant d'ions de métaux lourds et notamment de plomb.* L'eau ne peut plus être garantie au stade de l'utilisateur et *la collectivité,* généralement immobilière, ayant décidé l'installation d'un adoucisseur *n'a pas la compétence ni les moyens* de *surveiller la nouvelle composition* qui ne présente aucun avantage dans la mesure où l'eau était déjà potable. Une garantie de bon fonctionnement des adoucisseurs, telle qu'un « service après vente » des appareils, ne peut atténuer les inconvénients d'une déminéralisation excessive. Dans les faits, la situation est *encore plus défavorable,* car les adoucisseurs sont *parfois le siège de pollutions bactériennes* (1) et la régénération périodique des résines peut entraîner des *décharges diverses, organiques ou minérales,* sodiques notamment, plus ou moins nocives et altérant la saveur de l'eau.

---

(1) Sans doute pas aussi marquées que dans les eaux de puits envisagées plus haut, mais... (note personnelle).

« En conclusion, *les pratiques* d'adoucissement des eaux potables par les collectivités n'ayant ni vocation ni compétence pour traiter l'eau *doivent être interdites*. La solution que l'on peut suggérer est qu'un branchement particulier amène toujours l'eau potable garantie par les responsables du réseau de distribution jusqu'au poste fournissant l'eau réservée à l'alimentation.

« Cette proposition, si elle est acceptée par notre compagnie, serait à adresser à Mme le ministre de la Santé, à M. le ministre de l'Agriculture et à M. le président de la section des eaux du Conseil supérieur d'hygiène publique de France. »

CONCLUSIONS

Sur environ 500 000 décès annuels en France, plus de 100 000 sont dus aux cancers et 200 000 sont le fait d'affections cardiovasculaires (infarctus, artérites, hypertension, accidents cérébraux). Aussi a-t-on souvent pu parler — et parle-t-on toujours, semble-t-il, avec quelque vraisemblance — de la faillite actuelle de la Médecine (1).

Est-ce à dire que les médecins doivent être tenus pour responsables de cet état de choses extravagant ? Nous avons lu plus haut que, quoi qu'en pensent certains malades déçus, leur responsabilité s'avère ici souvent hors de question.

Aux « Etats généraux du cœur » qui, en décembre 1966, réunissaient la plupart des cardiologues français, les orateurs se sont appuyés sur des réalités chiffrées, des faits précis avant de stigmatiser « l'apathie générale » (c'est-à-dire des pouvoirs publics comme d'une grande fraction de l'opinion) en face de ces angoissants problèmes. Deux millions de Français atteints d'affections cardiovasculaires et fournissant 40 % de la mortalité générale... Les médecins pensent pouvoir compter sur les rapports fournis pour « forcer les pouvoirs publics et la population à prendre conscience de la gravité de la situation ». D'autant que, pour maints spécialistes, il est sans doute encore plus de décès qu'on ne le dit, suite de désordres cardiaques ou vasculaires. Mais beaucoup ne reçoivent pas, à la sortie, l'étiquette convenable.

---

(1) Depuis plusieurs années, de nombreuses voix autorisées ont démontré que l'enseignement médical en France était mal fait. Moyennant quoi, on continue à produire des « matheux » en guise de cliniciens et on assomme littéralement encore beaucoup trop de malades qui, mieux traités, auraient pu survivre dans de bonnes conditions.

Une fois de plus (mais, hélas ! devant certaines répétitions lassantes, car non suivies d'effets, le public, écœuré, semble se désintéresser et devient fataliste), le Congrès fit état des crédits ridicules alloués à la recherche médicale dans le domaine cardiologique comme dans tellement d'autres : un service d'avant-garde avait reçu 71 000 F pour l'année. C'était le plus favorisé, car un autre n'avait perçu que 13 000 F, un troisième 5 000 F seulement. Ainsi le cœur d'un Français coûte-t-il vingt-cinq fois moins cher que celui d'un Américain : 4 F contre 100 ! (*)

Comme toute erreur se paie, de nombreux individus paient de leur vie un retard de quelques minutes dans les soins : sait-on que les rares services de cardiologie de notre pays manquent à la fois de spécialistes et d'appareils ?

« Nous en avons assez, s'est écrié le Pr Yves Bouvrain, d'assister impuissants à des drames épouvantables. Je n'en citerai qu'un parmi beaucoup d'autres. A 50 km de Paris, une femme de quarante-cinq ans est opérée pour corriger des troubles de l'audition. L'opération est banale et pratiquement sans gravité. Tandis que l'oto-rhino-laryngologiste opère sous miscroscope, le cœur de la malade s'arrête brusquement. Aussitôt, le chirurgien recourt au massage cardiaque, à la respiration assistée. Le cœur repart, mais son rythme est gravement perturbé. Pour le rendre normal, il faut un « défibrillateur électronique ». L'hôpital n'en possède pas. Les motards ouvrent la voie à l'ambulance, la malade est transportée à Paris. Tout au long de la route, le chirurgien continue ses soins de réanimation. La malade arrive à l'hôpital Lariboisière vivante, son cœur bat, certes, mais son cerveau est déjà mort. Elle demeure trois semaines dans le coma, puis meurt. C'est une de ces morts que l'on a qualifiées d'illégitimes et que nous devrions pouvoir empêcher. Or un défibrillateur ne coûte que 6 000 F ».

A Grenoble, ainsi que l'a rapporté la presse, il existe deux centres de secours immédiats aux grands cardiaques, mais le premier fonctionne seulement de temps en temps et le second pas du tout, « cela par défaut de personnel, alors que dans la même ville un milliard de nouveaux francs seront dépensés pour les Jeux Olympiques d'hiver » !

(*) Chiffres de 1966.

Pour toute la France, Paris excepté — a révélé le Pr Jean Lenègre — les malades cardiovasculaires ne peuvent compter que sur 2 000 lits, dont 975 seulement sont réservés aux cardiaques proprement dits.

Pendant cet impressionnant Congrès cardiologique, sur un gigantesque panneau, dans un champ de cœurs rouges illuminés sur fond blanc, un cœur s'éteignait toutes les deux minutes pour rappeler la cadence des morts par maladies cardiovasculaires dans notre pays.

« Les cardiologues ont eu tort, a déclaré le Pr Paul Milliez, de ne pas parler plus tôt à la radio, de ne pas faire de déclarations à la presse... C'est parce qu'ils n'ont pas crié qu'ils n'ont pas tout ce dont ils ont besoin... ».

Ce qui est affreux, pour le Pr Soulié, « c'est qu'il faut une réunion comme celle-ci pour que les pouvoirs publics et la population soient informés ».

Que l'habileté des opérateurs permette de nos jours de réaliser d'incomparables prouesses techniques, « il ne faut pas se laisser impressionner par quelques réalisations particulières », a précisé le Pr Soulié. En effet, mises à part les affections congénitales qui relèvent de l'intervention chirurgicale, mieux vaut toujours prévenir que guérir, dans ce domaine probablement, encore plus que dans d'autres.

Dans une politique de prévention réfléchie, la part d'une alimentation biologiquement saine apparaît primordiale. Sans les réformes indispensables évoquées partiellement dans ce livre, l'état sanitaire de la population ne pourra efficacement s'améliorer.

Il faut certes mourir de quelque chose, mais doit-on trouver normal qu'il n'y ait actuellement plus une famille pour ne point comporter au moins un malade chronique parfois très jeune parmi ses membres, qu'il s'agisse de névrosés ou de parétiques, de cancéreux ou de cardiovasculaires ?

Il ne semble pas, véritablement, que l'état de la santé publique soit à la mesure des innombrables progrès réalisés dans le domaine matériel. Avec d'autres, je crois fermement que l'avenir de la race est gravement compromis et que, seules, des mesures rigoureuses peuvent être désormais de nature à éviter le pire.

Parmi ces mesures, à côté de celles qui devraient depuis longtemps interdire l'adjonction de tout antibiotique dans l'alimentation des animaux de boucherie et des volailles, à côté de celles qui, depuis également beaucoup trop d'années, devraient permettre aux citadins de tirer de leurs robinets une eau pure, à côté de beaucoup d'autres encore, devront oligatoirement s'inscrire toutes celles, réclamées par la plupart des hygiénistes, qui interdiront définitivement l'usage de la presque totalité des produits chimiques dans l'industrie alimentaire, qui supprimeront les insecticides et pesticides dangereux, qui permettront enfin de revenir à des *modes de cultures biologiques.* Ces décisions apparaissent en effet seules capables de nous assurer le retour à une alimentation saine, des *céréales,* des *légumes* et des *fruits* exempts de toute toxicité et, compte tenu d'une réglementation toujours plus stricte dans la délivrance de nombreux produits pharmaceutiques, de réduire dans un avenir plus ou moins proche les hécatombes actuellement enregistrées.

Aucune disposition légale sur ces chapitres primordiaux ne saurait, on le conçoit, se montrer trop sévère, car « si l'on pouvait faire tous les dix ans le bilan de la dégradation de notre patrimoine génétique, écrivait Jean Rostand, nous accepterions peut-être, pour éviter *la ruine physiologique,* des mesures de protection d'une rigueur telle que celles qui sont soi-disant en usage apparaîtraient ridicules et même scandaleuses ».

*
* *

Ces conclusions datent de plus de quinze ans mais je n'ai pas estimé devoir les modifier. Pourquoi ? pour deux raisons :

— D'abord pour permettre au lecteur de mesurer le chemin parcouru depuis cette époque car beaucoup de choses se sont tout de même améliorées au niveau des crédits consacrés à la recherche, à l'édification de nouveaux et nombreux hôpitaux pourvus des appareillages les plus modernes,... aussi parce que de multiples mesures ont été prises sur le chapitre des insecticides, des colorants ou « améliorants alimentaires », au sujet des hormones aussi, bien que nous ne soyions pas à la veille d'oublier les scandales répétés des veaux aux hormones dont l'un des sommets se situa en 1980. Les consommateurs ont eu raison des faussaires en boycottant la viande de veau, ce qui a — bien entendu — fait couler des flots de larmes chez les éleveurs et nous vaudra peut-être quelques impôts supplémentaires (cf. la grande presse). Mais les médecins avaient-ils tort d'interdire le veau à leurs malades ? sachant pertinemment que la loi n'était pas respectée. L'est-elle d'ailleurs en 1985 puisqu'un nouveau scandale a éclaté il n'y a guère plus d'un an ?

— Ensuite parce que l'opinion est de plus en plus consciente que sa santé est de son ressort et non pas d'un vague médecin-mécanicien pourvu de bouts de ficelle pour réparer les dégâts apparents. Les pouvoirs publics lui emboîtent le pas, bien obligés, surtout dans les périodes électorales. Et il en reste toujours quelque chose.

Souhaitons qu'il en reste encore un peu plus car en dépit des progrès réalisés et des mesures prises pour une meilleure qualité des produits alimentaires, les résultats ne semblent pas encore très évidents si l'on en croit certains auteurs pour qui un décès sur deux est dû à une maladie dégénérative du système cardio-vasculaire directement associée à l'alimentation.

TABLE DES MATIERES

L'impression de ce livre
a été réalisée sur les presses
des Imprimeries Aubin
à Poitiers/Ligugé

pour les Éditions Maloine

Achevé d'imprimer en juillet 1985
Nº d'édition, 1478 — Nº d'impression, L 20241
Dépôt légal, août 1985

Imprimé en France